Tratado de Acupuntura Estética

4ª edição

Dados Internacionais de Catalogação na Publicação (CIP)
(Câmara Brasileira do Livro, SP, Brasil)

Fornazieri, Luiz Carlos
Tratado de acupuntura estética / Luiz Carlos Fornazieri. — 4ª edição revista e ampliada. São Paulo : Ícone, 2022.

Bibliografia.
ISBN 9786586179194

1. Acupuntura 2. Estética 3. Medicina chinesa I. Título.

05-6478 CDD-615.892
NLM-WB 369

Índices para catálogo sistemático:
1. Acupuntura estética : Terapias : Ciências médicas 615.892

Luiz Carlos Fornazieri

Tratado de Acupuntura Estética

4ª edição, revista e ampliada

São Paulo
2022

Ícone editora

Capa
Richard Veiga
MFajardo Comunicações

Diagramação
Patricia Gomiero

Revisão
Rosa Maria Cury Cardoso

ÍCONE EDITORA LTDA.
Rua Javaés, 589
Bom Retiro - cep: 01130-010
São Paulo - SP. Tel./Fax.: (11) 3392-7771
www.iconeeditora.com.br
iconevendas@iconeeditora.com.br

À memória de meus pais,
Aos meus filhos queridos: Fernando, Marcelo e Luciana
Aos meus netos:
Guilherme, Lívia e Laura

Agradecimentos

Meus agradecimentos a
Todos os pacientes que me dedicaram confiança e sabedoria,
aos meus alunos em formação universitária e de pós-graduação pela colaboração, troca de experiências e aplicabilidade das técnicas propostas.
Priscila, pela inteligência capaz de ouvir, discutir e dar sugestões
Hajime, por nossos longos papos , estímulo e sábios conselhos.
À Datamed (SIMA) desenvolvimento de softwares para Acupuntura pela cessão de direito das imagens.

Sobre o autor

- Biomédico formado pela UNIBAN Universidade Biomédico CRBM 31.819
- Habilitado em Análises Clínicas, Acupuntura e PICS nas modalidades Ozonioterapia, Fitoterapia oriental e ocidental, Terapia Floral, Aromaterapia, Cromoterapia, Geoterapia e Termalismo, Ozônio, Reflexologia, Reiki , Shantala e Quiropraxia
- Graduando em Engenharia Biomédica e Administração de Empresas
- Pós Graduado em Acupuntura, Metodologia e Didática do Ensino Superior
- Tricologia e Terapia Capilar ,Terapia Vibracional Quântica e Biofísica
- Supervisor do Laboratório de Práticas Integrativas e Complementares em Saúde do Centro Universitário das Américas FAM
- Prof do Centro Universitário das Américas FAM de Estética e Acupuntura
- Prof. de Pós Graduação em Laser e Eletro Acupuntura na Faculdade de Cuiabá FAUC e Instituto Vértice MT
- Prof de Educação Continuada com foco em Laser de baixa e alta potência e Eletroterapia com foco em Eletro Estimulação Neuro Muscular e Eletroacupuntura
- Prof. convidado de Pós Graduação na FHO|Fundação Hermínio Ometto de Dermato Funcional
- Prof. associado de Eletroacupuntura e Laser do Instituto Van Nghi de Portugal
- Prof. convidado de Laser e eletroacupuntura na estética da Professional Register na Espanha.
- Membro da Fédération Pan.européene dés Sociétés de Medicine Traditionnel Chinoise.
- Membro da Professional Register
- Membro da Association for Laser Therapy and Similar Technologies
- Membro da WALT World Association for Laser Therapy.
- Presidente vitalício da ABRAE, Associação Brasileira de Acupuntura Estética
- Autor de livros didáticos de Laser, Eletroacupuntura, Acupuntura e Estética.
- Tradutor e Revisor de obras de Medicina Tradicional Chinesa e Acupuntura.
- Desde 1986 comanda a Clínica de Acupuntura Integrativa, Laser, Tricologia, Terapia por informação Biofísica (BIT) e Aromaterapia em São Paulo.

Índice

Introdução, 15
Introdução à segunda edição, revisada e ampliada, 17

Capítulo I
Medicina Tradicional Chinesa, 19
Noções gerais, 19
Mapa holográfico, 20
Fases como estágios de transformação, 20
Fases de vibração, 21
Fisiologia tradicional chinesa, 22
As consequências da dissonância, 23
Padrões do fígado, 23
Virtude criteriosa, 24
Relacionamento interior/exterior, 25

Capítulo II
O interrogatório, 29

Capítulo III
Estética, 37
Histórico - Estética, 37

Capítulo IV
Envelhecimento, 41
O que nos envelhece, 41
O envelhecimento facial, 41
Sol, naturalmente inimigo, 42
Sinais histológicos de envelhecimento cutâneo, 44
Classificação de Boisseou para a senescência cutânea, 44
Manifestações clínicas do envelhecimento da pele, 44
Regressão das funções da pele, 45
Tabaco, naturalmente inimigo, 45
Manifestações cutâneas, 46

Capítulo V
Dermatologia na medicina Chinesa Tradicional, 47
Epidemiologia das doenças da pele, 47
Anatomia da pele, 48
Fisiologia da pele na Medicina Chinesa Tradicional, 51
Etiologia dos distúrbios de pele na Medicina Tradicional Chinesa, 56
A invasão dos fatores tóxicos patogênicos, 61
Irregularidades de dieta, 61
Atividade sexual e trabalho físico em excesso, 61
Fatores emocionais, 62
Parasitas, 62
Alergias por deficiência de constituição, 62
Coloração da pele, 62
Umidade, 63
Textura, 63
Espessura, 64
Temperatura, 64
Elasticidade e turgor, 64
Sensibilidade, 64
Tipos de pele, 64
Alterações de pele, 68

Capítulo VI
Como a acupuntura ajuda, 73
Objetivos da estética facial, 73
O mundo se enruga, 74
As marcas do tempo, 74

Capítulo VII
Mapeamento facial, 75
De acordo com os cinco elementos, 76

Capítulo VIII
Como eu me vejo, 79

Capítulo IX
Fisiognomonia: desvendando as marcas do tempo, 81
Fitoterapia que nos auxiliam, 83

Capítulo X
Principais pontos faciais e sua distribuição, 85

Capítulo XI
Musculatura facial, 87
Músculos cutâneos do crânio, 87
Músculos das pálpebras, 88
Músculos do nariz, 89
Músculos da boca, 90
Músculos do pescoço anterior, 95

Capítulo XII
Tipos possíveis de traços faciais a serem tratados, 97
Rugas de "reflexão", 97
Rugas de "preocupação", 98
Rugas "pés-de-galinha", 99
Rugas de "antipatia", 100
Rugas peribucais, 101
Rugas do mento, 102
Rugas sociais, 103
Rugas parabucais intermediárias, 104
Ruga parabucal distal, 105
Ruga parabucal remota, 106

Capítulo XIII
Fases do tratamento facial, 107
Limpeza da pele, 107
Plano de trabalho, 107

Capítulo XIV
A massagem, 109
Massagem rejuvenescedora, 109

Capítulo XV
Eletroacupuntura, 113
Mecanismo de ação, 113
Corrente elétrica, 114
Carga elétrica, 114
Campo elétrico, 115
Potencial elétrico, 116
Cargas elétricas, 117
Resistência elétrica, 119
Estímulos elétricos, 120
Eletrodos transcutâneos × cutâneos, 126
Noções de eletroacupuntura relacionado à estética, 126

Regras de eletrotonificação e eletrossedação, 127
Protocolos a serem observados, 128
Contra-indicações, 128
Eletrônica muscular, 129
Capilarização, 142
Efeitos das distintas frequências de estimulação muscular, 143

Capítulo XVI
Falando sobre laser, 145
Indicações de frequência, 146
Frequências Nogier, 146
A Terapia e diagnose avançada, 147
Frequências Elias, 148
Frequências de acordo com Reininger, 149
Dosimetria, 149
Como aplicar o laser, 150
Protocolos de laserterapia, 153
ILIB - TÓPICA (irradiação do sangue intravascular com laser), 154
Cirurgia Plástica, 155
Queloide e cicatrizes, 155
Manchas e olheiras, 155
Acnes, 155
Micoses, 15
Foto rejuvenescimento, 156
Queda de cabelo, 156
Interação Biofotônica, 157
Principais aplicações clínicas da Ledterapia, 159
Fototerapia na Estética, 160

Capítulo XVII
Ozonioterapia, 163

Capítulo XVIII
Moxaterapia, 177

Capítulo XIX
Talassoterapia, 181
Preparação das algas, 181

Capítulo XX
Acne, 183
Conceito, 183

Acne comedoniana (grau I), 184
Acne inflamatória (graus II, III, IV), 184
Acne grau IV, 185
A geografia da acne, 185
Prevenção da acne, 185
Tratamento alternativo, 185
Tratamento dietético para acne, 186
Tratamento fitoterápico em MTC para acne, 186
Tratamento com acupuntura, 186
Uso da moxa em acne, 187
Acne rosácea, 187

Capítulo XXI
Melasma, 189

Capítulo XXII
Olheiras: tire esse peso dos olhos, 191
Em acupuntura, 191

Capítulo XXIII
Acabando com a celulite, 193
O que é a celulite?, 193
Os diversos vilões dessa história, 194
De que tipo é a sua?, 195
Como tratá-la pelo conceito da MTC?, 195
Eletroterapia para tonificação, 197
Laserterapia na celulite, 197
Óleos essenciais, 197
Alimentação e dieta alimentar, 197
Bumbum lisinho, sem celulite, 199

Capítulo XXIV
Drenagem linfática, 201
Óleos essenciais, 203

Capítulo XXV
Obesidade, 205
Alopaticamente falando, 205
Na medicina energética, 206
Tratamento alopático, 207
Tratamento pela MTC, 207
Fitoterápicos que podem ser utilizados, 208

Capítulo XXVI
Falando de alimentação, 211
Nutrição e saúde, 211
Nutrição e equilíbrio do corpo, 212
Sais minerais, 212
Vitaminas, 215
Gordo Yin × Gordo Yang, 218
Dieta do Yin × Yang, 219

Capítulo XXVII
Gordura localizada, 223
O protocolo a ser utilizado, 224

Capítulo XXVIII
Ventosa, 225
Ventosaterapia, 225

Capítulo XXIX
Estrias, cicatrizes e queloides, 229
Aplicação de alga vermelha e estrias no culote de chevaux, 230

Capítulo XXX
Enrijecimento de mama, 231
Protocolo de eletroacupuntura, 231

Capítulo XXXI
Alopecia, 233
Alopecia androgênica, 233
Etiopatogenia da Alopecia Areata, 233
Medicina Tradicional Chinesa, 234
Tratamento auricular, 234

Capítulo XXXII
Fitoterapia, 237
Fitoterápicos que desintoxicam o corpo, 237
Fitoterápicos que estimulam o organismo, 238
Fitoterápicos que favorecem o emagrecimento, 238

Bibliografia, 241

Introdução

Minha primeira experiência na Acupuntura Estética foi em 1987, utilizando um soft-laser de He-Ne, de 5 mw, para um tratamento de ruga facial. Desde então, venho pesquisando, aplicando, divulgando e ensinando a Estética Facial e Corporal com Acupuntura como uma das formas mais eficientes de demonstrar os efeitos da Medicina Oriental.

A Acupuntura é parte integrante da Medicina Oriental. Os médicos tradicionais chineses prescrevem também dieta, exercícios energéticos, fármacos à base de vegetais minerais e animais. A Estética, fazendo parte da Acupuntura, também deve ser considerada parte da Medicina Oriental e, por isso, não é apenas um tratamento local sintomático. Deve ser encarada seriamente, pois estamos tratando pacientes com poucos sintomas clínicos e isso nos permite fazer um bom equilíbrio energético, prevenindo futuras doenças.

A Acupuntura foi analisada pelo Imperador Amarelo e seu ministro Khi Pa, há milhares de anos, com a finalidade de prevenir e controlar as doenças. Nessa época, não se conheciam os vícios - obesidade, tabagismo e tóxicos - e os problemas estéticos; não havia razão ou mesmo a necessidade de tratá-los. As pessoas viviam satisfeitas, em equilíbrio com a natureza, tendo boa saúde e sem estresse.

No período imperial, com as sucessivas dinastias, talvez tenha havido algum tratamento estético baseado em Acupuntura. As imperatrizes tratavam-se com a Acupuntura, que era, provavelmente, de caráter preventivo.

Introdução à quarta edição revista e ampliada

Por mais que a repetição de procedimentos nos leve a um grau de excelência naquilo que fazemos, nem sempre nossa inquietação como profissional se acalma, da primeira edição proposta em 2005, 16 anos depois a inquietação permanece a mesma, a sensação é que se pode melhorar ainda mais,

Obstinadamente venho trabalhando tentando facilitar os procedimentos e fazer com que os mesmos tenham uma durabilidade maior e uma compreensão mais clara para os meus pacientes e alunos.

Nesse período entre a primeira e a quarta edição, tenho o privilégio de fazer carreira internacional, América Latina e Europa o que enriquece muito o meu trabalho.

A desconstrução de vários conceitos e a edificação de outros tantos se tornaram uma rotina, o aprofundamento em uma visão mais integrativa do homem, nos permite dizer hoje com muita clareza o que significa saúde estética, um conceito que empiricamente vinha ensinando e compartilhando com meus alunos desde o início da minha jornada e que se tornou muito claro nesse século, nesses quase 40 anos dedicado à saúde estética posso dizer sem medo de errar que não só o mundo mudou, mas o homem também, num passado recente, trabalhávamos em nossos consultórios com aparelhos emissores de luz para fazer estímulo em pontos de acupuntura, hoje trabalhamos com Biofotônica, ciência que veio para englobar e direcionar os estudos mais modernos que se utilizam em luz para saúde e estética. Os aparelhos de eletroestimulação, cada vez mais precisos e necessários para direcionarmos um estímulo, novas tecnologias com conceitos conhecido como "quântico" nos disponibilizam equipamentos de mensuração biofísica da mais alta qualidade e totalmente nacionais, a compreensão da resposta biológica de maneira clara e baseada em evidências, tudo isso é muito recente e fico feliz por poder colaborar com o ensino e a divulgação dessa nova ciência para esse novo homem.

Luiz Carlos Fornazieri
Agosto de 2022

Capítulo I

Medicina Tradicional Chinesa

Noções gerais

A ânsia de ordenar nossas percepções e definir o mundo é tão velha quanto a própria humanidade. Nós geramos símbolos de observação e contemplação que refletem nossas experiências em nós mesmos, desmistificando a existência pela descoberta e decisão de como a realidade é organizada. A filosofia chinesa faz isso através das noções do Tao, Yin- Yang, e das Cinco Fases.

Tao é uma composição de tudo, a ordem intrínseca de todas as coisas. A maneira que interagimos com o Tao, com a natureza, é descrita pelo Yin-Yang e as Cinco Fases. A cosmologia chinesa sugere que o movimento da vida é como uma bola girando no fluxo da água, uma onda de vento e água, o vértice girando enquanto se contrai e se expande ritmicamente (Yin-Yang) enquanto somos carregados pela corrente do Tao.

O modelo Yin-Yang simboliza o processo de criação através da interação das forças bipolares. A Teoria das Cinco Fases[1], além disso, diferencia esta dinâmica no relacionamento entre poderes fundamentais, compartimentando a série de movimentos em estágios associados.

O pensamento das Cinco Fases provê as bases da descrição do desenvolvimento das formas, sistemas e acontecimentos. Postula que tudo na criação pode ser categorizado dentro desses parâmetros básicos: MADEIRA, FOGO, TERRA, METAL, ÁGUA.

Se Yin-Yang são como sombra e sol em proporções variadas, as Cinco Fases são como

---

1 Cinco Fases é a tradução da frase chinesa Wu Xing, significando cinco (Wu) processos fundamentais, agentes, fases interativas, movimentos, transformações ou poderes (Xing).

o espectro do arco-íris. Sombras de escuridão e luz criam o drama e intensidade e as Cinco Fases providenciam a forma, o caráter e a cor. Verde, Vermelho, Amarelo, Branco e Preto correspondem a cada uma das Fases.

Cinco possui uma descrição mais completa do fenômeno que dois. Combinar Yin- Yang e Cinco Fases gera um sistema muito mais complicado de duas vezes cinco, ou dez. Qualquer processo que possa ser descrito em termos de Yin-Yang pode, além disso, ser diferenciado em Cinco Fases. Qualquer uma das Cinco Fases pode, além disso, ser diferenciada em Yin--Yang. Cada uma das cinco cores pode ser distinguida como brilhante ou intensa (Yang) ou pálida e difusa (Yin).

Assim como Yin-Yang podem ser usados para descrever a alternância entre sol e sombra, calor e frio, seco e molhado, as Cinco Fases representam as estações da terra, os estágios da vida humana, o aumentar e o diminuir de Yin e Yang. Assim como o dia é Yang e a noite é Yin, a madrugada é Madeira, o meio-dia é Fogo, a tarde é Terra, a noite é Metal e o período noturno é Água. Os conceitos de Cinco Fases e Yin-Yang sempre iluminaram e sombrearam um ao outro.

Mapa holográfico

A suposição sublinhada da filosofia chinesa é que as forças que governam os ciclos de mudança que ocorrem no mundo exterior são duplicadas dentro de nossos corpos e mentes. Padrões na natureza são recapitulados em cada nível de organização da rotação dos planetas ao comportamento de nossos órgãos internos. Estas velhas idéias orientais estão de acordo com que os pensadores modernos chamam de "Paradigma Holográfico": a organização do todo (natureza) é refletida por toda e cada parte (plantas, animais e seres humanos).

Dentro do ser humano, as mesmas forças que organizam a vida física, sensorial e perceptual do organismo (corpo) afetam a vida emocional, intelectual e espiritual da pessoa (psique). Dentro desse quadro, o Modelo das Cinco Fases tem uma série de diversas aplicações. Usando a frase do antropólogo Gregory Bateson, é um "padrão que se conecta". Uma complexa teia de relacionamentos foi fiada entre as Cinco Fases e a cultura humana. Compromissos do estado e da sociedade foram conduzidos de acordo com esses princípios. Momentos apropriados de plantar e colher, avançar e recuar na batalha, casar e procriar e os métodos de preservar a saúde foram descritos por esse sistema. As Cinco Fases são um almanaque dos ciclos humanos de mudanças eternas e momentâneas, um mapa que mostra o curso do processo, um guia para compreender e desabrochar.

Fases como estágios de transformação

As Cinco Fases identificam estágios de transformação, padrões de expansão e contração, proliferação e definhamento. Cada Fase tem uma energia primordial intrínseca, uma influência ontológica que confere a forma aos acontecimentos.

Por exemplo: os seres humanos passam por ciclos em suas vidas parecidos com as estações da natureza, começando com o nascimento e terminando com a morte, entremeado com estágios de crescimento, maturidade e decadência. Dentro do ciclo de vida, o poder de cada Fase pode ser observado.

A Fase *Madeira* é vista no nascimento, uma nova vida desabrochando. O recém- nascido, a princípio pequeno e frágil como um broto verde e tenro, mobiliza uma energia tremenda para o crescimento rápido. O bebê se move da Fase Yin de gestação correspondente à Água, para a Fase Yang do crescimento, correspondendo à Madeira.

O pico desta Fase Yang é alcançado na idade adulta quando estamos no apogeu.

Isto corresponde ao *Fogo.*

Nosso "amadurecimento", o estágio no qual deleitamo-nos com nossa maturidade, corresponde à Fase *Terra*. Nós revisitamos Yin através da decadência que corresponde ao *Metal.*

Ao morrer, retornamos ao estado de dissolução do Yin, a Fase *Água*, e para o vazio do qual emergimos.

Assim como as Cinco Fases delineiam transformações do ciclo de vida, elas também descrevem o processo de nossa existência diária. Nosso despertar está associado à Madeira e nosso movimento em direção ao despertar total corresponde ao Fogo. Tornar-se adormecido representa Metal e o estado de sonolência em si corresponde à Água. Terra corresponde ao ponto crítico; o equilíbrio entre os movimentos polares, na proporção e ritmo de cada uma das Cinco Fases dentro de nós, regulando nosso despertar e adormecer, atividade e repouso, vivacidade e timidez.

Fases de vibração

O poder, a qualidade e a direção de cada Fase podem ser observados em qualquer processo interno dado. Ao expandir o tórax, por exemplo, nos movemos para o interior de nosso mundo, e ao contraí-lo juntamos nossos recursos, vivenciando a nós mesmos como contidos dentro dos nossos limites. Madeira é a Fase de expansão, culminando na Fase do Fogo, que espalha energia através e fora da superfície. Metal é a Fase da contração, culminando com a Fase da Água, que consolida a energia no âmago (Yin).

Nosso aspecto Madeira nos leva para fora em direção ao Fogo, onde nos sentimos como um, como parte de tudo; nosso aspecto Metal nos leva para dentro em direção à Água, onde reconhecemos nosso Eu separado e histórico. Nossa Fase Terra nos estabiliza de modo que lidemos com as rotações de nosso processo oscilatório. A conscientização que existe além do tempo, no reino do espaço, pertence ao Fogo.

Nossos corpos, linhagem, gens e desejo de passar geração a geração através dos tempos pertencem à Água.

O reino da ação pertence à Madeira, definição ao Metal, o equilíbrio à Terra. Familiaridade com cada uma das Cinco Fases nos informa das ondas individuais dentro do mar comum de nosso ser.

Em tensão com a grande Fase Yin, Água, está a grande Fase Yang, Fogo. Água faz nascer a germinação da substância e Fogo faz nascer a finalização da forma materializada. O poder latente da semente da maçã na criação da macieira vem da Água. O poder manifesto da árvore, de amadurecer e dar maçãs vermelhas e brilhantes, completando e preenchendo seu potencial, vem do Fogo.

Enquanto o Metal e a Madeira representam estágios de expansão e contração, a Água e o Fogo representam estágios de geração e finalização.

As linhas de correspondência entre as Cinco Fases e a experiência humana dividem o corpo em Cinco Redes Orgânicas, ecoando a natureza de cada Fase, descrevem a fisiologia e a psicologia do organismo. Extrapolando, as pessoas podem ser em geral classificadas em cinco tipos de caracteres ao combinar com as características de cada uma das Cinco Fases e Redes Orgânicas.

A Teoria das Cinco Fases é como uma "fuga musical" com ritmos que sobem e descem e se recapitulam, se repetem, ecoam e variam sobre o mesmo tema. Cada Rede Orgânica é um sistema vivo, uma melodia expressa através do instrumento do corpo e da psique. No corpo, a dissonância se manifesta como sintomas físicos e padrões de disfunções. Na psique, traços aborrecidos, fixações e dilemas se manifestam como distorções do caráter e padrões de sofrimento. A função e interação das Cinco Redes Orgânicas estabelecem as bases para a compreensão dos cinco tipos de caracteres.

Fisiologia tradicional chinesa

Manter a circulação do Qi e do Sangue abundante é sustentar a vida material do organismo, a integridade da mente e do corpo. Cada Rede Orgânica se refere a um conjunto completo de funções - Fisiológicas e Psicológicas - mais do que a uma estrutura física discreta e precisa, fixada em uma localidade anatômica. Por essa razão são mencionadas como Redes Orgânicas ao invés de órgãos simplesmente. Identificados pelos nomes de Órgãos Yin, cada par do sistema consiste de F/VB, C/ID, BP/E, P/IG e R/B.

Yin corresponde aos órgãos que estocam o Qi. Aqui, Qi significa essência - o mais refinado estado da substância. Os órgãos Yin são mais estáveis e constantes, representando os mecanismos homeostáticos que regulam a pressão, temperatura e metabolismo.

Constituindo a base do corpo, eles são consequentemente mais vulneráveis. Doenças desses órgãos são consideradas mais profundas e mais críticas.

Yang corresponde às vísceras que transformam a matéria. Eles são mais ativos e instáveis no comportamento devido à sua participação no processo de digestão e alimentação.

Como um agregado dos órgãos, tecidos, canais e funções fisiológicas, cada Rede é crítica para a manutenção da vida. Cada uma delas incorpora um estilo comportamental, emocional e intelectual distinto, tanto quanto correspondências físicas.

Cada uma delas tem suas próprias responsabilidades (um trabalho a fazer), uma estratégia (como fazer o trabalho) e um caráter (uma maneira de ser, uma personalidade) que reflete o poder de cada Fase.

O Fígado estoca o Sangue e regula o movimento do Qi. O Coração propulsiona o Sangue e é o local da consciência. O Baço gera e distribui nutrientes. O Pulmão recebe e dispersa o Qi. O Rim estoca Essência Vital. Juntas, as Redes Orgânicas englobam o time que fazem o trabalho do corpo. Através das divisões do trabalho, as tarefas são realizadas.

As consequências da dissonância

Todas as Redes Orgânicas são interligadas e interdependentes. Se o comportamento de uma se torna plenitude, o resultado é a depleção de algumas e a superatividade de outras. Um Fígado excessivamente vigoroso depaupera o Rim, desequilibra o Coração, oprime o Baço e obstrui o Pulmão.

Se uma Rede Orgânica se torna debilitada devido ao estresse e fica em vazio, isso aciona um padrão diferente de depleção e de superatividade. Se o Fígado se esvazia, o Baço-Pâncreas e o Pulmão se tornam excessivamente fortes, o Rim e o Coração vulneráveis e exauridos. Um simples excesso ou a deficiência de uma Rede Orgânica que persista, se transforma em padrões complexos de desarmonia e doença.

Doenças de excesso geralmente migram de uma Rede Orgânica para outra ao longo da sequência Ke. Isto é, a desarmonia do Fígado pode afligir o Baço-Pâncreas. Se isto não for correto, o Baço-Pâncreas passa o problema para o Rim, o Rim para o Coração, o Coração para o Pulmão. Finalmente a doença se aloja no Fígado.

Doenças de deficiência geralmente se desenvolvem ao longo da sequência Sheng. A fraqueza é transmitida da mãe para o filho: do Rim para o Fígado, do Fígado para o Coração, e assim por diante, até que a doença retorne ao seu ponto de origem. A gravidade de uma doença pode ser avaliada ao se determinar até onde a sequência dela progrediu e quantas redes estão seriamente afetadas. Por exemplo: Padrões do Fígado.

Padrões do Fígado

Padrões de doenças geralmente envolvem duas ou três Redes Orgânicas além da originalmente afetada. Por exemplo, os Órgãos mais afetados pelo Fígado são os Órgãos que ele controla (B/P), os que são o seu controlador (P) e aquele que é sua Mãe (R).

O padrão é diferente se um Órgão é forte ou fraco. Quando um Órgão é poderoso, as origens das doenças geralmente envolvem órgãos que estão sendo atacados ou drenados. Quando o Órgão está debilitado, as doenças geralmente se originam envolvendo o Órgão em si e os que sucedem na sequência Sheng. Exemplo: se o Fígado está fraco e o Pulmão está forte, a pessoa contrairá sintomas associados com um ataque no Fígado pelo Pulmão, como depressão, irritabilidade, dor na virilha ou no órgão genital e cansaço. Esses sintomas resultam no fato de o Pulmão literalmente sufocar o Qi do Fígado, impedindo sua ascensão ou expansão. Uma vez que o Pulmão tenha dominado o Qi, pode inibir o fluxo livre do Qi do Fígado e a manifestação descontraída dos sentimentos, pensamentos e desejos. Isso se manifesta como uma determinação e lentidão de respostas e sensações – depressão. A natureza Yin ou contrátil do Pulmão é de restringir a natureza Yang do Fígado.

Quando isso ocorre, o movimento peristáltico é também afetado porque o Fígado não pode regular o fluxo suave do Qi dentro do B/P e do E.

Sintomas de má digestão ocorrem como flatulência e prisão de ventre, porque a tensão nos intestinos e estômago ocasiona a falta de motilidade.

Se o Fígado é vigoroso e o Baço-Pâncreas fraco, as manifestações dos sintomas emergem das disfunções do B/P e do E, tais como: dor e cólicas no estômago e intestinos, inchaços, apetite irregular, náusea, fezes soltas e uma sensação de fraqueza nos membros inferiores (MMII). Isto ocorre porque a energia desarmônica do Fígado invade e restringe a atuação do B/P e do E.

Se o Fígado é poderoso e o Pulmão delicado, sintomas de dor se manifestarão na função do Pulmão, tais como: tosse, asma, dificuldade de urinar, brotoejas, coceira, vermelhidão nos olhos, e secura da pele e das membranas mucosas. Estes sintomas são uma manifestação da subida do Qi quente do Fígado, invadindo e restringindo a umidade, dispersão e função descendente do pulmão.

Se a força do Fígado causa deficiência do Rim, uma inversão dos relacionamentos naturais pode ocorrer pelo fato do filho (Fígado) ir contra a mãe (Rim). Isto pode resultar em dor no quadril e partes baixas, hérnia de disco, inflamação nos órgãos reprodutores ou disfunções como infertilidade, impotência, libido excessiva, inflamação do sistema geniturinário ou a formação de cistos e tumores, incluindo os de próstata, útero, ovário e vesícula.

Quando um Órgão afeta outro, os adjacentes a ele sofrem. Em geral, a sequência Sheng de geração, também conhecida como relacionamento mãe - filho, é mais estável que os relacionamentos da sequência Ke restringente. Uma vez que o Pulmão é filho de Baço-Pâncreas, ele se torna desprovido quando a mãe está. Quando a função do B/P de gerar Qi e sangue da transformação dos nutrientes é reprimida pelo Fígado, ele se torna incapaz de nutrir o Pulmão. A habilidade do Pulmão de dispersar e mover o Qi se torna comprometida. Isso se manifesta com: fadiga, respiração fraca, susceptibilidade a resfriados e gripes e o aparecimento de catarro no nariz, boca, garganta e peito.

O Coração é a mãe do Baço-Pâncreas. Quando o filho sofre, a mãe também sofre. Em consequência, o Coração tem problema quando o B/P não está bem. Uma vez que o B/ P não consegue nutrir com eficiência o sangue, o sangue do Coração se torna deficiente (o qual pode ou não incluir anemia), levando à instabilidade do Qi do Coração. Isso se manifesta com distúrbios de sono, emoções, circulação e pulso irregulares.

O Baço-Pâncreas não consegue controlar o Rim adequadamente e o Pulmão enfraquecido não consegue nutrir de modo adequado o Rim. As manifestações disso são vistas num estágio tardio como fraqueza das costas, joelhos e tornozelos e tendência de reter água nas mãos, pés e face.

A Medicina Chinesa identifica a doença como desordens de relacionamento, não como uma entidade não variável, única. Os problemas detectados no início podem ser tratados antes de se tornarem doenças crônicas, enraizadas e complexas.

Do exemplo acima e da espécie de desordem que espalham, pode se imaginar como as doenças progridem de seus locais de origem na Rede do Fígado e se espalham através do corpo como um todo. Este tipo de análise é a base do diagnóstico e prognóstico da Medicina Chinesa.

Virtude criteriosa

Em resumo, o trabalho da Rede Orgânica do Fígado é monitorar o fluxo, mantendo a uniformidade das emoções e a clareza de julgamento, dando graça e flexibilidade ao corpo físico e mental.

Quando o Fígado está saudável, as tomadas de decisões e os julgamentos são saudáveis, a visão é clara e a ação decidida. Fortalecer o Fígado desenvolve direção e adaptabilidade, aumentando a nossa capacidade de lidar com as vicissitudes da vida.

Toda a concepção da Medicina Tradicional Chinesa é baseada na respiração e na alimentação, Yang e Yin interagindo de maneira equilibrada e correta. Ela hoje está mais atual do que nunca.

Dentro da roupagem estético-filosófica da metade do século XX para cá, só o que se tem preconizado é a alimentação cada vez mais saudável com um volume de pesquisa crescente com relação ao desenvolvimento, do preparo e acondicionamento de produtos comestíveis e, por outro lado, uma série imensa de terapias antiestressoras, utilizando-se de exercícios respiratórios e ou atividades aeróbicas.

Hoje, mais do que nunca, se preconiza a qualidade de vida, o baixo estresse, e uma alimentação saudável.

Relacionamento interior / exterior

A suposição sublinhada da filosofia chinesa é que as forças que governam os ciclos de mudança que ocorrem no mundo exterior são duplicadas dentro de nossos corpos e mentes.

Padrões na natureza são recapitulados em cada nível de organização da rotação dos planetas ao comportamento de nossos órgãos internos. Estas velhas idéias orientais estão de acordo com o que os pensadores modernos chamam de "Paradigma Holográfico": a organização do todo (natureza) é refletida por toda e cada parte (plantas, animais e seres humanos).

Assim sendo, nossa expressão facial possui, de forma clara, a reprodução dos nossos órgãos internos, isto é: nosso rosto é um mapa fidedigno de como os nossos órgãos internos se encontram.

Esse microssistema nos revela padrões físicos e emocionais por intermédio de suas proporções, traços e cores.

Quando falamos de ENERGIA, temos de estar conscientes de que existem vários tipos de energia: Zong, Wei, Ancestral, Qi, Jing, e caso não consigamos diferenciá-las, não conseguiremos resultados efetivos em nossos pacientes.

Uma das noções importantes da Medicina Chinesa é a noção de Jing, Qi, Sheng, que, de alguma maneira, já ouvimos falar, mas o Jing é muito importante.

Sabemos que o Pulmão rege a pele e os pêlos; o Rim, os ossos e os cabelos; o Coração rege os vasos; o Baço-Pâncreas a derme; o Fígado os músculos etc., mas e com relação a F, C, P, R, BP? Não é qualquer energia, é o Jing, por isso ele se torna tão importante, mas para conhecê-lo precisamos conhecer a energia QI.

Qi é a energia Zong. Para se falar desta energia, falaremos de uma das noções mais importantes na Medicina Oriental, que é a noção do Triplo-Aquecedor.

Conta-se que no século II, um imperador chinês, (naquela época eram conhecidos pela erudição por terem noção de geografia, política, poesia, medicina) ouviu falar do Triplo Aquecedor e perguntou a seu médico: – Por que tendo os 12 meridianos principais órgãos e vísceras, você só trata pelo Sanjiao (circulação-sexo)?

O médico responde: – Esse problema é muito difícil e eu só posso falar para quem entende.

O imperador, muito bravo com a resposta, decapitou-o.

No século seguinte, gerações e gerações se reuniram para falar sobre a noção do Triplo Aquecedor. A partir do Nei King, Sou Wen e Ling Shu é que textos antigos foram descritos.

Os textos antigos, quando dão o conhecimento, dão a noção por parágrafos, onde temos uma noção na página 1 e a sequência na 23, depois volta para a 8 e segue a sequência na página 42; por isso, quem não tiver o hábito da leitura destes textos antigos e uma mente com facilidade de síntese, não conhecerá a MTC; iremos sempre obter noções analíticas e o que será descrito na sequência é uma noção de síntese.

A palavra Triplo Aquecedor foi muito mal traduzida; ela representa todo o metabolismo de água do nosso organismo e traduziram-na com uma noção de calor, uma noção de fogo que nada significa.

Triplo aquecedor deriva da palavra SanJiao onde San significa "Três" e Jiao, "digestão", que, por sua vez, significa "metabolismo": metabolismo de Sangue, Energia, Líquidos orgânicos, Metabolismo de Energia. Estamos falando de energia Zong.

Tudo o que colocamos na boca, vem da terra. O bolo alimentar, quando chega no estômago, chega ao nível do Fundus e sofre uma metabolização, emana uma espécie de energia que, na Medicina Ocidental, é chamada de caloria, e que nós, na Medicina Oriental, chamamos de energia cereal, a qual segue para o Baço. Mas por que o Baço? Por uma razão bastante simples: o Estômago e o Baço estão no sistema Yin/Yang.

Uma vez no Baço-Pâncreas que é o sistema Tai Yin do pé, essa energia vai se reunir ao órgão que tem essa mesma energia, que é o Tai Yin da mão, isto é: Pulmão, tendo assim energia cereal, terrestre, Yin, negativa, que sai do Baço-Pâncreas até o Pulmão, onde ela recebe o ar que respiramos, que vem dos céus, que é Yang e é positiva.

No Pulmão, tem-se, de um lado, a energia do céu e a energia da terra; também tem a fusão do Yin e do Yang e da fusão desta a energia Zong.

Essa energia Zong vai emergir ao nível do Pulmão e vai seguir uma circulação conhecida como nictemeral ou circadiana.

ID	**B**	**TAI YANG**
TA	**VB**	**SHAO YANG**
IG	**E**	**YANG MING**
P	**BP**	**TAI YIN**
CS	**F**	**JUE YIN**
C	**R**	**SHAO YIN**

Quando a energia Zong chegar ao nível do ponto 1 do Pulmão, como também tem Yin e Yang, essa energia circulará da seguinte maneira:

P—IG—E—BP—C—ID—B—R—CS—TA—VB—F—P

Partindo e chegando novamente ao Pulmão, essa circulação é o ciclo nictemeral, sendo que a cada duas horas ela fica em um meridiano; essa energia Zong é a energia nutritiva.

Após as primeiras 24 horas, cada vez que o Zong passa por um órgão, a energia é metabolizada e é transformada em uma energia mais pura. É essa transformação da Energia Zong ao nível do Pulmão, por exemplo, que vai formar o Jing, ou a forma mais pura de energia.

O Pulmão metaboliza o Zong, que se transforma em Jing do Pulmão, energia esta que vai manter a condição da pele, pelo, epiderme e nariz.

O Jing é que permitirá o odor; por isso é que nossos pacientes nos reportam o sintoma da anosmia, ou o distúrbio do odor, e se tratarmos a perda do odor sem que tratemos o Jing do Pulmão, não haverá resultado satisfatório.

Continuando o caminho da energia, ela chegará ao Baço-Pâncreas, responsável pelo tecido conjuntivo, derme, carne, lábios (paladar). A pele é composta de derme e epiderme, ou seja, Jing do Bp e Jing do P, onde se conclui que os problemas cutâneos são oriundos do P e BP (os dois são Tai Yin) como, também, obesidade, acne, melasma etc.

Seguindo a energia, ela vai para o Coração, regendo os vasos sanguíneos e a língua, a qual nos permite a fala; para o Rim regendo ossos, medula óssea e cérebro; para a orelha que permite a técnica de auriculoterapia e o couro cabeludo que nos permite a craniopuntura.

Chegando ao Fígado, rege o sistema neuromuscular e irriga o olho para permitir a visão e finalmente volta ao Pulmão, fazendo o ciclo que denominamos de Jing material, ou seja, o sistema sensorial, somático. Porém existe o Jing Imaterial, que também é muito importante; aproximadamente, 80% das doenças são de distúrbios psico-afetivos.

Uma boa maneira de equilibrarmos o Zong e o Jing é aplicando Moxa nos pontos Xu dorsais do meridiano da Bexiga nos pontos B 13, B 15, B 18, B 20, B 23 e para estimularmos diretamente o Jing, aplicamos moxa nos pontos adjacentes aos citados na linha externa do meridiano da Bexiga, ou seja: B 42, B 44, B 47, B 49, B 52. Só isso traz um efeito muito bom para o paciente. Manter a função correta do sistema Tai Yin da mão e Tai Yin do pé passa a ser de relevada importância quando estamos trabalhando com o conceito da estética.

Capítulo II

O interrogatório

"Fazer um exame sem interrogatório é uma insensatez."
Su Wen (cap.77)

Como falava nosso mestre Bernard Auteroche: sem que tenhamos respostas à canção das 10 perguntas, dificilmente saberemos tratar nossos pacientes.

Canção das 10 perguntas é uma técnica de interrogatório oriunda da fusão dos capítulos 78 do Su Wen e 28 do Ling Shu, reagrupada em 1624 por Zhang Jing Yue.

No que concerne à Estética, alguns itens desse questionamento se tornam fortemente relevantes, pois, diagnosticada suas disfunções, obteremos um quadro bastante fidedigno do que vamos trabalhar.

Ao contrário do ditado popular que diz *"nós somos o que comemos"*, acredito muito mais em que *"nós somos o que nós absorvemos"*.

Alguns sinais físicos muito comuns nos ajudam e muito a uma somatória de informações e seus respectivos significados para uma boa condução da nossa consulta e tratamento. Uma das observações mais simples e fáceis de serem constatadas é a da nossa língua, importantíssimo indicador de saúde, pois é um microssistema que reflete a condição dos nossos órgãos e vísceras. A anatomia mapeada de uma língua tem na sua ponta uma relação com o coração; a parte que fica imediatamente atrás dela, pertence ao pulmão; ao lado direito mostra como a vesícula biliar anda trabalhando e o lado esquerdo o fígado. Na região central, indica a situação do estômago e do baço, e sua parte mais proximal, rins, intestinos, bexiga e útero. Uma língua normal e saudável deve expressar a cor vermelha clara, possuir uma certa umidade, ser macia, mole, viçosa (tenra) e com tamanho regular. Coberta por uma fina "saburra" de cor clara, úmida e brilhante.

Os indicadores mais comuns que devemos pesquisar em uma língua são os padrões que nos chamam a atenção, isto é: camadas (coloração e espessura), fendas, rachaduras, edemas e manchas.

Uma marca muito comum de encontrarmos é uma "rachadura no meio". Uma linha bem no meio da língua, a qual não chega até a ponta, isso demonstra fraqueza no estômago do seu portador e a digestão não é o que ela aparenta. Possivelmente seu portador está pobre em nutrientes.

Por se tratar do sistema Tay Yin do Pé, seu portador deverá ter alguns reflexos exteriores. Os mais comuns se relacionam à condição da pele e à própria digestão, apresentando azia, má digestão, constipação, cólicas, flatulência etc... Outro efeito bastante perceptível são as alterações de humor, pois são indivíduos, em sua grande maioria, com respostas emocionais um tanto quanto viscerais.

É muito simples tratar esses desconfortos, basta nutrir o estômago. Podemos fazer isso de diversas maneiras e técnicas na Acupuntura e Fitoterapia.

O que talvez passe despercebido por nossos profissionais da área é que existe uma reeducação alimentar que deve ser adicionada ao tratamento, com alimentos tais como: tofu, nabo, cenoura, batata-doce, alcachofra, abóbora, abacate, chás de erva-doce, alcaçuz, que são tônicos que nutrem a energia do Estômago.

Quando for observada marca dos dentes nas laterais, estaremos olhando para um estado não só de edema da língua, mas também de funcionamento lento do Baço, apresentando problemas digestivos.

Língua vermelha-clara, com facetas dentárias (roda denteada) nas bordas e com aspecto nem envelhecido nem viçoso (língua envelhecida - ao se retrair se torna rígida, sua cor é cinza-escura e opaca. Língua viçosa, tenra - é macia e úmida, com aumento discreto no seu tamanho). Saburra - fina, clara, úmida e escorregadia. Principais etiopatogenias - língua e saburra de um indivíduo sadio. Pode ser vista em casos de doenças causadas pela umidade perversa, resultante de agressão pelos fatores patogênicos exógenos nas doenças causadas pela deficiência de Qi acompanhada de exacerbação da umidade. Diagnóstico - deficiência do baço com exacerbação da umidade. Comumente vista em casos de doenças crônicas leves. Nesse caso, também, além dos tradicionais tratamentos pela Acupuntura e Fitoterapia, podemos acrescentar uma certa quantidade de ervas e especiarias que tonificam o Baço e expulsam a umidade, tais como: açafrão, alho, aneto, cominho, gengibre, alcaparra seca, louro, noz-moscada, pimentas em geral, cravo, pimentões, pistache, cebolinha verde e cebola, canela, ginseng, raiz forte e um acréscimo à alimentação do seu paciente com: abóbora, aipo, alfafa, aveia, batata-doce, castanha-portuguesa, cenoura, feijão azuki, frango, inhame, sorgo e arroz moti, carne de carneiro, fígado de galinha, ovo de codorna, ovo de pomba, rabanete, cenoura, nabo, pêssego, camarão, enguia, mexilhão, anchova e carpa.

Caso a língua observada apresente estado dolorido, é um sinal muito indicativo de carência de nutrientes, geralmente liderados pela vitamina B6, ferro e niacina, de fácil solução com a ingestão de suplementos minerais líquidos.

Poderá se deparar em suas consultas com uma língua geográfica; também é indicativo de má-absorção, especialmente das vitaminas do complexo B e não raro acompanhada de falta de energia.

Na sua esmagadora maioria, pacientes obesos possuem essa característica. É provável que a marca exista há muito tempo; fendas como essas demoram para se desenvolver.

Também aqui é de fácil solução: acrescente vitamina B à dieta diária, inclua alimentos de fácil absorção como acelga, agrião, alface, chicória, couve, escarola, endívia, espinafre (para os não-portadores de cálculo renal, pois o espinafre produz muito ácido oxálico), repolho, rúcula e salsa. Chá de hortelã para acalmar o estômago, chá de urtiga para aumentar a oferta de vitamina B. Tomar duas colheres de (sopa) de suco de babosa (Aloe vera) antes das refeições.

Poderão também aparecer rapidamente em crise aguda de alguma doença, língua vermelha-clara, apresentando fissuras (fendas) verticais e horizontais em sua parte central, com aspecto de rachaduras no gelo. Saburra – fina, branca e úmida. Principais etiopatogenias deficiência de Yin decorrente do envelhecimento, deficiência do Baço com invasão do mesmo pelo fator febril. Diagnóstico – movimento interno de vento do fígado gerado pela deficiência de Yin. Comumente vista em casos de síndrome de coreostetose, doenças cardiovasculares e resfriado comum (gripes).

Outra característica que nos chama a atenção é a língua com a ponta vermelha; ela indica um distúrbio emocional e também tensão emocional no corpo. Aqui existe uma estagnação da energia interna, especialmente se for uma tensão prolongada. Você poderá estar com uma circulação exagerada de hormônios do estresse circulando pelo organismo.

Essa característica sempre me chamou a atenção pelo fato de que durante os anos 80 e 90 as mulheres que me procuravam para tratamento estético apresentavam essa característica, na sua maioria descontentes e estressadas com suas relações afetivas e com um nítido desconforto com suas marcas de expressão e seus físicos.

O combate a isso, além dos procedimentos pontuais com a Acupuntura, deve ser administrado ao paciente. Uma reeducação alimentar, pois alguns alimentos são fortemente estressores, tais como: cafeína, encontrado facilmente em refrigerantes, chás, cafés, provoca a liberação de adrenalina, que aumenta consideravelmente o nível de tensão.

A bebida alcoólica talvez seja uma das maiores fontes de estresse. Essa combinação, estimulando a liberação de adrenalina, pode levar seu portador à tensão nervosa, irritabilidade e insônia; aumenta os depósitos de gordura no coração e deprime o sistema imunológico, tira do fígado a capacidade de eliminar adequadamente toxinas do corpo.

Açúcar poderá ocasionar pouca concentração, irritabilidade e depressão e o consequente perigo de deflagrar uma diabetes pela sua ingestão excessiva.

Alimentos gordurosos provocam uma tensão sobre o sistema cardiovascular. Laticínios em geral podem provocar alergias oriundas da proteína caseína.

Carne vermelha eleva os níveis de norepinefrina e dopamina no cérebro, ambas associadas à ansiedade e estresse.

Alimentos refinados oriundos de farinha branca, fazem você usar suas reservas de vitaminas e sais minerais.

Alimentos condimentados, contêm óleos voláteis que facilmente irritam o estômago.

Adicionar à dieta do seu paciente os seguintes alimentos:

- Aipo, por suas características de baixar a pressão arterial.
- Sementes de girassol, por serem ricas em potássio, complexo B, ácido pantotênico e zinco; existem indícios de que nos casos de estresse, os níveis desses nutrientes caem drasticamente.
- Arroz integral é um disparador de serotonina e norepinefrina, elevando o humor.
- Algas derivadas dos oito aminoácidos essenciais e são 60% proteínas.
- Repolho, possui vitaminas antioxidantes A, C e E, betacaroteno e selênio.
- Amêndoas, riquíssimas em magnésio, importante para o funcionamento das adrenais.
- Amora-preta, rica em vitamina C e manganês.
- Gergelim em sementes: rica fonte de Zinco.
- Alho, rico em alicina.
- Abacate, possui 14 sais minerais que controlam as funções de crescimento, com alto teor de ferro e cobre, preventivos naturais da anemia nutricional, causa bem comum no estresse.

Couro cabeludo

Observar possíveis descamações, caspa, dermatites, psoríase etc.

Face

Capilarização elevada, sinal de insuficiência de enzimas digestivas e pouco ácido estomacal.

Sugira ao seu paciente o hábito de tomar um copo de água quente com suco de limão ao acordar e de comer abacaxi com raspas de limão taiti ou siciliano após as refeições.

Orelhas

Possíveis rachaduras atrás da orelha indicam a possibilidade de carência de zinco. Suplemente com composto específico, e o paciente deverá comer sementes de abóbora, sementes de mamão formosa, semente de gergelim.

Mãos

Unhas quebradiças/lascadas, sinal de fígado pedindo ajuda; mas também poderá ser deficiência de cálcio, zinco e baixa acidez estomacal. Acrescente na dieta do paciente: brócolis, couve-de-bruxelas, repolho, cereais integrais, chicória, algas nori. As manchas brancas são um sinal de carência de zinco.

Olheiras

Pode ser fraca energia dos rins ou alergia a alimentos.

Além dos procedimentos que verão mais à frente com acupuntura, indique alimentos que ajudem a nutrir o rim:

- Cereais: arroz japonês, cevada, grãos-de-trigo, feijões: azuki, preto e roxinho.
- Condimentos: cravo-da-índia, alho-poró, gengibre, pimenta-do-reino, alcaparra, noz-mos- cada, cebola e coentro.
- Hortaliças: aipo, beterraba, cebola, cebolinha, erva-doce, salsa.
- Fruto oleaginoso: noz, pistache e castanha-portuguesa.
- Peixes: camarão, anchova, salmão e truta.
- Fruto: abóbora.
- Raízes e tubérculos: cenoura, batata-doce, nabo e rabanete.
- Folhagens: folha de mostarda e couve-rábano.
- Produtos animais: manteiga, ovo de codorna e ovo de pomba.
- Especiais: alga-marinha e clorela.
- Frutas: pêssego.

Tomar suco de uva após as refeições.

Boca

Caso você observe rachadura nos cantos da boca, suspeite de carência de vitamina B2. Prescreva um suplemento de vitaminas do complexo B que contenha vitamina B2: suco de cenoura com algumas folhas de hortelã e uma cápsula de espirulina diariamente. Comer verduras de folhas verde-escuras, amêndoas, germe de trigo.

Um sensual lábio inferior carnudo é indicativo de estagnação digestiva. Não misture proteína com carboidrato na mesma refeição.

Coma hortaliças com carboidrato ou com proteína ou somente hortaliças. Frutas, sempre separados dos itens acima em pelo menos uns 20 minutos.

Deixe um espaço de 2 horas entre uma refeição de carboidratos e a ingestão de proteínas e 3 horas caso seja o contrário; as proteínas demoram em média 4 horas para chegar ao intestino e os carboidratos levam em média 2 horas entre a boca e o intestino.

Existe um método bastante simples para se observar pacientes que são portadores de sensibilidade alimentar.

Ensine-o a tomar os batimentos cardíacos na artéria radial ao acordar; deverá ser obtido um resultado entre 50 a 70 batimentos por minuto. Após uma refeição, faça-o medir novamente; caso tenha um aumento em torno de 10 a 15 batimentos além da contagem matinal, talvez seja sensibilidade a algum alimento daquela refeição; será necessário testar um a um.

Caso o profissional domine a técnica do BDORT (Bi Digital O'ring Test) e possua um kit de teste alimentar, poderá ser testado em consultório.

Varizes e hemorróidas

Indicação de deficiências nutricionais e/ou congestão de energia do fígado. Na Acupuntura, o equilíbrio do elemento Madeira é fundamental.

O princípio é "drenar o fígado, desfazer as nodosidades". "Vivificar o sangue, amolecer o que está duro."

Na Fitoterapia Oriental, o fármaco magistral Chai Hu Shu Gan San ajuda muito. Podemos ainda orientar o paciente a tomar diariamente vitamina E (400 UI), bioflavonóides (500 mg) e magnésio (1.000 mg).

Pés apresentando rachaduras

É uma possibilidade de aumento de fungos no corpo. Acrescentar na dieta diária um suplemento de biotina (50 mg); ela evita que os fungos realizem seu ciclo completo.

Fezes

Fezes gordurosas

Flutuantes, que a descarga não consegue eliminar. Associado a um possível desequilíbrio do fígado.

Fétidas

Associado à estagnação de alimentos e acidez de ID e IG.

Comida nas fezes

Se for casca de algum alimento, é normal; caso sejam pedaços de alimentos, melhore sua mastigação.

Fezes que marcam o vaso

Indicativo de muco.

Fezes no formato de bolas

As maiores, relacionadas ao Estômago. As médias relacionadas ao Intestino Delgado.

As menores (cabrito) relacionadas ao Intestino Grosso.

Fezes claras

Indicativo de dificuldade de digestão de alimentos gordurosos, e possível carência de ácidos graxos.

Fezes moles e líquidas

É um sintoma relacionado ao Yang do Baço vazio e frio. Princípio terapêutico é o de fazer aquecer e circular o Yang no TA médio.

Fitoterapia: Li Zhong Tang e Shi Pi Yin.

Dificuldade para urinar

É indicativo de desequilíbrio entre o par acoplado Rim-Bexiga.

Use técnica de acupuntura específica para o equilíbrio e adicione ao seu paciente uma dieta rica em:

- Feijões: azuki, roxinho e feijão-manteiga.
- Algas: kombu, nori, wakame.

- Peixes: salmão e truta.
- Chá: dente-de-leão, muita água, suco de cereja, suco de uva.
- Sopões: aipo, abóbora, aspargo verde, cenoura e feijão-manteiga.

Urinar em excesso (paciente sempre indo ao banheiro)

- Cevada, grãos-de-trigo, feijões: azuki, preto, roxinho e salmão e truta.

Uma vez mapeado o paciente de algumas características internas as quais refletem nitidamente no seu exterior, temos um caminho a seguir, pois se trabalharmos somente na sua aparência exterior, o trabalho fica pobre e não atinge seu objetivo.

Capítulo III

Estética

O conceito de belo, é eminentemente, histórico. Cada época, cada cultura, tem o seu padrão de beleza próprio. Já houve até quem dissesse que gordura é formosura.

Da mesma forma, as manifestações artísticas têm sido bastante diversas e, por vezes, até desconcertantes, no curso da história. Essa diversidade se deve a vários fatores, que vão do político, social e econômico até os objetivos artísticos que cada época ou cultura tem se colocado.

Histórico - Estética

A estética, enquanto disciplina filosófica, surgiu na antiga Grécia, como uma reflexão sobre as manifestações do belo natural e o belo artístico. O aparecimento desta reflexão sistemática é inseparável da vida cultural das cidades gregas, onde era atribuída uma enorme importância aos espaços públicos, ao livre debate de idéias; e aos poetas, arquitetos, dramaturgos e escultores era conferido um grande reconhecimento social.

Platão foi o primeiro a formular explicitamente a pergunta: O que é o Belo? O belo é identificado com o bem, com a verdade e a perfeição. A beleza existe em si, separada do mundo sensível. Uma coisa é mais ou menos bela conforme a sua participação na idéia suprema de beleza. Neste sentido, criticou a arte que se limitava a "copiar" a natureza, o mundo sensível, afastando assim o homem da beleza que reside no mundo das idéias.

Aristóteles concebe a arte como uma criação especificamente humana. O belo não pode ser desligado do homem, está em nós. Separa, todavia, a beleza da arte. Muitas vezes a fealdade, o estranho ou o surpreendente converte-se no principal objetivo da criação artística. Aristóteles distingue dois tipos de arte:

a) as que possuem uma utilidade prática, isto é, completam o que falta na natureza;

b) as que imitam a natureza, mas também podem abordar o que é impossível, irracional, inverossímil.

O que confere a beleza a uma obra é a sua proporção, simetria, ordem, isto é, uma justa medida.

Santo Agostinho concebeu a beleza como todo harmonioso, isto é, com unidade, número, igualdade, proporção e ordem. A beleza do mundo não é mais do que o reflexo da suprema beleza de Deus, de onde tudo emana. A partir da beleza das coisas, podemos chegar à beleza suprema (a Deus).

São Tomás de Aquino identificou a beleza com o Bem. As coisas belas possuem três características ou condições fundamentais:

a) integridade ou perfeição (o inacabado ou fragmentário é feio);

b) a proporção ou harmonia (a congruência das partes);

c) a claridade ou luminosidade.

Como em Santo Agostinho, a beleza perfeita identifica-se com Deus.

No Renascimento (séculos XV só na Itália, e XVI em toda a Europa), os artistas adquirem a dimensão de verdadeiros criadores. Os gênios têm o poder de criar obras únicas, irrepetíveis. Começa a desenvolver-se uma concepção elitista da obra de arte: a verdadeira arte é aquela que foi criada unicamente para o nosso deleite estético, e não possui qualquer utilidade. Entre as novas idéias estéticas que então se desenvolvem são de destacar as seguintes:

a) difusão de concepções relativistas sobre a beleza. O belo deixa de ser visto como algo em si, para ser encarado como algo que varia de país para país, ou conforme o estatuto social dos indivíduos. Surge o conceito de "gosto";

b) difusão de uma concepção misteriosa da beleza, ligada à simbologia das formas geométricas e aos números, inspirada no pitagorismo e no neoplatonismo;

c) difusão de uma interpretação normativa da estética aristotélica. Estabelecem-se regras e padrões fixos para a produção e a apreciação da arte.

Entre os séculos XVI e XVIII predominam as estéticas de inspiração aristotélica. Procura-se definir as regras para atingir a perfeição na arte. As academias que se difundem a partir do século XVII velam pelo seu estudo e aplicação.

Na segunda metade do século XVIII, a sociedade européia atravessa uma profunda convulsão. O começo da revolução industrial, a guerra da Independência Americana e a Revolução Francesa criaram um clima propício ao aparecimento de novas idéias. O principal movimento artístico deste período foi o neoclássico, que toma como fonte de inspiração a antiga Grécia e Roma. A arte neoclássica será utilizada de forma propagandística durante a Revolução Francesa e no Império Napoleônico. É neste contexto que surge I. Kant, o principal criador da estética contemporânea. Para Kant, os nossos juízos estéticos têm um fundamento subjetivo, dado que não se pode apoiar em conceitos determinados. O critério de beleza que neles se exprimem é o do *prazer desinteressado* que suscita a nossa adesão. Apesar de subjetivo, o juízo estético aspira à universalidade.

O que acho importante dizer é que muita gente anda falando demais sobre beleza e isso pode ser feio.

A beleza da gente é coisa de especialista, é uma rara oportunidade de falar sobre saúde. Já observaram que quando o tema é saúde, só se fala de doença?!

Recapitulando...

- Sarcófago de Tutankamon (1400 a.C.): utiliza-se o azeite como utensílio para a decoração do corpo.
- Idade Média: reprimiu o culto à beleza.
- Renascimento (século XV): culto à beleza.
- Idade Moderna: venda de águas aromáticas, azeite, pomada.
- Idade Contemporânea: indústria de cosmético.
- Século XX: crescente produção cosmética.

Capítulo IV

Envelhecimento

O que nos envelhece

Os inimigos da beleza caracterizam-se por: cigarro, bebidas alcoólicas, poluição, estresse, sol, sedentarismo e alimentação. Hábitos cada vez mais marcantes na vida das pessoas e que trazem consigo efeitos danosos para a saúde e para a pele.

O envelhecimento facial

Este é um fenômeno caracterizado pela perda da elasticidade da pele - ritidose ou rugas, pela queda dos tecidos, pele, músculos, gordura, pelo crescimento das cartilagens e pela absorção óssea - esqueletização.

Como se desenvolve?

A ação da força da gravidade é um dos fatores que causam envelhecimento, por exemplo: na queda das "bochechas", no "queixo duplo", no aspecto triste que a sobrancelha caída aparenta.

Outro fenômeno que tem papel importante na gênese do envelhecimento é a radiação solar. A exposição excessiva, tão caracteristicamente desenfreada na nossa sociedade, é causa de dano intenso nas células da pele, fazendo com que apareçam rugas, manchas e outras marcas de envelhecimento.

Fatores genéticos, ou características familiares e raciais, também têm o seu papel no aparecimento mais ou menos precoce dos sinais de envelhecimento.

Outro dado importante é o crescimento das cartilagens, como, por exemplo, no nariz, com o consequente aumento da projeção e a "queda" da ponta. Ganho e perda de peso, na tradicional "gangorra", contribui para a aceleração do processo. As pessoas que utilizam muito a "expressão facial" ao falar, também tendem a apressar o aparecimento das rugas. O fumo também é um fator acelerador do envelhecimento facial.

Sol, naturalmente inimigo

UVA e UVB

Excesso de sol causa queimadura e fotoenvelhecimento. Ao penetrar na derme, a radiação solar quebra as fibras de colágeno, elastina e riticulina, deixando a pele flácida, com manchas e pigmentos, podendo evoluir para um câncer.

Até meados dos anos 30 no século XX, a pele bronzeada não era considerada saudável nem atraente.

Sempre a nobreza se manteve de pele clara e macia, mas, por razões pouco conhecidas, nos últimos 60 anos, o corpo dourado se tornou símbolo de saúde, juventude e vigor físico.

O Sol, por sua vez, acelera o envelhecimento cutâneo. É de fundamental importância seguir determinados conselhos para um bronzeado sem risco.

As exposições excessivas, sem nenhuma precaução, são destruidoras.

- Raios ultravioleta (UVC). São ondas curtas de 190 a 280 nanômetros extremamente lesivas à pele. Nossa proteção é a camada de ozônio.
- Raios ultravioleta B (UVB). São ondas médias, de comprimento variando de 280 a 320 nanômetros, provocam pigmentação imediata e favorecem o espessamento da pele; responsáveis pelas queimaduras solares; participam bastante no processo de envelhecimento induzido pelo Sol.
- Raio ultravioleta A (UVA). As radiações UVA são ondas longas de 320 a 400 nanômetros; sua ação é de ativar a vitamina D; caso seja potencializada pelos efeitos dos raios UVB causam fotoenvelhecimento. Não provocam queimaduras, mas danificam a pele nas camadas mais profundas. Acabam destruindo as fibras de colágeno e elastina e, consequentemente, aceleram o envelhecimento precoce.

Existem consequências danosas à exposição solar sem a devida proteção.

De imediato pode provocar queimaduras de 1º a 3º graus, com formação de eritema, vesículas, bolhas e muita dor, podendo vir a afetar os rins.

A médio prazo, pode apresentar manchas brancas, sardas, ceratose actínica, ressecamento e aspereza evidenciando os vasos sanguíneos.

A longo prazo, pode apresentar perda do brilho e da elasticidade da pele, envelhecimento precoce, acentuar os sulcos, flacidez e pregas cutâneas. Alterar o DNA, ativar as células das pintas e evoluir para câncer de pele.

Os efeitos nocivos da exposição solar, grande fator de envelhecimento precoce da pele, podem ser evitados com filtros capazes de reduzir os raios danosos em 90%. Existe uma infinidade de protetores de alta tecnologia: em forma de gel, loção, creme, spray, hipoalergênicos, não-comedogênicos, com ou sem pigmentação, com ou sem fragrância; escolha um e se proteja.

Como se proteger:

- Produtos preferencialmente com UVA e UVB.
- FPS superior ou igual a 15.
- Se a pele for oleosa, prefira gel, spray ou loções oil-free.
- Se você pratica atividade aquática, prefira os produtos resistentes a água.
- Nos produtos europeus a escala é diferente do nosso. Ele é o dobro, ou seja, um FPS 30 na Europa equivale ao nosso FPS 15.

O hábito de fumar torna a pele flácida e levemente pigmentada de cinza ou amarelo. Pesquisas recentes da Universidade de Nagoya, no Japão, comprovaram que a nicotina e as outras substâncias do tabaco produzem uma enzima que destrói as fibras de colágeno e elastina, proporcionando rugas profundas por destruição da lubrificação da pele e diminuição dos níveis de vitamina A.

Qualquer ser vivo sofre desgaste e regeneração. Quando o desgaste é maior, ocorre o envelhecimento. O desgaste repercute no aparelho circulatório, neurovegetativo e hormonal; o mau funcionamento desses aparelhos aumenta ainda mais o desgaste do organismo e isso acaba num círculo vicioso.

A pele é um dos tecidos de elevado poder regenerativo. Está submetida a agressões internas e externas. As agressões internas decorrem do desgaste e mau funcionamento dos diversos aparelhos, respiração deficiente, condicionamento físico inadequado e os mais importantes são: estresse emocional e alimentação errada.

Um desvio alimentar para açúcar branco, sal refinado, arroz branco, trigo refinado, condimentos, produtos químicos, mastigação deficiente contribuem para causar problemas digestivos e prejudicar todo o corpo.

No envelhecimento facial, os músculos faciais perdem o tônus e a pele se desidrata. A flacidez muscular obriga o organismo a gastar maior esforço muscular para realizar as expressões, um maior esforço muscular causa mais fadiga muscular, a pele dobrada constantemente pela ação muscular acaba tendo as fibras elásticas rompidas e surgem as rugas. As rugas representam ruptura das fibras elásticas e não são recuperáveis; a cirurgia plástica consegue retirar somente as rugas das pálpebras, e a cirurgia plástica facial, ao contrário da imaginação das candidatas, não é perfeita, deforma a simetria e a expressão facial.

O aparecimento de rugas e marcas de expressão em nosso rosto é sinal marcante de que o tempo passa. É um fenômeno natural de alterações características do nosso envelhecimento cutâneo e que se acentua com o passar dos tempos. Seu aparecimento nem sempre é aceito. Retardá-las ou dissimulá-las por um determinado período de tempo é o objetivo de um profissional da Estética. Para tanto, é colocado à sua disposição um arsenal técnico e terapêutico, mas nenhum leva a efeitos milagrosos.

Na batalha contra o envelhecimento cutâneo, não existem padrões ou programas preestabelecidos, estereotipados, mas, sim, uma centena de tratamentos anti-rugas que é necessário adaptar a cada um (homem ou mulher).

A improvisação nessa área está totalmente fadada ao fracasso e ao aparecimento de complicações mais ou menos graves.

Sinais histológicos de envelhecimento cutâneo

O envelhecimento da pele obedece a múltiplos fatores:
- genético
- hormonal
- ambiental (tais como: sol, fumo, condições climáticas)
- nutricional
- mecânico

Inúmeras modificações no plano histológico caracterizam o envelhecimento cutâneo.

Classificação de Boisseou para a senescência cutânea

Pele normal

- Fibras elásticas numerosas, perpendiculares à junção dermo-epidérmica, finas e absorventes.
- Colágeno denso.
- Substância fundamental pouco abundante.
- Fibroblastos ativos e secretantes.

Por volta dos 45 anos

- Perda de elastina. Rugas de expressão.
- Desunião das fibras elásticas. Fragmentação e início do desaparecimento das fibras elásticas, onde as mais superficiais formam uma faixa fina afibrilar subepidérmica.
- Colágeno praticamente intocado.

Mais de 45 anos

- Desaparecimento praticamente total das fibras elásticas onde as que restam se orientam em paralelo à junção dermo-epidérmica.
- Desorganização do colágeno que se torna "emaranhado", deslocado.
- Os fibroblastos não produzem mais.
- Surgem manchas (melanoses) na face e nas mãos.

Manifestações clínicas do envelhecimento da pele

- Rugas, pés-de-galinha e pregas de descaimento do rosto e do pescoço.
- Atrofia.
- Telangiectasia nas pessoas idosas, nas zonas descobertas do organismo.

Púrpura senil

Com relação à fragilidade capilar.

Pele espessa e áspera

- Com a idade, existe uma rarefação da função das glândulas excretoras, sebáceas e sudoríparas; há um desaparecimento da película hidrolipídica na superfície da pele.

Regressão das funções da pele

- Diminui a cicatrização, transpiração e evaporação.
- Diminui a resistência mecânica ao traumatismo.
- Perda da capacidade imunológica e da produção de vitamina D.
- Pouca proteção contra a luz solar.

Tabaco, naturalmente inimigo

O hábito de fumar pode destruir as fibras que sustentam a pele do rosto, provocando sulcos na região da boca e em volta dos olhos.

A fumaça do cigarro ativa os genes responsáveis pela criação de uma enzima que faz a quebra das moléculas de colágeno da pele.

Os fumantes apresentam bem mais precocemente rugas no rosto e aparência da pele envelhecida, quando comparados com pessoas da mesma idade que não fumam.

Outros prejuízos causados pelo cigarro na pele

- Acelera o envelhecimento da pele. O fumante tem 4,7 vezes mais chance de ter rugas do que o não-fumante.
- Diminui a umidade da pele, podendo deixá-la seca e rugosa.
- Fumantes que se expõem ao sol têm mais chance de ter rugas na pele.
- Os fumantes têm a pele mais pálida e cinzenta, se comparada com a pele das pessoas que não fumam.
- Pigmentação amarela na placa da unha e na ponta dos dedos.

"A pele da pessoa que fuma fica sem brilho, amarelada e sem elasticidade. Fica completamente sem vida. Por isso é necessário nutrir sempre."

Loção tônica antioxidante

Ingredientes

3 colheres (sopa) suco de laranja 1 colher (sopa) de hamamélis

1 colher (sopa) de suco de cenoura

Modo de preparo

Misture tudo e aplique no rosto, colo e pescoço. Depois de seco, lave com água abundante e hidrate a pele com o hidratante de costume. Repita a aplicação pelo menos duas vezes na semana. Se sobrar, conservar em geladeira no máximo até a próxima aplicação, para que os ingredientes não percam seus nutrientes.

A Nicotina, devido à sua lipossolubilidade, espalha-se no organismo e concentra- se principalmente:

- no sistema nervoso central;
- no fígado;
- nas glândulas supra-renais.

Manifestações cutâneas

- Envelhecimento cutâneo prematuro.
- Melanose dos fumantes.
- Amarelecimento da polpa dos dedos.
- Estomatite tabágica (acometimento das mucosas).
- Aspecto característico de intoxicação tabágica nos indivíduos de raça branca: rugas e rugas microscópicas, atrofia cutânea, palidez, tez acinzentada ou amarelada.

Capítulo V

Dermatologia na medicina Chinesa Tradicional

Epidemiologia das doenças de pele

É estimado que até 25% da população dos países ocidentais pode ter problemas de pele. Porém, a maioria destas pessoas não procura ajuda médica profissional. Entre os que procuram, eczemas, infecções bacterianas e virais, infecções por fungos e acnes somam quase dois terços dos casos.[2, 3]

O tipo, prevalência e incidência de doenças de pele dependem de um número de fatores:

- Fatores sociais e econômicos - a maioria das doenças infecciosas de pele são agora mais comuns em países subdesenvolvidos. Por outro lado a industrialização trouxe um aumento no número de casos de dermatite relacionadas ao contato ocupacional. Mudanças nos hábitos sociais podem também ter efeito. Por exemplo, o desejo de um banho de sol aumentou o número de casos de distúrbios de pele relacionados à radiação por raios ultravioleta.
- Fatores geográficos - climas quentes e úmidos são predisposições para infecções bacterianas e de fungos tais como a brotoeja. Exposição à radiação ultravioleta em

2 H.C. Williams, Dermatology, in A. Stevens and J. Raferty (eds.), Health Care Needs Assessment, Series 2 (Oxford: Radcliff Medical Press, 1977).

3 David J. Gawkrodger, Dermatology, 3rd ed. (Edinburgh: Churchill Livingstone, 2002).

regiões ensolaradas frequentemente resultam em danos de pele a indivíduos com pele clara.

- Fatores raciais - tumores de pele e peles sensíveis à luz têm maior ocorrência de reações em indivíduos de pele clara do que em indivíduos de pele escura. Quelóides são mais comuns entre negros africanos e o vitiligo é mais óbvio em peles escuras, mesmo assim a incidência dificilmente é a mesma em todas as raças.
- Idade e sexo - algumas condições de pele podem ocorrer em qualquer idade, mas muitas outras estão relacionadas à idade, ocorrendo em certa idade ou desaparecendo quando se atinge certa idade (veja tabela 1.1). Além disso certas doenças de pele têm maiores chances de afetar um sexo específico (ver tabela 1.2).

Tabela 1.1 - Doenças de pele e idade

Idade	**Doenças de pele**
Infância	Vasculite, eczema atópico, verruga comum, assadura, hemangioma, impetigo, ceratose, sarampo, verruga, pitiríase, impigem, varicela
Adolescência	Acne, nevo, pitiríase, psoríase, eczema seborreico, vitiligo
Jovem adulto	Alopecia areata, dermatite herpetiforme, eritema indurado de Bazin, hidradenite supurativa, hiperidrose, dermatite perioral, pitiríase versicolor, psoríase, seborréia, eczema seborreico, pé-de-atleta, vitiligo
Meia idade	Alopecia areata, dermatite herpetiforme, líquen plano, prurido nodular de Hyde, eczema numular, pustulose palmoplantar, pênfigo vulgar, doença de Raynaud, rosácea
Velhice	Eczema asteatótico, pênfigo, úlcera venosa crônica em MMII, eritema ab igne, herpes zoster, pênfigo vulgar, prurido, psoríase, eczema seborreico.

Tabela 1.2 - Doenças de pele e sexo

Sexo	**Doença de pele**
Masculino	Dermatite herpetiforme, keratose pilaris, eczema numular, eczema seborreico, sicose de barba, micose inguinal, pé-de-atleta
Feminino	Bromidrose, úlcera venosa crônica em MMII, eritema indurado de Bazin, hidradenite supurativa, melasma (cloasma), prurido nodular, pustulose palmoplantar, dermatite perioral, pioderma facial, doença de Raynaud, rosácea

Anatomia da pele

A pele é o maior órgão do corpo. Ela tem área de superfície de até 2 metros quadrados e um peso médio de até 4 kg. A pele é a barreira entre o mundo de fora e os constituintes internos do corpo, reagindo às mudanças externas como infecção externa, trauma, fricção, mudanças de temperatura, infecções internas e administração de drogas.

Algumas das mais importantes funções da pele estão sumarizadas na Tabela 1.3.

Tabela 1.3 - Funções da pele

Protege de químicos, antígenos e microorganismos
Protege de ferimentos mecânicos
Reduz a penetração de radiação ultravioleta
Previne a perda de fluidos corporais
Regula temperatura
Age como órgão sensorial por meio de nervos sensoriais
Assiste a síntese de vitamina D
A gordura subcutânea age como um isolador e reserva calórica
Aparência age na imagem do corpo

A pele é formada por três camadas. A camada externa, a epiderme, é ligada a e sustentada pelo tecido conectivo na base da derme.

A derme esta sob a epiderme, constituindo-se de tecido conectivo e gordura subcutânea, e pode ter a espessura de até 3 cm no abdome.

Epiderme

A epiderme é um epitélio escamoso estratificado que consiste de quatro camadas. Cada camada por sua vez é constituída de várias camadas de células fortemente embaladas. A epiderme, que não contém nenhuma célula sanguínea, tem geralmente a espessura 0,1mm, exceto nas palmas das mãos e plantas dos pés, onde pode chegar à espessura de 1 mm.

A principal célula é a epiderme, os queratinócitos. Ela se move da camada de base para a camada áspera. Quando as células da superfície mortas são eliminadas, são substituídas pelas células que estão se movendo debaixo, mantendo assim constantemente a espessura da epiderme.

A mais profunda camada da epiderme é a estrato basal (camada basal), que está em uma membrana de base e grudando a derme. A camada basal é essencialmente composta de queratinócitos, estruturas que produzem a proteína queratina, com um menor número de melanócitos, os quais sintetizam a melanina e regulam a pigmentação.

A epiderme dá origem aos **anexos cutâneos**: unhas, pêlos, glândulas sudoríparas e glândulas sebáceas. A abertura dos folículos pilossebáceos (pêlo + glândula sebácea) e das glândulas sudoríparas na pele formam os orifícios conhecidos como poros.

- As unhas são formadas por células corneificadas (queratina) que formam lâminas de consistência endurecida. Esta consistência dura, confere proteção à extremidade dos dedos das mãos e pés.
- Os pêlos existem por quase toda a superfície cutânea, exceto nas palmas das mãos e plantas dos pés. Podem ser minúsculos e finos (lanugos) ou grossos e fortes (terminais). No couro cabeludo, os cabelos são cerca de 100 a 150 mil fios e seguem um

ciclo de renovação no qual aproximadamente 70 a 100 fios caem por dia para mais tarde darem origem a novos pêlos.

- Este ciclo de renovação apresenta três fases: anágena (fase de crescimento) - dura cerca de 2 a 5 anos, catágena (fase de interrupção do crescimento) - dura cerca de 3 semanas e telógena (fase de queda) - dura cerca de 3 a 4 meses.
- As glândulas sudoríparas produzem o suor e têm grande importância na regulação da temperatura corporal. São de dois tipos: as écrinas, que são mais numerosas, existindo por todo o corpo e produzem o suor eliminando-o diretamente na pele. E as apócrinas, existentes principalmente nas axilas, regiões genitais e ao redor dos mamilos. São as responsáveis pelo odor característico do suor, quando a sua secreção sofre decomposição por bactérias.
- As glândulas sebáceas produzem a oleosidade ou o sebo da pele. Mais numerosas e maiores na face, couro cabeludo e porção superior do tronco, não existem nas palmas das mãos e plantas dos pés. Estas glândulas eliminam sua secreção no folículo pilo- sebáceo.

A estrutura da epiderme é mostrada na Figura 1.1.

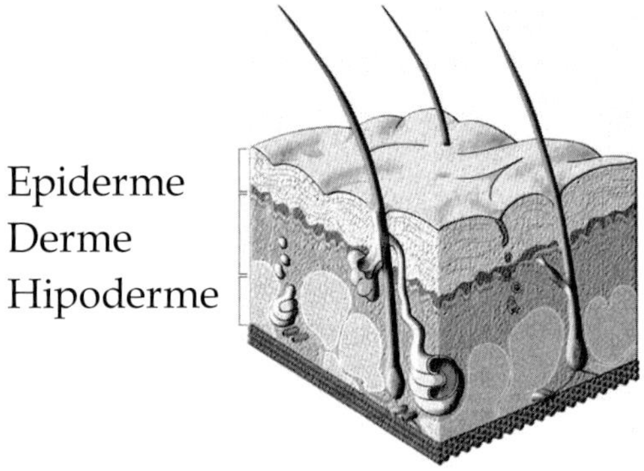

Derme

A derme é uma camada dura de tecido conectivo que suporta a epiderme estruturalmente e de forma nutritiva. Sua espessura varia de 0,6 mm nas pálpebras a 3 mm ou mais nas palmas das mãos, plantas dos pés ou costas. Mais projeções da integração da derme com os sulcos abaixo nas papilas da derme, a camada superior da derme.

A camada mais profunda da derme, a derme reticulada, é formada principalmente por camadas de colágeno, que proporciona tenacidade e força. A elasticidade é dada pelas fibras de elastina.

A derme contém muitas das estruturas que desempenham um papel nas doenças de pele. Folículos capilares e glândulas sebáceas e sudoríparas têm raízes profundas na derme e passam através da epiderme para alcançar a superfície da pele.

A derme também tem um rico suprimento de vasos sanguíneos. Artérias no plexo profundo acima do ramo de gordura subcutânea sobem para suprir as glândulas sudoríparas e as papilas capilares. O plexo superficial é localizado na derme papilar e seus ramos se estendem até a derme papilar, onde formam labirintos capilares. Os vasos sanguíneos cutâneos têm um papel importante na regulagem da temperatura. Sob a influência do sistema nervoso simpático, os labirintos capilares podem ser contornados para reduzir a perda de calor superficial quando o corpo está muito frio.

Acima disso, a pele tem um farto suprimento de fibras sensitivas, na maioria localizadas próximas à junção dermo-epidérmica. Sua função é de detectar a dor, coceiras e mudanças de temperatura.

A hipoderme, também chamada de tecido celular subcutâneo, a porção mais profunda da pele é composta por feixes de tecido conjuntivo que envolvem células gordurosas (adipócitos) e formam lobos de gordura. Sua estrutura fornece proteção contra traumas físicos, além de ser um depósito de calorias.

Fisiologia da pele na Medicina Chinesa Tradicional

Função da pele

A pele tem varias funções na MTC.

- A pele é a primeira linha de defesa do corpo. No *Za Bing Yuan Liu Xi Zhu* (O Esclarecimento da Origem de Diferentes Doenças), diz: "A pele cobre a carne para proteger os músculos, tendões e os ossos".
- A pele rege a filtragem e drenagem dos Fluidos Corporais para permitir a essência e o Qi de se manifestar externamente. Manter um nível de suor por meio dos poros permite o metabolismo do corpo funcionar corretamente.
- A pele mantém as atividades normais do corpo e assegura os órgãos *Zang-Fu* agindo como uma barreira e prevenindo a invasão de fatores patogênicos externos ao corpo.

No *Su Wen: Pi Bu Lun* (Questões Simples: Sobre a Pele) diz: "Doenças começam pela pele e pelo cabelo. Se eles são atacados por fatores patogênicos externos, os interstícios (*cou li*) podem afrouxar e fatores patogênicos penetrar o interior e obstruir os vasos sanguíneos, canais e a cadeia de vasos. Eles então podem ser transmitidos por meio dos canais até os órgãos *Zang-Fu* e se acumularem no Estômago e Intestino". Isso destaca a importância de manter intacta a função defensiva da pele.

Estrutura da pele

Fu: A camada superficial da pele.

Ge: Uma camada grossa de tecido espesso embaixo da camada superficial.

Cou li: Interstícios, ou as tiras estriadas e o tecido conectivo entre a pele, a carne e os músculos. Os *cou li* são as saídas que permitem a liberação dos Fluidos Corporais e a vazão do Qi e Sangue para a pele. Eles também funcionam como resistência à invasão de fatores patogênicos externos.

Ji: A carne e os músculos embaixo da pele, que controlam o movimento do corpo.

Xuan fu: Literalmente, a casa ou mansão misteriosa, é neste local que o suor se acumula. É também conhecido como *han kong* (poros de suor), *qi men* (portão Qi), *yuan fu* (casa original), ou *gui men* (portão fantasma). Ele corresponde a glândula apócrina e a glândula écrina, glândulas sudoríparas e glândulas sebáceas, e suas aberturas para a pele.

Mao fa: *Fa* se refere ao cabelo na cabeça, Mao se refere aos pêlos do corpo, incluindo sobrancelhas, barba, pêlos das axilas, e pêlos púbicos.

Zhan jia: As unhas, das mãos e dos pés.

O relacionamento entre os órgãos *Zang-Fu* e a pele

A pele tem um relacionamento próximo com os órgãos *Zang-Fu*. No *Su Wen*: *Pi Bu Lun* (Questões Simples: Sobre a Pele) diz: "A pele é parte dos vasos. Se fatores patogênicos se alojam na pele e os interstícios (cou li) estão abertos, eles se alojarão na rede de vasos. Se os canais estão cheios, eles invadirão os órgãos *Zang-Fu*". Em termos de relacionamento entre a cor da pele e os órgãos *Zang-Fu*, este capítulo também diz: "Quando o tom azulado é predominante indica dor. O tom preto indica a síndrome Bi. Amarelado e avermelhado indicam Calor e o branco indica Frio". Sendo assim, observar a cor da pele em diferentes partes do corpo ajudará o diagnóstico de doenças nos órgãos *Zang-Fu*.

O coração e a pele

O coração rege os Vasos Sanguíneos, abre na língua e sua explosão é na face. O sangue depende do bombeamento do coração para circular nos vasos por meio do corpo. O bombeamento do coração depende da vazão do *Qi* do Coração, o qual mantém o movimento normal do sangue nos vasos para suprir a pele. Se a função do Coração é de reger o Sangue e os Vasos Sanguíneos, a abundância dos vasos sanguíneos na face significa que a face está corada e lustrosa, úmida e macia, e o corpo da língua vasos com uma cobertura úmida. Se o *Qi* do Coração não é suficiente, a face fica sem brilho, embotada ou pálida.

O coração também rege o Espírito e isso é similar ao Coração reger o sangue e os vasos sanguíneos. Quando o coração recebe alimento adequado do Sangue, ele pode funcionar corretamente para reger o Espírito. No *Ling Shu: Ying Wei Sheng Hui* (O Pivô Miraculoso: Geração de *Qi* Nutricional e Defensivo), diz: "O sangue é o Qi do Espírito". *Qi* e sangue são as fontes materiais do Espírito. Em circunstâncias normais, a felicidade levará a harmonia entre o *Qi* e o Sangue, mas ansiedade, preocupação e medo danificarão o Coração. Fogo no coração gerado por problemas emocionais pode ser transportado por meio dos vasos sanguíneos e se acumular na pele e na carne, pode causar doenças de pele, como o Pênfigo Vulgar ou a Urticária.

O coração se abre para a língua. O diagnóstico da língua é importante na identificação de padrões no tratamento da pele. Se a função do coração está normal, o corpo da língua está úmido e rosado, e a língua está macia e se movimenta com flexibilidade. Se o Fogo do Coração se inflama para cima, o corpo da língua é vermelho e úlceras bucais podem ocorrer.

Os pulmões e a pele

Os pulmões regem a difusão, sua abertura é pelo nariz e são conectados com a pele e o cabelo. Eles têm a função de transportar a Essência do Grão e Água do baço e dissipando por meio do corpo para alcançar a pele e o cabelo, difundindo *Wei Qi* (*Qi* defensivo) para aquecer a carne e nutrir a pele, regulando a abertura e fechamento dos interstícios (cou li), e expelindo suor metabolizado dos Fluidos Corporais.

Se os Pulmões funcionam normalmente, a pele e o cabelo podem ser nutridos fazendo com que a pele fique densa e suficientemente forte para repulsar fatores patogênicos externos e o cabelo fica brilhante. Se o *Qi* dos Pulmões está Deficiente e fraco, a pele e o cabelo terão falta de nutrientes e de hidratação. A pele pode ficar áspera e seca e o cabelo parecerá debilitado. Fatores patogênicos podem facilmente invadir o corpo. Por seu interior não estar consolidado, o *Wei Qi* está muito fraco para manter sua função defensiva e os interstícios (*cou li*) estão soltos. Isto pode resultar em doenças como Urticárias por causa do Vento-Quente ou Vento-Frio ou a falha do *Wei Qi* em consolidar o exterior. Se a função difusora dos Pulmões está normal, os poros de suor serão regulados corretamente para ir de encontro com as necessidades do corpo. Se o *Qi* dos Pulmões está Deficiente, o *Wei Qi* também estará fraco, impedindo que se regule o suor. Pode ocorrer o suor espontâneo ou a hiperidrose. Se a transmissão de *Wei Qi* para a pele estiver obstruída, os interstícios (*cou li*) se fecham, portanto interrompendo o suor. Se a função dos Pulmões de dispersar os Fluidos Corporais e a Essência dos Grãos e Água por meio do corpo for enfraquecida, os Fluidos Corporais podem se acumular nos Pulmões e formar Fleuma ou pode alagar a pele e a carne para produzir inchaço como ocorre em eczema crônico das pernas por causa da falência do *Qi* dos Pulmões em difundir *Wei Qi* e a Umidade Calor fluindo para baixo.

Os Pulmões abrem para o nariz. Se os Pulmões estão fortes, a respiração e o olfato estarão normais. No *Ling Shu: Mai Du* (O Pivô Miraculoso: Pulsação), está dito: "Se os Pulmões estão em harmonia, o nariz pode cheirar cheiros bons ou ruins". Se os Pulmões são invadidos por fatores patogênicos externos, pode-se resultar em falha na sua função de difusão, levando a doenças de pele em volta do nariz, tal qual a rosácea causada por Vento-Calor atacando os Pulmões por causa do Calor que se acumula nos Pulmões e Estômago.

O baço e a pele

O Baço rege o transporte e transformação do Grão e da Água, sua abertura é na boca, e sua explosão é nos lábios. A função de transporte e de transformação depende do *Qi* do Baço. Se o *Qi* do Baço está exuberante, a função de transporte e transformação é também exuberante e o suprimento de nutrientes é suficiente para geração de *Qi*, Sangue e Fluidos Sanguíneos para nutrir os órgãos *Zang-Fu* e a pele. Se o *Qi* do Baço está Deficiente e fraco, ele não pode suprir nutrientes adequadamente, resultando em deficiência e falta de *Qi* e sangue e insuficiência de Fluidos Corporais, manifestando a falta de força nos membros e emagrecimento dos músculos.

O Baço gosta do seco e odeia umidade. Se a função de transporte e transformação de água é enfraquecida, a água se acumulará internamente resultando em umidade. O acúmulo de Umidade interna impede o Baço de influenciar uma boa subida do *Qi* e danifica o *Yang* do Baço, resultando em impedimento de função do Baço de transporte e transformação. Doenças acarretadas por Deficiência do Baço e obstrução de Hidratação ou Umidade causando o impedimento da função de transporte e transformação incluem eczema crônico, Pênfigo e Ceratose folicular de Darier. O Baço também controla o Sangue, que assegura a função do *Qi* do Baço. Se o *Qi* do Baço é suficiente, o Baço pode assegurar e controlar a circulação do Sangue nos vasos sanguíneos. Se *Qi* do Baço está Deficiente, o Baço não pode controlar o Sangue corretamente e ele pode vazar dos vasos, resultando em doenças como púrpura anafilactóide.

O Baço se abre para a boca. Se o *Qi* do Baço é suficiente, os lábios estão vermelhos, úmidos e brilhantes. Se o *Qi* do Baço está Deficiente, os lábios estão pálidos e sem brilho ou possivelmente um pouco amarelados. Se há calor e fogo latente no Baço, eles podem se mover nos canais do Baço para cima em direção à boca e aos lábios para causar úlceras bucais ou dermatite perioral.

O fígado e a pele

O Fígado estoca o Sangue e rege o fluxo estável do *Qi*, seu fluxo para as unhas. Ele tem a função de regular as atividades do *Qi*. É relacionado de perto com a estabilidade emocional. O fígado também trabalha com o *Qi* do Coração, dos Pulmões e do Baço para promover a circulação do Sangue no corpo. Se as funções do Fígado estão normais, o *Qi* é regulado e pode se mover livremente. O *Qi* e o Sangue estão em harmonia, os canais e rede de vasos estão livres e os órgãos *Zang-Fu* podem atuar normalmente e em harmonia. Se essas funções estão impedidas, o movimento do *Qi* será obstruído, resultando em depressão, atamento do *Qi* do Fígado e distúrbios das emoções, particularmente a raiva. Doenças como melasma (cloasma) podem ocorrer.

Unhas saudáveis dependem da nutrição pelo Sangue do Fígado. Se o Sangue do Fígado é suficiente, as unhas são firmes, vermelhas e brilhosas. Se o Sangue do Fígado é insuficiente as unhas são macias, finas, secas e sem vida e podem ser deformadas e rachadas.

Os rins e a pele

O Rim é um órgão muito importante, pois ele é a raiz do *Qi*. Ele armazena a Essência, rege o crescimento, controla a reprodução e rege a Água. Sua explosão é no cabelo (da cabeça) e ele se abre para os orifícios das orelhas, anal e genital.

A Essência é composta de Energia Ancestral (*xian tian zhi jing*) herdado dos pais e a Essência Tardia do Paraíso (*hou tian zhi jing*), extraído da comida e usado para promover o crescimento do corpo. No *Su Wen; Shang Gu Tian Zhen Lun* (Questões Simples: Sobre a Origem do Homem), está dito: "Aos sete anos as meninas têm o *Qi* do Fígado exuberante; os dentes permanentes aparecem e o cabelo cresce. Aos oito anos os meninos têm o *Qi* do Fígado exuberante o cabelo e os dentes crescem. A Essência pode se transformar em Sangue para nutrir o cabelo". Se a Essência do Fígado é suficiente, o Sangue é abundante, deixando o cabelo preto e brilhante. Se a Essência do Fígado é Deficiente, o cabelo se torna cinza ou seco ou cai.

No *Su Wen: Ni Tian Lun* (Questões Simples: Sobre a Regulagem Adversa), está dito: "Os Rins têm a função de armazenar Água e reger os Fluidos Corporais". Sua função de transformação transmite a Essência da Água do alimento por meio do corpo para suprir o Sangue e nutrir os órgãos *Zhang-Fu*, a pele e o cabelo. Os Rins também expelem o suor e a urina, metabolizados pelos órgãos *Zhang-Fu* e a pele para manter o balanço da Água e dos Fluidos. A hidratação da pele depende do metabolismo normal dos Fluidos Corporais nos Rins. Se a função de transmissão de *Qi* está impedida, a Água coletada vai derramar para a pele causando edema. Se o *Qi* do Fígado está Deficiente, os Fluidos Corporais são insuficientes, levando a pele seca, como em ictiose vulgar.

O relacionamento entre o *Qi*, o sangue e a pele

Qi e Sangue materiais básicos da constituição do corpo e da fundação material são responsáveis por manter as atividades vitais do corpo. No *Su Wen: Tiao Jing Lun* (Questões Simples: Sobre a Regulagem dos Canais) está dito: "Sem Sangue e *Qi* não haveria vida". O *Qi* e o Sangue são correlacionados. O *Qi* gera Sangue, enquanto o Sangue nutre o *Qi*. O *Qi* tem a função de nutrir e aquecer o corpo. O Sangue tem a função de nutrir e umidificar.

Mais especificamente, o *Qi* tem as funções de promover a produção e movimentar o Sangue, aquecendo os órgãos *Zhang-Fu*, os canais e a rede de vasos, tendões e ossos, protegendo o corpo da invasão de fatores patogênicos externos por meio da pele, do cabelo, da boca e do nariz, e assegurando e contendo o Sangue e o suor. O Sangue circula por meio do corpo com o *Qi* e umidifica os tendões, a carne e a pele.

O *Ying Qi* (o *Qi* Nutritivo) circula com o Sangue nos vasos e eles trabalham juntos para nutrir o corpo e a pele. O *Wei Qi* (o *Qi* Defensivo) se move fora dos vasos e abaixo da pele para proteger a carne e o exterior de fatores patogênicos externos, enquanto aquece e nutre a carne, a pele e o cabelo e regulando o suor.

O movimento do Sangue nos vasos depende das atividades do *Qi* movendo e contendo o Sangue. Se a função de mover é muito forte e a de contenção não é suficientemente forte, o Sangue se moverá rapidamente ou vazará dos vasos para causar sangramento. Se a função de mover é muito fraca e a de contenção muito forte, o Sangue se moverá devagar ou se estagnará, neste caso a estagnação do Sangue surgirá. *Wu Jutong* (1758-1836) disse: "Um médico que é bom em tratar o Sangue não procura tratar o Sangue, o qual é importante, mas sim o *Qi*, que é sem importância".

Se o *Qi* e o Sangue estão em harmonia, o corpo é saudável. Se há desarmonia, doenças ocorrem. A Deficiência de *Qi* causará desnutrição e secura na pele, na carne e no cabelo falta de brilho. Água e Alagamento vão coletar e estagnar, resultando em inchaço das vesículas e pele áspera. A estagnação de *Qi* inibirá as atividades funcionais do *Qi*, resultando em manchas negras.

Se o Sangue é abundante, a face estará corada e hidratada, a pele hidratada e o cabelo brilhante. Se o Sangue é insuficiente, a face terá uma compleição amarela e a pele e os cabelos estarão secos. A Deficiência de Sangue causará escamosidade, secura e coceira na pele. Estagnação de Sangue causará aspereza e grossura na pele ou pele endurecida com crostas como na psoríase.

A desarmonia do *Qi* e do Sangue causará calor na parte superior do corpo e frio na inferior tanto quanto Excesso na parte superior e Deficiência na inferior. Deficiências resultando em doenças como úlceras bucais, melasma (cloasma), nevus cebáceos, e bromidrose.

A relação entre os canais, a rede de vasos e a pele

Os canais e a rede de vasos são distribuídos por meio do corpo conectando os órgãos *Zhang-Fu* ao exterior e funcionando como caminho para o movimento do *Qi* e do Sangue por meio dos canais e dos vasos, o *Qi*, o Sangue e os Fluidos Corporais podem nutrir a pele e a carne e os órgãos *Zhang-Fu*.

Uma observação da cor da pele em certa localidade pode ajudar o diagnóstico de doenças no canal. Isso pode ser considerado o ponto inicial para a identificação de quais fatores patogênicos externos estão invadindo o canal. A pele é associada de perto com os canais e a rede de vasos. Então no tratamento de distúrbios de pele deve-se considerar o uso de pontos locais.

Etiologia dos distúrbios de pele na Medicina Tradicional Chinesa

Invasões pelos seis fatores patogênicos

Há na natureza seis fatores climáticos - Vento, Frio, Calor de Verão, Umidade, Secura e Fogo. Sob condições normais, eles não causam doenças. De qualquer forma, sob condições anormais, eles podem se tornar fatores patogênicos (também conhecidos como os Seis Excessos), especialmente quando a resistência do corpo é enfraquecida. Estes fatores invadem o corpo por meio da pele, pêlos do corpo e carne ou por serem respirados por meio do nariz e boca.

Se o *Qi Vital* (*Zheng Qi*) não é suficiente para derrotar os fatores patogênicos e a função dos órgãos internos é danificada, o Vento, Frio, Umidade, Secura, e Fogo (ou Calor) internos podem ser gerados e doenças de pele podem surgir.

Vento

Huang Di Nei Jing (O Clássico Amarelo de Medicina Interna do Imperador) declara: "O Vento é a principal causa de várias doenças. Ele se move constantemente e muda rapidamente", O Vento é *Yang* na natureza, aparece de repente, se move rapidamente, e sopra para cima. Tem a tendência de ser mais predominante na Primavera, porém pode acontecer em qualquer estação.

A predominância de Vento pode provavelmente danificar o *Yin*, Sangue e Fluidos Corporais, resultando em manifestações como pele seca coçando, e descamações. Lesões de pele relacionadas ao Vento patogênico como vergões e caspas que normalmente têm distribuição disseminada com início e desaparecimento rápido e são geralmente migratórios.

O Vento tende a combinar com outros fatores patogênicos para invadir o corpo, elevando a máxima de que: "O Vento patogênico é o fator que lidera os seis excessos".

Vento Externo

O Vento Externo pode invadir o corpo por si só, mas mais frequentemente se combina com os outros fatores patogênicos para atacar como Vento-Frio, Vento-Calor de Verão, Vento- Umidade, Vento-Secura, ou Vento-Fogo. Os sintomas causados pelo fogo aparecem de repente e mudam rapidamente.

O Vento está em constante movimento. Ele causa condições de pele como a urticária, angiodema, ou prurido. Desde que o Vento se move para cima, as lesões envolvem a parte superior do corpo ou a face e outras áreas da cabeça. Como no eczema seborreico do couro cabeludo ou da face ou pitiríase rósea no peito ou nas costas.

A natureza cruel e seca do Vento levará à consumação do *Yin* e do Sangue. A pele é então desprovida de nutrição e descamações aparecerão como a pitiríase alba.

Vento Interno

O Vento interno se forma como resultado de:

- Deficiência de Sangue. Neste caso o Sangue falha em nutrir o Fígado ou amaciar os tendões.
- Toxinas de Calor danificando o *Yin*.
- Falha da Água (os Rins) em nutrir a Madeira (o Fígado).

Condições da Pele causadas pelo Vento interno incluem:

- Eczema Seborreico pelo vento se transformando em secura.
- Doenças das unhas por insuficiência do Sangue do Fígado.
- Prurido senil por Deficiência de *Qi* e Sangue com pele áspera e grossa, resultado de coçar repetidamente.

Frio

O Frio é o principal fator patogênico no inverno e é naturalmente *Yin*. Ele pode ser dividido em Frio externo e Frio interno. O Frio externo é causado principalmente pelo tempo frio. Ele invade o corpo para resfriar o Sangue e estagnar o *Qi*. Em doenças de pele causadas pelo Frio, a pele fica fria e as lesões são de cor branca, vermelha-escura e roxo-azulada. O Frio interno se desenvolve na maioria como resultado de Deficiência de *Yang* do Baço e dos Rins, que permite o Frio externo invadir. Frequentemente é difícil distinguir entre Frio interno e externo como fator causador e eles frequentemente se combinam para causar uma doença. Entre os sintomas e sinais estão fezes finas e soltas, longos esvaziamentos de urina clara e fina e clara fleuma.

Frio externo

- Frio externo invadindo os canais e redes de vasos impedem a circulação normal de Sangue, levando, por exemplo, a frieiras com púrpura.
- Se o Frio externo previne o *Yang Qi* de alcançar as extremidades dos membros, os movimentos do Sangue são inibidos, como nas ulcerações produzidas pelo frio.
- A natureza do Frio patogênico é contratura e tensão. Uma invasão de Frio patogênico pode causar o fechamento dos interstícios (*cou li*) e reduz a secreção de suor. A pele tem a sensação de frio e aparência esbranquiçada por causa da contração dos vasos, o que impede o *Qi* e o Sangue de nutrir a pele apropriadamente, como em alguns tipos da doença de Raynaud.
- O resfriamento do Frio também resulta em estagnação do Sangue e em resfriamento do Sangue nos vasos, levando a inchaço subcutâneo, o qual tem a sensação de dureza numa superfície lisa. Manifestações incluem membros frios ou roxo-azulados, hipertonicidade dos tendões, nódulos ou massas e dor severa, como no Eritema indurato.

Frio interno

- Frio interno pode também prevenir o *Yang Qi* de alcançar os quatro membros e a pele, levando a sintomas como mãos ou pés frios ou cianose das extremidades.
- Se o Frio interno resfria na rede de vasos e obstrui o movimento do *Qi* e do Sangue, a pele se tornará dura e inchada e ulcerações podem acontecer, como na esclerodermia.

Calor de verão

O Calor de Verão é um fator patogênico *Yang* e é quente por natureza. Isso normalmente ocorre somente no verão. Ainda que o Calor de Verão possa ser incluído na categoria de Calor patogênico, ele também tem suas próprias características. Ele produz para cima e dissipa, consome o *Yin* e danifica os Fluidos Corporais. Suas manifestações incluem suor em profusão, sede, falta de ar e lassidão. As pápulas e as bolhas são as lesões de pele características causadas pela invasão do Calor de Verão.

- O Calor de Verão é causado por sol forte. No verão quente, os poros estão abertos o que permite a invasão do Calor de Verão. Ele então se evapora para cima, levando a vermelhidão e distensão de cabeça, face e pescoço causando disfunções tais como furúnculos de verão e brotoeja.
- Exposição ao sol forte pode causar ferimentos na pele. Se o sol quente fere a pele, as queimaduras de sol ocorrem.
- Se o Calor de Verão se combina com a Umidade e é retido na carne e nos interstícios (*cou li*), ele pode levar a doenças como o impetigo e brotoeja. Sintomas e os sinais que acompanham incluem cabeça pesada, que dá a sensação de peso generalizado, sensação de peito oprimido, apetite reduzido, sede sem vontade de beber e diarreia.

Umidade

No *Shen She Zun Shu* (Livro do Mestre Shen, na Importância de Respeitar a Vida), *Shen Jin'ao* (1717-1776) está dito: "Umidade pode ser tanto externa como interna. A umidade interna se forma por impedimento do Baço em sua função de transportar e transformar, o Fogo exuberante se transformando em Calor-Umidade ou Água exuberante se transformando em Umidade. Umidade externa é causada por tempo úmido, morar ou trabalhar em condições de umidade, irregularidades na alimentação ou usar roupas que estão encharcadas". Desta forma pode se ver que a Umidade externa é relacionada ao clima e ao ambiente, enquanto a Umidade interna é associada à exuberância ou debilitação do *Yin* e *Yang* do Baço. A Umidade é um fator patogênico do *Yin* e é pesada, turva e grudenta por natureza.

Doenças por Umidade frequentemente persistem por períodos longos ou reaparecem com frequência. Tontura, pouco apetite, distensão ou abdômen cheio, membros cansados e pesados frequentemente são sintomas que acompanham. Lesões típicas de pele incluem edema, bolha ou bula, erosão, maceração, ulceração, exsudação (transpiração), e infiltração. Embora a Umidade normalmente afeta a parte inferior do corpo, ela pode causar doenças em qualquer parte, como no edema retroauricular, eczema genital e eczema atópico.

Umidade externa

- Pessoas que moram em clima úmido, trabalham ou moram em ambiente úmido ou usam roupas úmidas como resultado de suor ou por serem pegos pela chuva podem ser atacadas pela Umidade externa patogênica, se manifestando em edema, bolhas e erosão (por exemplo, em eczema) ou como maceração e erosão (por exemplo pé-de-atleta).
- A natureza pesada e turva da Umidade tende a causar doenças de pele na parte inferior do corpo, como visto nos distúrbios como eczema com engrossamento da

pele ou prurigo nodular por causa do Calor-Umidade fluindo para baixo. Embora eczema possa também envolver a parte superior do corpo em casos que a Umidade combinar com Vento ou Calor.

- Desde que a Umidade é grudenta e gordurosa, é difícil de eliminar. Doenças de pele causadas por Umidade são difíceis de tratar e frequentemente voltam. Por exemplo, eczema agudo tende a se desenvolver em eczema subagudo e crônico.

Umidade Interna

- Acúmulo de Umidade se transforma em calor como visto em distúrbios como eritema multiforme com bolhas e bulas misturadas com eritema e pápulas vermelhas ocasionadas por acúmulo do Calor-Umidade no Baço e Estômago.
- Quando o Calor-Úmido sobe para a cabeça, pode causar distúrbios como eczema e dermatite perioral.
- Se o Calor-Úmido flui para baixo e é obstruído, pode causar úlcera crônica nas pernas.

Secura

A Secura é um fator patogênico do *Yang* e pode ser dividido em Secura externa e Secura interna. A Secura é causada pelo tempo seco (na China acontece tradicionalmente no fim do outono) ou em ambientes extremamente seco, ambientes com aquecimento central ou com ar condicionado. Sabonetes, detergentes e produtos químicos podem também ser a causa da pele seca. A Secura Interna é o resultado de consumo de *Yin* e Sangue, frequentemente por causa de doenças crônicas. Em ambos os casos, a pele é seca, áspera, e subnutrida com partes de escamação seca. O cabelo é seco, debilitado e sem brilho. Consumo de *Yin* e Fluidos Corporais acompanhados de Frio levarão a rachaduras e fissuras da pele.

Secura externa

A prevalência de Secura resulta em pele seca com rachaduras e fissuras ou pele seca e coçando. Os padrões de Secura Externa geralmente não são muito severos.

Secura Interna

- Se há Secura no interior, o Sangue e a Essência secarão. Os padrões de Secura Interna geralmente são mais severos do que os padrões de Secura externa e menos fáceis de tratar. Distúrbios causados por Secura interna incluem Ictiose Vulgar e a fase crônica de muitos tipos de eczema.
- Os sintomas que acompanham a Secura na parte inferior do corpo incluem constipação e retenção de urina.
- Secura de Vento se forma quando o Sangue do Fígado não pode nutrir os tendões. Ela se manifesta como hipertonicidade dos tendões e mãos e pés com fendas e fissuras.
- Secura de Fogo se forma como resultado de Fogo latente no Baço e se manifesta com constipação e lábios com rachaduras.
- Secura do Sangue se forma quando o Coração é impedido de sua função de circular o Sangue, resultando em falta de nutrição da pele e da carne. Ela se manifesta como coceira, caspas em profusão e perda de cabelo e barba.

- Secura Deficiente é resultado de Deficiência de *Yin* do Estômago e dos Rins e se manifesta como urina escassa e uma garganta seca e inchada.

Fogo

Os fatores patogênicos da Quentura, do Calor e do Fogo pertencem à mesma categoria, mas diferem em graduação. Há um ditado antigo que diz: "quando a quentura patogênica aumenta a certo grau ela se torna Calor patogênico. Quando o Calor patogênico alcança seu Máximo ele se torna Fogo patogênico". As toxinas do Calor e do Fogo são as principais causas de doenças de pele supurativas. No *Yi Zong Jin Jian: Wai Ke Xin Fa Yao Jue* (O Espelho Dourado da Medicina: Experiências Essenciais em Doenças Externas), está dito: "Abscessos são causados por Toxinas de Fogo".

O Fogo Externo geralmente ocorre em condições extremamente quentes, enquanto o Fogo interno é causado por distúrbios dos órgãos *Zang-Fu* ou *Qi* e Sangue. Outros fatores patogênicos externos ou emoções intensas, não expressadas ou prolongadas no tempo podem dar ascensão ao Fogo patogênico. Fogo tem a tendência de se inflamar para cima e lesões de pele causadas pelo Fogo são normalmente distribuídas sobre a cabeça, membros superiores e parte superior do tronco, como ocorre no caso dos furúnculos e carbúnculos, neurodermatites e acnes. Doenças causadas pelo Fogo se instalam rapidamente e mudam frequente e ligeiramente. A pele fica avermelhada brilhante e com sensação de quentura, lesões típicas, que tendem a aparecer e desaparecer rapidamente incluem eritema, pápulas vermelhas, púrpura e pústulas. O Calor extremo do Fogo patogênico causa a putrefação dos tecidos, resultando em queimação e vários tipos de padrões sangramento agudo de pele por causa de o Fogo forçar o movimento frenético do Sangue.

Fogo Externo

- Calor e Vento podem se transformar em toxinas de Fogo como visto em distúrbios como erisipela facial.
- Quando o Calor-Úmido verte, ele pode também se transformar em toxinas de Fogo como visto em doenças como erisipela dos membros inferiores.
- Calor de Verão pode também produzir Fogo e Toxinas como visto em doenças como brotoeja e furúnculos.
- Toxinas de Fogo podem atacar o corpo diretamente, como em queimaduras ou eritema ab igne.

Fogo Interno

- O Fogo de Coração inflamando para cima pode resultar em distúrbios como estomatite aftosa recorrente (úlceras bucal).
- Fogo no Coração e no Fígado podem resultar em distúrbios como hiperidrose, herpes zoster e foliculite
- Fogo no Fígado e na Vesícula podem resultar em distúrbios como eczema no mamilo.
- Retenção de Toxinas de Fogo nos canais do Coração e do Baço podem levar a distúrbios como dermatite herpetiforme.

- Fogo nos Pulmões e Estômago podem frequentemente resultar em distúrbios como rosácea.
- Se o Fogo é exuberante por falta de Água (como Água falhando em controlar o Fogo), distúrbios como melanose podem se desenvolver na face, exibindo a cor (preta) dos órgãos envolvidos, os Rins.

A invasão por fatores tóxicos patogênicos

Os fatores tóxicos patogênicos atacam por meio da boca e do nariz, ou por meio da pele e das membranas mucosas. Por exemplo, infecções virais, bacterianas e por fungos ocorrem quando um corpo fraco é atacado de repente por fatores tóxicos patogênicos. Os fatores tóxicos patogênicos (ambos internos e externos) podem também com frequência significar que um fator patogênico em particular está se manifestando de maneira extrema. Por exemplo, a expressão Toxinas de Calor implica que o Calor patogênico é muito forte.

Na MTC, esta categoria também inclui a invasão por fatores patogênicos altamente infecciosos de peste epidêmica. A lepra ocorre quando uma peste de fator patogênico e de natureza *Yin* ataca o corpo e é retida na pele, vasos, carne, tendões e ossos. Fatores tóxicos patogênicos podem também causar doenças por meio de infecção fetal, por exemplo sífilis congênita. Fatores epidêmicos fatais em animais podem ser extremamente tóxicos. Antraz cutâneo é um bom exemplo.

Irregularidades de dieta

Comida rica, apimentada, gordurosa, frita e crua podem todas levar a acúmulo de Calor- Umidade no Baço e no Estômago e Toxinas de Fogo no interior. Quando estes fatores patogênicos se movem para a pele e carne, elas podem levar a uma variedade de condições de pele como furúnculo, eczema, herpes zoster, eritema tóxico e fitofotodermatite.

Excesso de frutos do mar, considerado como comida estimulante, pode causar eczema e muitas outras disfunções de pele, tipicamente com eritema, pápulas e bolhas. O consumo excessivo de comida apimentada, gordurosa e doce pode impedir as funções do Baço de gerar Umidade e Calor interno, que é transportado para cima para a face para causar condições como a acne, rosácea e eczema seborreico.

Atividade sexual e trabalho físico em excesso

Dar à luz muitas crianças pode danificar os vasos *Chong* e *Ren*, resultando em deficiência do *Yin* de Fígado e Rins e depleção de Fluidos Corporais. Manifestações incluem boca e olhos secos, juntas doloridas e pele seca. Excesso de esforço físico pode danificar o Baço e levar a Deficiência do *Qi* Original (*Yuan Qi*), resultando na possibilidade do Sangue não circular como se deve. Se isso é acompanhado por ficar em pé por períodos longos ou carregar peso, as veias podem se tornar varizes e podem resultar em úlceras crônicas nas pernas.

Fatores emocionais

Fatores psicológicos e emocionais e mudanças repentinas no estado emocional podem levar a um desequilíbrio entre o *Yin* e *Yang*, a desarmonia entre o *Qi* e o Sangue e a disfunção dos órgãos *Zang-Fu*. Tensão emocional pode também causar doenças de pele. Raiva em excesso danifica o Fígado e pensamento e preocupação em excesso danifica o Baço. Quando distúrbios emocionais persistem por um longo período de tempo, o *Qi* e o Sangue podem estagnar nos canais e rede de veias, resultando em doenças como alopecia areata, psoríase e neurodermatites.

Parasitas

- Mordidas de inseto: mordidas de mosquitos, percevejos, pulgas, aracnídeos, e outros insetos podem causar coceiras.
- A presença de parasitas sobre ou na pele pode também causar doenças de pele, por exemplo escabiose (sarna).
- Doenças causadas por Vermes incluem tricomoníase, manifestando-se como umidade e coceira na vagina.

Alergias por deficiência de constituição

- Alergias resultantes de contato, por exemplo, dermatite de contato alérgica.
- Alergias resultantes de comida, por exemplo, a ingestão de *Hui Cai* (*Chenopodium Album*).
- Alergias resultantes de drogas, administradas oralmente, injetadas, inaladas ou por infusão.

Coloração da Pele

As principais alterações da coloração da pele são:

Palidez

Significa atenuação ou desaparecimento da cor rósea da pele. A iluminação adequada, de preferência com luz natural, é indispensável para uma avaliação correta. A palidez deve ser pesquisada em toda a extensão da superfície cutânea, sem se esquecer das regiões palmoplantares.

Nas pessoas de cor morena ou negra, só se consegue constatar palidez nas palmas das mãos e nas plantas dos pés. Outros locais importantes para a observação da palidez são os leitos ungueais, lábios e as mucosas, em particular da boca e das conjuntivas palpebrais.

Vermelhidão (Eritrose)

O termo significa exagero da coloração rósea da pele e indica aumento da quantidade de sangue na rede vascular cutânea, decorrente da vasodilatação ou aumento de sangue.

Existem diversas causas para este sintoma: febre, ingestão de álcool, inflamação, exposição ao sol, policitemia, etc.

Cianose

Significa cor azulada da pele e manifesta-se quando a hemoglobina desoxigenada alcança no sangue valores superiores a 5g/100ml.

Deve-se pesquisar cianose no rosto, especialmente ao redor dos lábios, na ponta do nariz, nos lobos das orelhas e nas extremidades das mãos e dos pés (leito ungueal e polpas digitais). Muitas vezes a cianose é tão intensa que todo o tegumento cutâneo adquire tonalidade azulada ou arroxeada.

A cianose pode ser classificada como:

- Cianose central: nestes casos há insaturação arterial, permanecendo normal o consumo de oxigênio nos capilares. As causas de cianose central incluem doença pulmonar em fase avançada, cardiopatia congênita e hemoglobina anormais. Os lábios, a mucosa bucal e língua são, em geral, melhores para identificar a cianose central.
- Cianose periférica: aparece em consequência da perda exagerada do oxigênio ao nível da rede capilar. As causa de cianose periférica incluem ansiedade, exposição ao frio. As unhas e a pele das extremidades são úteis para identificar a cianose periférica.

Icterícia

Denomina-se icterícia a coloração amarelada da pele, mucosas e escleróticas resultantes do acúmulo de bilirrubina no sangue. A icterícia deve ser distinguida de outras condições em que a pele pode tomar coloração amarelada (ex.: drogas, alimentos ricos em caroteno).

Para certificar-se da presença da icterícia devem ser observadas as escleróticas, conjuntivas palpebrais, lábios, palato duro e debaixo da língua. As principais causas de icterícia são as hepatites infecciosas, litíase biliar, câncer de vias biliares e hemólise.

Umidade

Pode-se verificar a umidade da pele pela inspeção e palpação. Através da sensação tátil pode-se avaliar a umidade da pele com precisão. Encontra-se uma das seguintes possibilidades:

- Umidade normal.
- Pele seca: comum no idoso, dermatopatias crônicas, hipotireoidismo, desidratação, etc.
- Umidade aumentada.

Textura

É verificado pela palpação, sendo possível constatar uma das seguintes alternativas:

- Textura normal.
- Pele fina ou lisa: frequente no idoso, hipertireoidismo.
- Pele áspera: encontrado no hipotireoidismo, dermatopatias crônicas.
- Pele enrugada: no idoso.

Espessura

Para avaliar espessura da pele, faz-se o pinçamento de uma dobra cutânea usando o polegar e o indicador. Esta manobra deve ser feita em várias e diferentes regiões, tais como antebraço, tórax e abdome. Pode-se encontrar:

- Pele de espessura normal.
- Pele atrófica: presente no idoso e recém-nascido.
- Pele hipertrófica: presente na pele traumatizada por agentes externos (sol, traumas); algumas doenças como a esclerodermia.

Temperatura

Utilizar o dorso dos dedos para fazer a avaliação, sempre comparando o lado homólogo de cada segmento examinado.

A temperatura da pele varia entre amplos limites. Nas extremidades, essa variação é mais acentuada e influenciada pelo meio ambiente, emoções e ingestão de alimentos.

Elasticidade e turgor

Levante uma prega cutânea e observe a facilidade com que é deslocada (elasticidade) e a velocidade com que retorna ao seu lugar (turgor). Sensação de pele murcha e uma prega que se desfaz lentamente traduz turgor diminuído, que por sua vez indica desidratação.

Sensibilidade

Três tipos de sensibilidade podem ser analisados:

- Sensibilidade dolorosa.
- Sensibilidade tátil.
- Sensibilidade térmica.

A pesquisa da sensibilidade dolorosa se faz tocando a pele com a ponta de uma agulha. Exemplo muito conhecido de perda da sensibilidade é visto na hanseníase. Para verificar a presença da sensibilidade tátil usa-se a fricção leve com uma mecha de algodão e para a sensibilidade térmica encosta-se dois tubos de ensaio, um com água quente e outro com água fria.

Tipos de Pele

Pele oleosa

Características clínicas

Pele espessa com poros dilatados, aparência oleosa, apresenta um aumento das glândulas sebáceas e sudoríparas e as rugas aparecem tardiamente

Sinais Histológicos: aumento da espessura da epiderme e hipertrofia das glândulas sebáceas.

As patologias normalmente associadas: acne, rosácea e dermatite seborreica.

Ao contrário da pele seca, a oleosa reflete a superatividade das glândulas sebáceas. A oleosidade é responsável pelo brilho constante, poros abertos e, não raro, muito acne. A vantagem é a proteção natural contra as agressões do sol e poluição. O resultado é o envelhecimento bem mais lento. Para fazer a limpeza desse tipo de pele, evite produtos com álcool e água quente. Lave o rosto com água fria e use sabonetes específicos ou emulsão de limpeza.

Na hidratação, prefira os produtos leves - loção, gel ou creme. Em hipótese alguma use aqueles à base de óleo. Faça limpeza de pele para retirar células mortas, impurezas, cravos e espinhas, além de reforçar a hidratação.

Óleos essenciais

Bergamota, cedro, cipreste, gerânio, junípero, lavanda, limão, olíbano, palmarosa, petitgrain, ylang-ylang.

Pele seca

Características clínicas

Pele frágil e fina, as glândulas sebáceas e sudoríparas descamativas aparecendo rugas precocemente.

Sinais Histológicos: A epiderme é fina e glândulas sebáceas perceptíveis. As patologias associadas a esse tipo de pele são: as queratoses e ictiose.

1) Adquirida

- Radiação Solar.
- Exposição a extremos de temperatura.
- Exposição a agentes químicos: detergentes, solventes.
- Medicações tópicas – ácido retinóico.

2) Constitucional

- Pele frágil.
- Pele senil.
- Ictiose vulgar.

3) Constitucional patológica

- Ictioses.
- Dermatite atópica.

A pele seca é resultado da produção de sebo em quantidade insuficiente para formar a camada protetora de gordura e de suor na superfície. Sem ela, a pele fica desidratada, tornando-se opaca, fina, pouco elástica e com tendência à formação de rugas. Use produtos suaves, tais como emulsões e leite de limpeza. Evite sabonetes com efeito desengordurante.

Os hidratantes devem ser na forma de creme, ricos em óleo, para aumentar a quantidade de água na pele e impedir sua evaporação. A cada 15 dias, aplique máscaras faciais em casa.

Higiene: não tirar excessivamente o manto hidrolipídico (leites ou loções detergentes suaves).

Tonificação: descongestionante com baixos teores de álcool e contendo princípios ativos umectantes (derivados de malva, camomila).

Correção: emulsões A/O (água / óleo) - alto poder oclusivo.

Óleos essenciais

Beijoim, camomila romana, gerânio, jasmim, lavanda, néroli, olíbano, palmarosa, rosa, vértiver, ylang-ylang.

Pele envelhecida

Características clínicas

- Pele fina atrófica.
- Sulcos e expressões acentuadas.
- Rugas finas.
- Flacidez cutânea e muscular.
- Glândulas sebáceas e sudoríparas.

Histológico

- Epiderme retificada.
- Melanócitos, e glândulas sebáceas.
- Atrofia dérmica, elastose de fibras elásticas e colágenas.
- Patologias associadas: queratoses, ictiose.

Sinais histológicos

Achatamento derme/epiderme

Derme papilar:

- desorganização dos feixes de colágeno;
- rarefação de fibras elásticas;
- perda da hidratação das Substâncias Fundamentais;
- distúrbios vasculares.

Surgem sinais de expressão e rugas nos cantos dos olhos, no contorno dos lábios e na testa.

A imagem do rosto e da restante pele corporal, marcada por rugas, vincos, pregas pendentes, uma textura irregular com manchas hiperpigmentadas intercaladas com zonas descoloradas, ceratoses e outras manifestações não agradáveis, constituem a pele envelhecida. Este é o retrato trazido pelo envelhecimento, mas o fato é que, virtualmente, nenhuma destas alterações é devida à passagem do tempo. Elas não são inevitáveis; pelo contrário, de fato são, em grande parte, evitável. A pele do rosto prematuramente envelhecida é uma consequência direta de agressões acumuladas resultantes da radiação solar, especialmente da radiação ultra-violeta, um processo chamado fotoenvelhecimento.

Com o passar dos anos, as fibras de colágeno da derme perdem firmeza e elasticidade; a pele afrouxa, bem como os músculos. Esse afrouxamento acentua as rugas preexistentes no rosto. Além disso, a pele envelhecida é mais ressecada, porque perde hidratação, firmeza, elasticidade e apresenta menor atividade das células.

Óleos essenciais

Mirra, néroli, olíbano, rosa

Pele normal

Cuidados

- Higiene: emulsões tipo O/A (óleo em água).
- Tonificação: remove a oleosidade, resíduos de sabão (produto de beleza).
- Correção: controle da eliminação de água e gordura, normalizando a hidratação da pele.
- Proteção: fotoprotetor.

A pele normal é o tipo de pele mais difícil de ser encontrada na população, mas como os outros tipos, cuidar da pele ainda que normal, é obrigatório. Como saber se este é o seu tipo de pele?

Cuidar da pele, oferecer-lhe defesas complementares, além das defesas que a mesma já comporta, é fundamental para se obter beleza e equilíbrio.

A pele normal é sedosa, com poros fechados e sem cravos. A sua textura é firme, elástica, com poros finos, e dá a sensação de possuir um brilho aveludado, embora em alguns casos a pele normal possa evidenciar alguns cravos ou poros dilatados no nariz.

Não apresentando lesões visíveis ou preocupantes, a pele normal não produz qualquer tipo de sensação de incômodo, ao contrário de outros tipos de pele. Firme, a pele normal é fina e macia ao tato, apresentando uma flexibilidade invejável.

O brilho que este tipo de pele apresenta é um brilho normal, característico da pele humana, e que nada tem a ver com o brilho habitual das peles oleosas. A pele normal exige, ainda assim, uma higiene cuidada e correta, assim como uma proteção adequada contra os fatores ambientais. A pele normal é o resultado de um equilíbrio perfeito entre os processos de queratinização, descamação, secreção de sebo, que são os responsáveis pela saúde da mesma.

Há uma maneira simples de saber se a sua pele é normal: coloque na pele do seu rosto um pedaço de papel. Se aparecerem algumas manchas de gordura, mas sem dar transparência ao papel, isso quer dizer que a sua pele é normal. Todavia, a pele necessita de ser sistematicamente hidratada e protegida, mesmo que apresente as características de uma pele normal. Limpe-a, tonifique-a, hidrate-a, e utilize apenas bons produtos cosméticos para garantir a sua beleza. Seguir pelo lema do barato ou das promoções pode não ser o mais aconselhável, ainda que já existam no mercado bons produtos a preços bem acessíveis.

Para garantir que a pele se mantenha bela é necessário aumentar o fornecimento de agentes nutrientes. Assim, a máscara de beleza semanal é uma excelente forma de garantir a alimentação da sua pele, ao mesmo tempo que a sua proteção. Por isso, procure os seguintes ingredientes no seu produto cosmético: pró vitamina B5 (d-pantenol), extratos vegetais (aloe efe, gingko biloba), e óleo vegetal (germe de trigo). Estes são os melhores aliados para a pele normal.

Óleos essenciais

Camomila, romana, gerânio, lavanda, jasmin, néroli, olíbano, palmarosa, rosa, sávia esclaréia.

Alterações de pele

Lesões Elementares da Pele		
	Lesões Primárias	
Lesão	*Definição*	*Exemplo*
1. Mácula	< 0,5 cm - plana	Ptiríase
2. Mancha	> 0,5 cm - plana	Nevo
3. Pápula	< 0,5 cm - palpável	Drogas
4. Placa	> 0,5 cm - palpável	Psoríase
5. Nódulo	> 2-3 cm - massa	Ca basocelular
6. Vesícula	< 0,5 cm - líquida	Herpes
7. Bolha	> 0,5 cm - líquida	Pênfigo
8. Pústula	< 0,5 cm - pus	Acne
9. Vergão	Transitória - palidez central	Urticária
10. Telangiectasias	Dilatação de capilares	Idade
	Lesões Secundárias	
Lesão	*Definição*	*Exemplo*
1. Crostas	Exsudato seco	Impetigo
2. Erosão	Ruptura epidérmica parcial	Pênfigo
3. Úlcera	Perda da epiderme	Escara
4. Fissura	Fenda linear	Pé-de-atleta
5. Escama	Lasca fina de epiderme	Caspa
6. Escoriação	Escavação	Arranhadura
7. Necrose	Morte tecidual	Vasculite Alérgica
8. Esclerose	Endurecimento	Líquen
9. Liquenificação	Espessamento - acentuação sulcos	Atrito Contínuo
10. Cicatriz	Processo final de cura	Lúpus Discóide
11. Atrofia	Adelgaçamento e transparência	Estrias

Quadro: Lesões Elementares da Pele Dr. Joachim Graf at All

As seis alterações básicas da pele são:

1. *Alterações de cor*
2. *Elevações edematosas*
3. *Formações sólidas*
4. *Coleções líquidas*
5. *Alterações da espessura*
6. *Perdas e reparações teciduais*

Alterações de cor

- Mácula: alteração circunscrita na cor ou na textura da pele, sem relevo, menor que 0,5 cm de diâmetro. Ex.: sarda; petéquia.
- Mancha: igual à mácula, porém com diâmetro maior do que 0,5 cm. Podemos ter manchas pigmentares (melânico, pigmentos anormais a pele e pigmentos estranhos), vasculares (desaparecem após a compressão) e purpúricas (não desaparecem após a compressão). Ex.: manchas café-com-leite da neurofibromatose.

Manchas vasculossanguíneas

- Eritema: mancha vermelha decorrente de vasodilatação (desaparece à vitropressão). Existem vários tipos de manchas eritematosas, de acordo com a sua cor, localização, extensão e evolução.
- Exantema: manchas eritematosas disseminadas na pele e de evolução aguda, com dois tipos: exantema morbiliforme ou rubeoliforme = entre as manchas disseminadas na pele existem áreas de pele normal; exantema escarlatiniforme = pele difusa e uniformemente eritematosa, sem áreas de pele entremeadas.
- Enantema: é o exantema nas mucosas.
- Cianose: é o eritema arroxeado, por congestão passiva ou venosa com diminuição de temperatura.
- Rubor: é o eritema vermelho-vivo por vasocongestão ativa ou arterial com aumento da temperatura.
- Eritrodermia: eritema generalizado crônico e persistente que se acompanha de descamação.
- Mancha angiomatosa: mancha de cor vermelha decorrente do aumento do número de capilares em um determinado local.
- Mancha anêmica: mancha branca por agenesia vascular em determinada área da pele.
- Púrpura: mancha vermelha por extravasamento de hemácias na derme que, portanto, não desaparece à vitro ou digitopressão. Podem ser de três tipos:
    - *Petéquias*: lesões purpúricas com até 1 cm.
    - *Equimoses*: lesões purpúricas maiores do que 1 cm.
    - *Víbices*: é termo que se aplica a púrpuras lineares ou lesões atróficas lineares.

Manchas pigmentares (discrômicas)

- Manchas leucodérmicas: manchas brancas decorrentes de diminuição ou ausência de melanina. Podem ser: manchas acrômicas (cor branco-marfim por ausência total de melanina) ou hipocrômicas (manchas brancas decorrentes da diminuição do pigmento melânico).
- Manchas hiperpigmentares ou hipercrômicas: ocorre por aumento da melanina ou de outros pigmentos. Considere que as lesões por aumento da melanina da epiderme são de coloração castanha e as lesões com presença de melanina na hipoderme são mais azuladas. Outros pigmentos que podem causar manchas: hemossiderina, bilirrubina, caroteno.

Elevações edematosas

- Urticária: elevação da pele, de cor vermelha ou branca-rósea, de tamanho e formas variáveis, de duração efêmera e muito pruriginosa. Ocorre na derme superior e média.
- Edema angioneurótico (Edema de Quincke): área de edema circunscrito que causa tumefação intensa. Ocorre na derme profunda ou na hipoderme. Acomete principalmente os tecidos frouxos (ex.: região orbitária, lábios e regiões genitais). Se ocorrer nas vias aéreas superiores, existe o risco de asfixia.

Formações sólidas

- Pápula: elevação sólida, palpável e circunscrita da superfíce da pele com menos de 0,5 cm de diâmetro. Ex.: sífilis papulosa.
- Placa: área elevada da pele com vários centímetros de diâmetro, sendo comumente formada pela coalescência de pápulas ou outras lesões elementares sólidas. É palpável. Ex.: hanseníase tuberculóide.
- Tubérculo: elevação sólida e circunscrita de localização dérmica, com mais de 0,5 cm de diâmetro. Ex.: hanseníase virchowiana; neurofibromatose.
- Nódulo: elevação sólida de localização hipodérmica, com até 3 cm de diâmetro. Ex.: hanseníase virchowiana; neoplasias.
- Goma: nódulo ou nodosidade que sofre liquefação na porção central, podendo ulcerar e eliminar material necrótico.
- Vegetação: lesão sólida, exofítica, pedunculada ou com aspecto de couve-flor, facilmente sangrante consequente à papilomatose (aumento das papilas dérmicas) e à acantose (aumento da camada malpighiana da epiderme).
- Verrucosidade: lesão sólida, elevada, de superfície dura, inelástica e de cor amarelada, consequente à hiperqueratose (aumento da camada córnea da epiderme).

Coleções líquidas

- Vesícula: Lesão elevada e circunscrita com até 0,5 cm de diâmetro preenchida por líquido claro. Ex.: herpes; varicela.
- Bolha ou flictena: elevação preenchida por líquido claro, com mais de 0,5 cm de diâmetro. Ex: pênfigo; queimaduras.
- Pústula: lesão elevada com até 0,5 cm de diâmetro, contendo líquido purulento em seu interior. Ex.: impetigo; foliculite.
- Abscesso: coleção purulenta, proeminente e circunscrita com mais de 0,5 cm de diâmetro, localizada em região dermo-hipodérmica ou subcutânea. Ex: furúnculo.
- Hematoma: área na qual a hemorragia subjacente causa elevação da pele ou mucosa. Ex.: trauma.

Alterações da espessura

- Queratose: aumento da espessura da pele, que se torna dura, inelástica, de superfície áspera e cor amarelada.

- Liquenificação: espessamento da pele, com acentuação dos sulcos e da cor normal da pele, configurando um aspecto quadriculado da superfície cutânea.
- Edema: aumento da espessura da pele, depressível decorrente da presença de plasma na derme ou hipoderme.
- Infiltração: aumento da espessura e consistência da pele, com limites imprecisos, tornando menos evidentes os sulcos normais.
- Esclerose: alteração de espessura da pele, que se torna coriácea e impregueável quando é pinçada com os dedos. Pode acompanhar-se de hipo ou hipercromia e decorre da presença de fibrose com aumento do colágeno dérmico.
- Atrofia: diminuição da espessura da pele, que se torna adelgaçada e prequável.

Perdas e reparações teciduais

- Escamas: massas furfuráceas (pulverulentas) ou micáceas (laminares) que se desprendem da superfície cutânea em decorrência de alterações da queratinização.
- Erosões: soluções de continuidade superficial da pele, compreendendo exclusivamente a epiderme.
- Crosta: lesão formada por ressecamento de líquidos orgânicos, podendo ser serosa, sanguínea ou purulenta. Ex.: impetigo.
- Escoriação: erosão linear de origem traumática, geralmente resultante de coçadura frequente nas condições pruriginosas da pele.
- Ulceração: perda da derme e/ou hipoderme, deixando cicatriz após a cura. Ex.: úlcera por estase venosa.
- Fissura ou ragádia: perda linear do epitélio, superficial ou profunda, não causada por instrumento cortante. Ex.: queilite angular.
- Escara: porção de tecido cutâneo atingido por necrose e mumificação sem dessecamento, com dimensões variáveis. Ex.: escara de decúbito.
- Cicatriz: lesão resultante da reparação de processos destrutivos sofridos pela pele.

Alguns Conceitos Úteis

- Dermografismo: a fricção da pele com a extremidade romba de um objeto provoca liberação de histamina com elevação urticariana localizada, podendo-se escrever na pele.
- Fenômeno de Rumpel-Leede: utilizado para avaliar a fragilidade capilar. Insufla-se o manguito até atingir um nível médio entre a pressão diastólica e sistólica. Mantém-se insuflado por 5 minutos e, após, marca-se um círculo de 2,5 cm de diâmetro a 4 cm distal da fossa antecubital. Conta-se o número de petéquias no círculo (homens < 5; mulheres e crianças < 10).
- Sinal de Nikolsky: ao se atritar a pele saudável do paciente com pênfigo vulgar, a mesma se desprende.
- Sinal de Auspitz ou do orvalho sangrante: as lesões eritemato descamativas sugestivas de psoríase, quando raspadas firme e metodicamente por cureta (Curetagem Metódica de Brocq), são características pelo aspecto das escamas formadas (Sinal da Vela Raspada) e, prosseguindo-se a curetagem, após a remoção de todas as camadas

de escamas, observa- se uma fina cutícula (Membrana Derradeira), que removida pela cureta põem à mostra gotículas de sangue (Sinal do orvalho Sanguíneo).

- Sinal de Darier: pesquisa-se friccionando a lesão, o que causa a sua urticação. Ocorre em mastocitoses, sendo que o atrito causa a sua degranulação.
- Sinal de Sampaio: utilizado em alopecias. Arrancando-se alguns fios de cabelo nas áreas de alopecias, observa-se a presença de bainha gelatinosa aderida ao bulbo. Este fenômeno ocorre no Lúpus Eritematoso Sistêmico.
- Fenômeno de Köbner ou Isomorfismo: ocorre em doenças como psoríase e líquen plano, em que uma escoriação ou traumatismo em uma área de pele normal determina o aparecimento de lesão própria da afecção no trajeto escoriado.
- Melanoma: quando um nevo apresenta alguma das seguintes características, ele deve ser investigado, pois pode se tratar de um melanoma:

  A = assimetria

  B = bordas irregulares

  C = cores variadas (azul ou preta) D = diâmetro maior que 6 mm

  E = elevação
- Leucoplasia Pilosa e Candídiase Oral e Esofágica: lesões associadas à infecção por HIV.

A nossa pele com o passar dos anos, vai deixando nítidos sinais da passagem do tempo com marcas, sinais e protuberâncias tirando o brilho e a beleza das pessoas.

Essas marcas são de aparência desagradável e não raro afetam a auto-estima do seu portador.

Em sua grande maioria são lesões benignas e encontram na Acupuntura tratamento bastante eficaz.

Capítulo VI

Como a acupuntura ajuda

A Acupuntura é parte integrante da Medicina Oriental. Os médicos tradicionais chineses prescrevem também dieta, exercícios energéticos, fármacos à base de vegetais, minerais e animais.

Talvez, na Antiguidade, tenha havido algum tipo de tratamento estético-facial para as pessoas de famílias abastadas que tinham como um de seus principais agentes de tratamento o pó de pérola.

O pó de pérola consta na Medicina Chinesa como: medicamento de caráter frio; combate as doenças quentes, atua sobre o meridiano do coração acalmando a ansiedade, atua sobre o meridiano do fígado, melhorando a visão e é exccelente cicatrizante indicado para tratar úlceras e osteomielites crônicas.

Objetivos da estética facial

Melhora o tônus da pele facial, ativa a circulação sanguínea, linfática e energética da pele, abranda as rugas e marcas de expressão, diminui o tecido adiposo localizado, drenagem linfática, rejuvenescimento e aumento da viscosidade da pele.
Vantagens:

- Lifting natural.
- Não altera a expressão facial.
- Mais acessível financeiramente.

- Método menos agressivo a pele e tecidos.
- Promove uma homeostase orgânica.
- Resultados duradouros.

O mundo se enruga

A idade média da população ao redor do mundo

- Passa para 28 anos na Grécia e Roma antiga.
- 32 anos na Idade Média na Inglaterra.
- 48 anos na população que vivia nos Estados Unidos no princípio do século XX.
- 63 anos na mesma população às vésperas da Segunda Guerra Mundial.
- Em 1960, vivia-se em média 70 anos na América do Norte e na Europa Ocidental.
- Na França, a duração média praticamente dobrou entre 1800 (34 anos) e 1985 (72 anos).
- Expectativa de vida para o século XXI é de 84 anos.

Sempre me questiono sobre a possibilidade inquietante e desafiadora de conferirmos qualidade de vida aos nossos pacientes após os seus 50 anos, fase da vida onde o indivíduo já obteve sua grande gama de conquistas e tem pela frente ainda muitos e muitos anos para desfrutar da vida.

E se nós, profissionais da saúde, conseguirmos manter a jovialidade interior e exterior dessas pessoas, com certeza estaremos acertando naquilo que a Organização Mundial da Saúde define: "*Saúde não é apenas a ausência da doença, mas o bem-estar psicossocial*".

As marcas do tempo

A partir dos 30 anos

- Pés-de-galinha
- Perda da gordura da maçã do rosto
- "Bigode-chinês"

A partir dos 35

- Linhas no buço
- Queda da pálpebra superior

A partir dos 40

- Flacidez na bochecha
- Perda da definição do contorno do rosto
- Vinco no canto dos lábios

A partir dos 45

- Vinco nas sobrancelhas
- Vincos na testa
- Linhas de flacidez no pescoço

A partir dos 50

- Estreitamento do lábio superior
- Queda da ponta do nariz

Capítulo VII

Mapeamento facial

Somente após Leonardo da Vinci que nossas proporções físicas tiveram uma notoriedade. Em especial, tomarei como exemplo a do rosto.

Nosso rosto é dividido em três proporções iguais, sendo que entre a raiz do cabelo e a sobrancelha, entre sobrancelha e nariz e entre nariz e mento, formam-se três terços de igual tamanho.

Nossa orelha também possui o tamanho distinto de um terço e aloja-se a dois terços da ponta do nariz no sentido posterior.

No começo do século XX, Hanemann ocupou-se dessa divisão para determinar dentro da Homeopatia seus Tipos Mentais referindo-se à testa, os Emocionais referindo-se ao terço médio e o Tipo Sexual referindo-se ao terço inferior.

A MTC também enxerga no rosto das pessoas essas divisões, sendo a testa referida ao TA Superior (C e P) sistema cardiorrespiratório, o meio ao TA Médio (F BP e VB) sistema metabólico e a divisão inferior ao TA Inferior ou sistema geniturinário.

Diversas culturas utilizaram-se da face para atribuir processos de diagnóstico e prognósticos e isso fez com que, culturalmente, treinássemos nosso senso de observação para avaliarmos traços, cores e marcas existentes no rosto e consequentemente obtivéssemos uma pista a seguir baseado no que se enxergava.

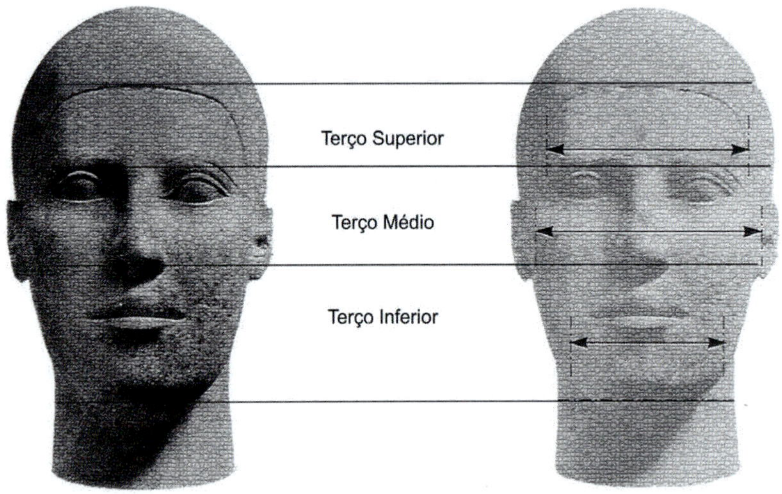

De acordo com os cinco elementos

Tipo metal

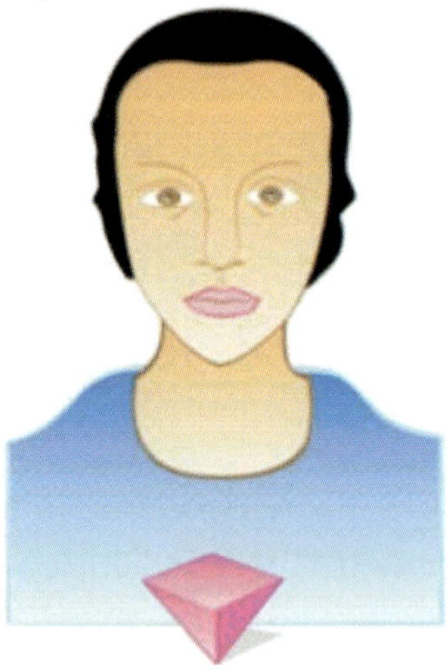

Triangular

Testa e faces largas proporcionalmente ao queixo pequeno e pontudo.

Impetuoso, rebelde, espontâneo, instintivo, não confiável, espirituoso, cruel, criativo, indisciplinado, ousado, sarcástico, talentoso, sinuoso.

Tipo terra

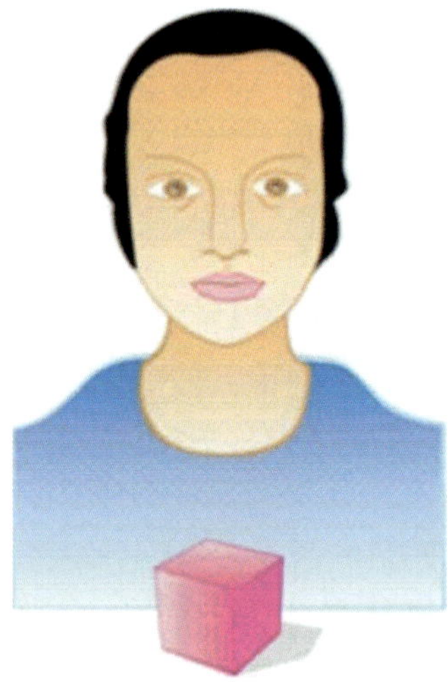

Quadrado

Larguras iguais da testa, da mandíbula e das faces.

Combinadas, elas igualam o comprimento do rosto.

Rápido, cheio de energia, teimoso, firme, crítico, prático, trabalhador, perseverante, intolerante, justo, materialista, julgador, inquisitivo.

Tipo fogo

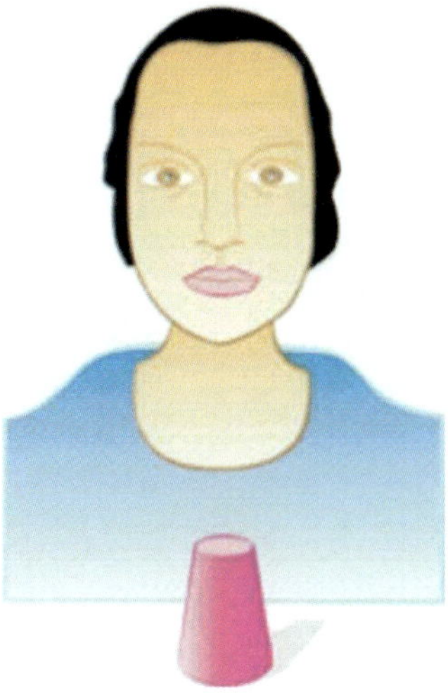

Cônico

As larguras diminuem gradualmente em direção ao topo da cabeça.

Prático, com os pés no chão, realista, jovial, indolente, gosta do conforto, conservador, sem imaginação, autoritário, calculista, *bom vivant*.

Tipo madeira

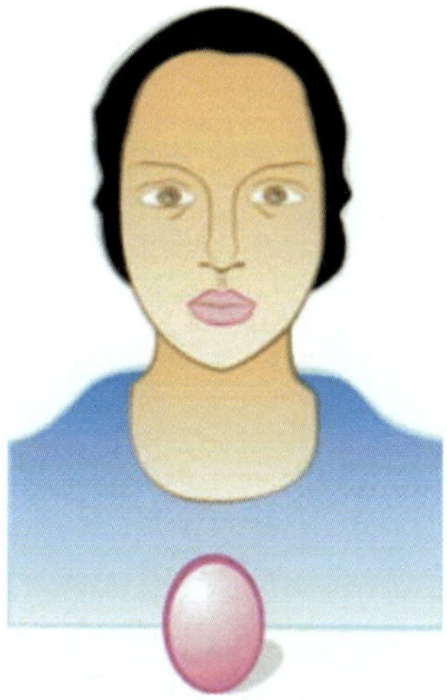

Oval

As larguras da testa e da mandíbula são iguais. Comparadas com elas, as faces são mais largas e o rosto é mais longo.

Instável, impressionável, impulsivo, volúvel, versátil, inconstante, crédulo, vidente, intuitivo.

Tipo água

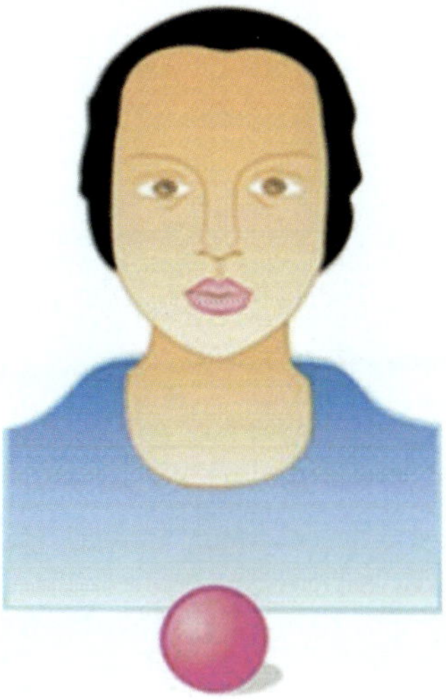

Redondo

As larguras da testa, da mandíbula e das faces são iguais; combinadas, elas correspondem ao comprimento do rosto.

Ativo, impetuoso, compreensivo, apressado, dominador, generoso, realista, pragmático, sensual, valoriza-se, apaixonado, presunçoso.

Capítulo VIII

Como eu me vejo

Quando somos procurados, em nossos consultórios, sempre há uma distorção de imagem como segue os diagramas abaixo. É fundamental que o profissional saiba interpretar o que lhe está sendo solicitado.

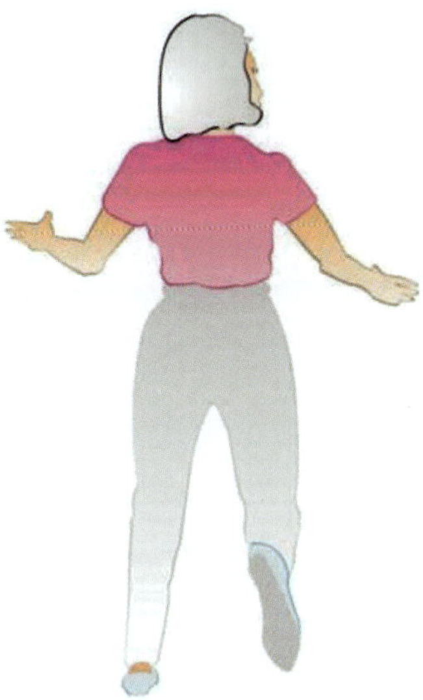

Figura A: como você é realmente.

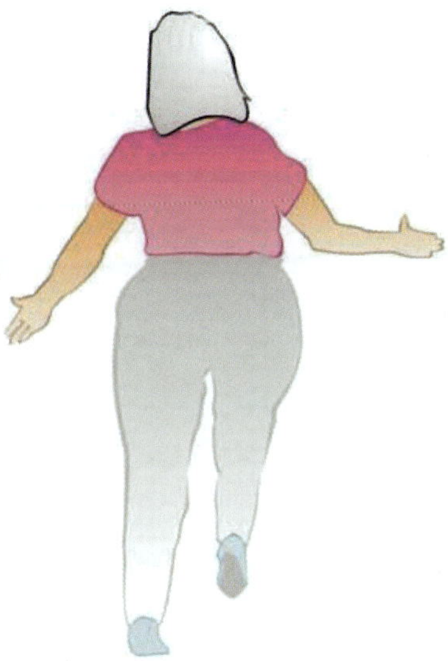

Figura B: como você pensa que é.

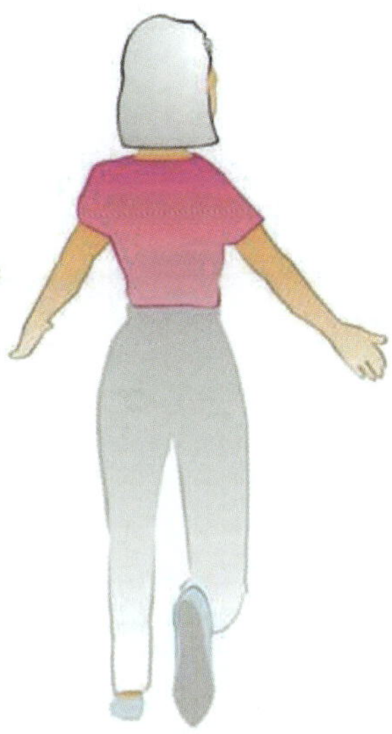

Figura C: como você pensa que os homens preferem você.

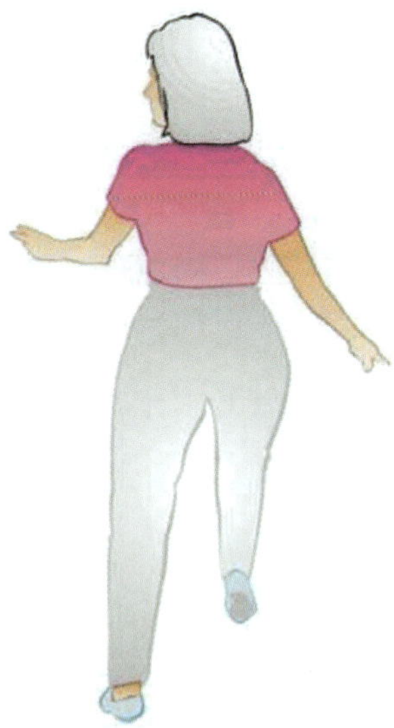

Figura D: como os homens prefeririam você.

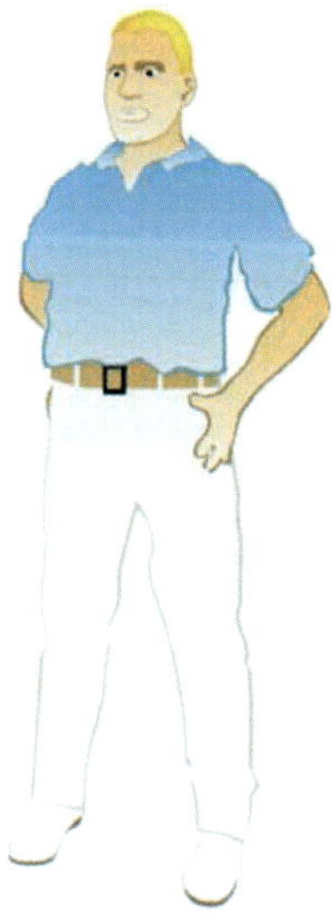

Figura A: como você é realmente.

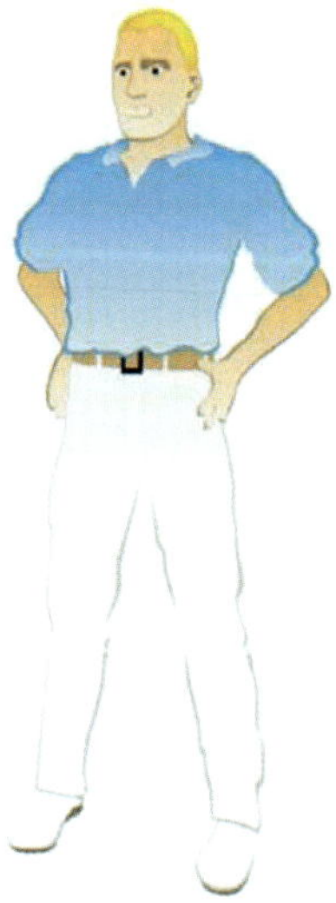

Figura B: como você pensa que é.

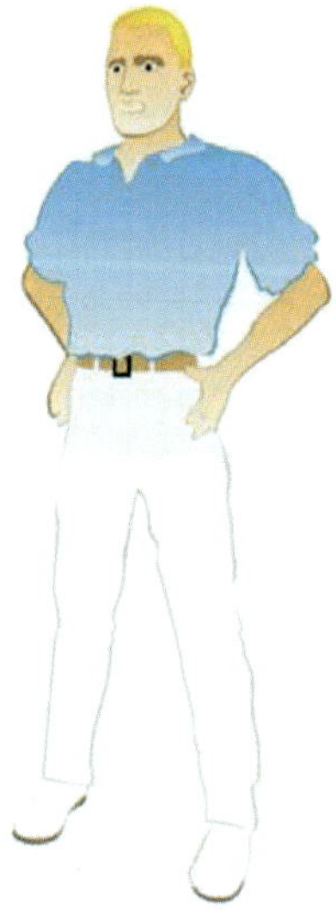

Figura C: como você pensa que as mulheres preferem você.

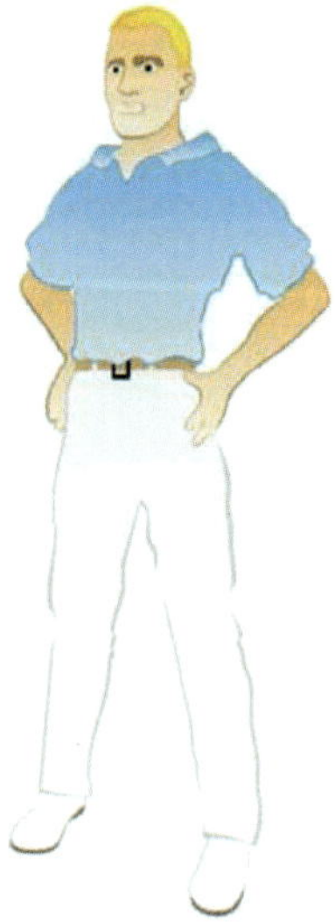

Figura D: como as mulheres prefeririam você.

Capítulo IX

Fisiognomonia: desvendando as marcas do tempo

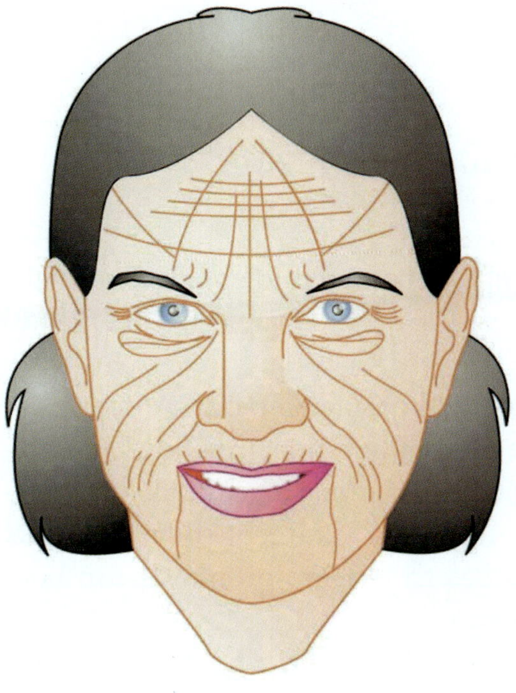

"Todo rosto humano é um hieróglifo que pode ser decifrado e cujo alfabeto em nós trazemos. A Fisionomia diz mais de um homem do que suas palavras. A Fisionomia é o compêndio de tudo que ocorre nos pensamentos, ou ações de cada indivíduo. A palavra não reproduz mais do que o pensamento, enquanto o rosto espelha o pensamento da natureza."

SCHOPENHAUER

Na prática diária de um consultório de estética, observamos que determinados traços faciais têm uma relação intrínseca com órgãos internos e com o temperamento e a constituição do paciente.

Isso nos auxilia muito, visto que é fundamental que façamos o equilíbrio energético do paciente e esses traços bem diagnosticados podem ser um coadjuvante bastante preciso de diagnóstico.

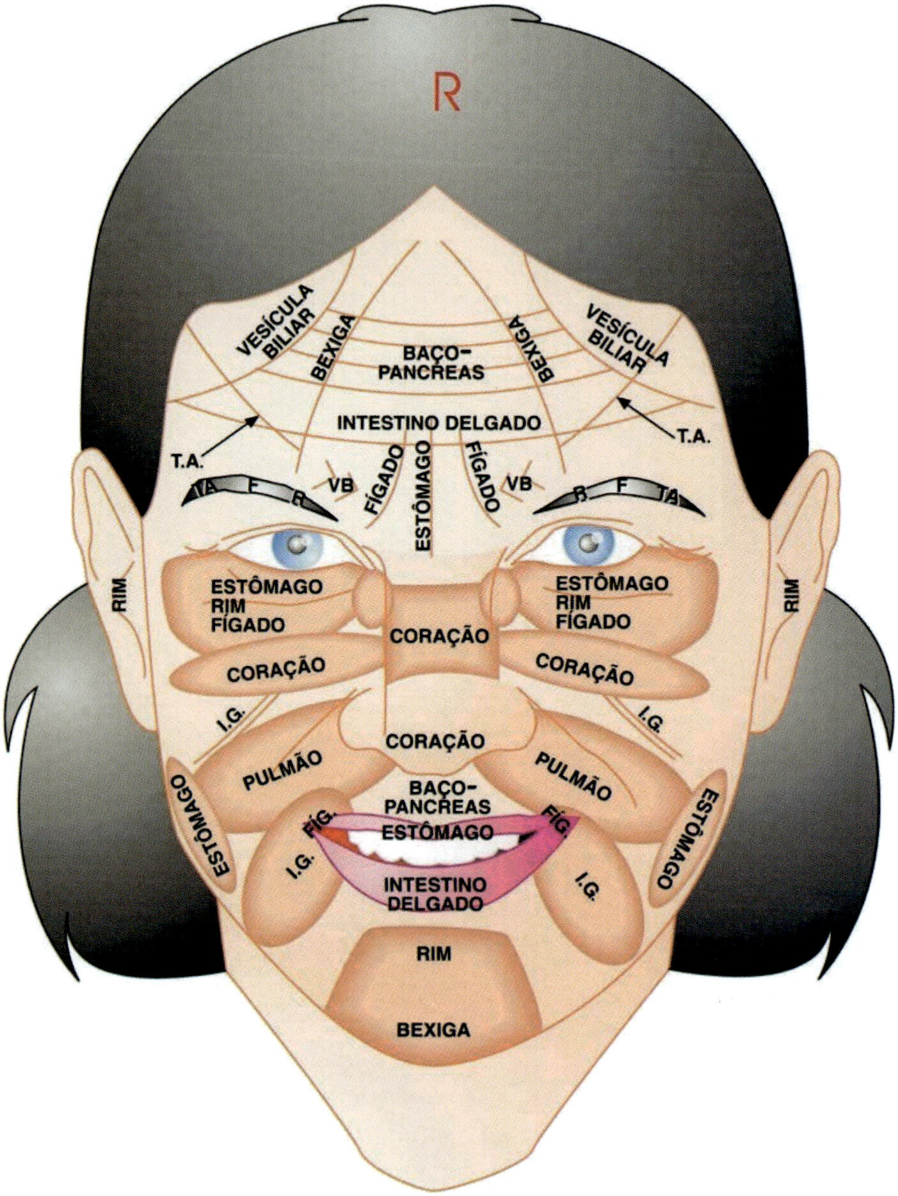

(Mapa facial desenvolvido por Luis Carlos Fornazieri)

As rugas representam o sinal mais visível do envelhecimento cutâneo. Na realidade, são apenas a ponta do iceberg, uma única face em uma série de eventos que estão ocorrendo no organismo.

Do ponto de vista da MTC, nós procuramos as causas do problema facial. A desordem interna, ambiental, e os fatores emocionais que afetam um paciente etc, podem ser diagnosticados. Encontre a causa. Procure pelas conexões. Olhe o paciente por inteiro. Faça então um diagnóstico completo. Em MTC, é um bom diagnóstico que conduz a um tratamento bem sucedido.

Qi (energia vital) e o sangue são essenciais para a beleza. Assim, promover um bom aporte de Qi e de sangue é um dos princípios do tratamento.

Eu vi muitos problemas de beleza onde a patologia principal era a estagnação do Qi e do sangue. O que contribui geralmente para estagnação são o estresse, a desordem emocional, a desordem hormonal, a deficiência ou a doença interna, a desordem funcional interna, ou mesmo um ambiente prejudicial ou uma desordem ocasional. Remover a estagnação, geralmente conduzirá ao tratamento bem sucedido.

Fitoterapia que nos auxiliam

Ervas geralmente usadas:

Ervas que regulam o Qi: Pericarpiunm Citri Reticulatae, Rhizoma Cyperi Rotundi, raiz Aucklandiae Lappae, Lignum Santali Alby.

Ervas que regulam o sangue: Raiz Ligustici Chuanxiong, raiz Salviae Miltiorrhizae, semen Persicae, Flos Carthami Tinctorii, Lignum Sappam.

Ervas que tonificam o Qi: Raiz Heterphyllae pseudo-Stellariae-Stellariae, raiz Astragali Membranacei, Fructus Zizyphi Jujubae, Rhizoma Polygonati.

Ervas que tonificam o sangue: Raiz Rehmanniae Glutinosae Conquitae, Raxi Polyyoni Multiflori, raiz Angelucae Sinensis, Gelatinum Corii Asini do dang.

A Acupuntura, promovendo a circulação de Qi e de sangue, é uma terapia muito eficaz para a beleza. Geralmente, os pontos locais, os meridianos relacionados (de acordo com o diagnóstico individual), e os meridianos Yang ming (estômago e intestino grosso) são minhas combinações principais da fórmula dos pontos de Acupuntura.

Capítulo X

Principais pontos faciais e sua distribuição

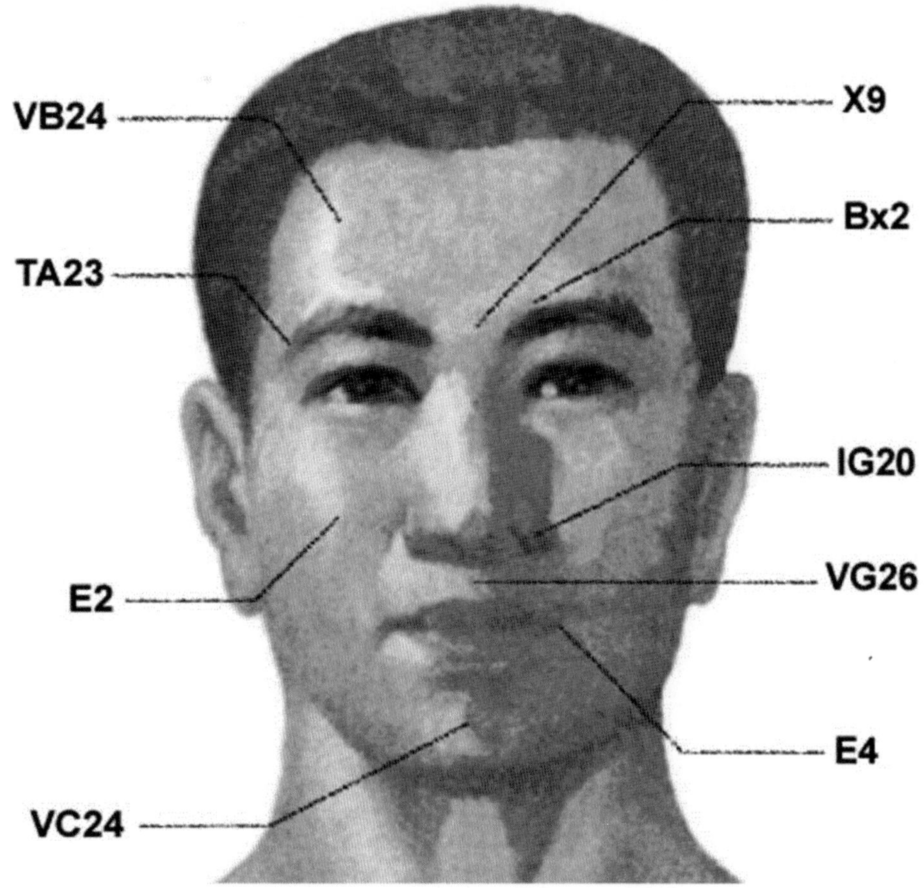

Os pontos de Acupuntura mais utilizados nos esquemas de tratamento de marcas e rugas faciais são:

IG19, IG20
E 2, E 3, E 4
B 1, B 2, TA23,
VB 1, VB14, VG26 VC23, VC24
(X9) Yin Tan

Capítulo XI

Musculatura facial

Músculos cutâneos do crânio

Músculo frontal (Venter frontalis m. epicranii)

É um músculo quadrilátero localizado na parte anterior da cabeça; de fato é o ventre anterior de um músculo digástrico (m. epicranii), que se liga com o ventre posterior (venter occipitalis) através da galea aponeurótica, parte profunda do couro cabeludo.

Origem

Na borda anterior da aponeurose epicraniana aponeurótica, descendo até a região supraorbicular.

Inserção

Na profundidade da pele ao nível das sobrancelhas, onde suas fibras se entrelaçam com a dos seus músculos antagonistas.

Função

Elevar as sobrancelhas e franzir transversalmente a testa ("músculo da atenção").

Antagonistas

Músculo orbicular da pálpebra (m. orbicularis oculi) e músculo piramidal (m. procerus).

Ponto de comando

HM 3 (Yu-Yao ou Ponto Extra 3)

Músculos das pálpebras

Músculo orbicular da pálpebra (M. orbicularis oculi)

Anel muscular plano que rodeia o orifício palpebral; sua parte mais central corresponde às pálpebras (tarso ou zona palpebral) e sua parte externa cobre a órbita (zona orbitária).

Origem

Na parte interna da órbita, através de quatro feixes diferentes.

Inserção

Na profundidade da pele das pálpebras.

Função

Fechar o orifício palpebral (fechar os olhos).

Antagonista

Músculo frontal (Venter frontalis m. epicranii).

Ponto de comando

E 2 e B 2.

Músculo superciliar (M. depressor supercilii)

Músculo curto que se estende sobre a parte interna da arcada superciliar.

Origem

Na parte medial da arcada superciliar.

Inserção

Na pele, logo abaixo da sobrancelha, lateralmente à projeção do forame supraorbitário.

Função

Puxar a pele da sobrancelha para baixo e medialmente.

Antagonista

Músculo frontal (Venter frontalis m. epicranii).

Ponto de comando

HM 3 (Yu-Yao ou Ponto Extra 3) e B 2.

Músculos do nariz

Músculo piramidal (M. procerus)
Localizado na região dorsal do nariz.

Origem
Lateralmente na cartilagem nasal e na borda inferior do osso nasal.

Inserção
Na profundidade da pele entre as sobrancelhas, onde suas fibras se entrelaçam com as do músculo frontal.

Função
Puxa para baixo a pele das regiões super e interciliar e prega verticalmente ("músculo da preocupação").

Antagonista
Músculo frontal (Venter frontalis m. epicranii).

Ponto de comando
HM 1 (Yin-Tang ou Ponto Extra 1).

Músculo mirtiforme (M. compressor naris)
Pequeno músculo radiado localizado abaixo das narinas.

Origem
Embaixo, na fossa mirtiforme do maxilar superior.

Inserção
Acima, sob o septo nasal e na borda (parte proximal) da cartilagem da asa do nariz.

Função
Estreitar a narina e fazer descer a asa do nariz.

Antagonista
Músculo transverso do nariz (M. dilatator naris).

Ponto de comando
VG 26.

Músculo transverso do nariz (M. dilatator naris)
Músculo triangular que se apóia sobre o dorso do nariz.

Origem

Na borda do osso nasal e na cartilagem nasal, no dorso do nariz.

Inserção

Na borda posterior ou proximal da cartilagem da asa do nariz.

Função

Dilatar as narinas.

Antagonista

Músculo mirtiforme (M. compressor naris).

Ponto de comando

IG 20.

Músculos da boca

Músculo orbicular dos lábios (M. orbicularis oris)

Músculo elíptico localizado em volta do orifício bucal, constituindo toda a altura dos lábios. Pode ser dividido em duas porções - semiorbicular superior e semiorbicular inferior - que se entrelaçam nas comissuras da boca.

Origem

No maxilar superior, nas fossetas mirtiformes, logo abaixo da origem do músculo mirtiforme, e na mandíbula, na região paramediana anterior, logo abaixo da origem do músculo mentoniano; lateralmente, se continua com o músculo bucinador.

Inserção

Na profundidade da pele, em volta dos lábios, dos quais constitui o eixo muscular.

Função

Constitui o esfíncter do orifício bucal. A contração das zonas periféricas corruga os lábios projetando-os para frente. A contração das zonas marginais enruga os lábios e os projeta para trás.

Antagonistas

Músculos mentoniano (M. mentalis); depressor lábio inferior (M. depressor labii inferioris); depressor da comissura bucal (M. depressor anguli oris); risorio (M. risorius); bucinador (M. buccinator); zigomático maior (M. zygomaticus major); zigomático menor (M. zygomaticus minor); elevador da comissura bucal (M. levator anguli oris); elevador do lábio superior (M. levator labii superior); elevador do lábio superior e da asa do nariz (M. levator labii superior alaeque naris). Todos estes músculos são pares.

Pontos de comando

VC 24, VG 26 e E 4.

Músculo bucinador (M. buccinator)

Músculo plano largo, localizado na bochecha aos lados do orifício bucal.

Origem

Na borda alveolar do maxilar superior e da mandíbula e no ligamento pterigo-maxilar.

Inserção

No orbicular dos lábios e na mucosa oral, na região da comissura da boca.

Função

Aumenta o diâmetro transversal do orifício bucal puxando as comissuras lateralmente e para trás (rictus).

Antagonista

Músculo orbicular dos lábios (M. orbicularis oris)

Ponto de comando

E 4.

Músculo elevador comum da asa do nariz e do lábio superior (M. levator labii superioris alaeque nasi)

Músculo longo e estreito que se estende desde o ângulo interno do olho até o lábio superior.

Origem

Na apófise ascendente do maxilar superior, verticalmente e acompanhando a reborda orbitária medial.

Inserção

Na cartilagem da asa do nariz e no lábio superior.

Função

Eleva o lábio superior e a asa do nariz, abrindo a narina.

Antagonista

Músculo orbicular dos lábios (M. orbicularis oris).

Ponto de comando

IG 20.

Músculo elevador próprio do lábio superior (M. levator labii superioris)

Pequeno músculo de forma triangular localizado lateralmente e debaixo do M. levator labii superioris alaeque naris.

Origem

No maxilar superior, próximo ao rebordo orbitário inferior.

Inserção

No lábio superior entre a comissura bucal e asa do nariz.

Função

Elevar o lábio superior.

Antagonista

Músculo orbicular dos lábios (M. orbicularis oris).

Ponto de comando

E 3.

Músculo elevador do ângulo da boca (M. levator anguli oris)

Músculo achatado, trapezoidal, que ocupa a fossa canina do maxilar superior.

Origem

No maxilar superior, na fossa canina.

Inserção

Na pele do lábio superior, nas proximidades da comissura labial.

Função

Elevar a comissura bucal.

Antagonista

Músculo depressor do ângulo da boca (M. depressor anguli oris).

Ponto de comando

IG 20.

Músculo zigomático menor (M. zygomaticus minor)

Músculo alongado e estreito que se estende superficialmente, desde a maçã do rosto (face externa do malar) até a comissura bucal.

Origem

No malar, na face externa, próximo da proeminência malar e logo à frente do músculo zigomático maior.

Inserção

Na face profunda do lábio superior, nas proximidades da comissura bucal.

Função

Puxar a comissura bucal para cima e para trás (sorriso).

Antagonista

Músculo depressor do ângulo da boca (M. depressor anguli oris).

Ponto de comando

E 4.

Músculo zigomático maior (M. zygomaticus major)

Músculo alongado e estreito, em fita que se estende desde a região malar até a comissura bucal, lateralmente ao músculo zigomático menor.

Origem

No osso malar, lateralmente, e na arcada zigomática, logo atrás do músculo zigomático menor.

Inserção

Na face profunda do lábio superior, nas proximidades da comissura bucal.

Função

Puxar a comissura bucal para cima e para trás.

Antagonista

Músculo depressor do ângulo da boca (M. depressor anguli oris).

Ponto de comando

E 4.

Músculo risório de Santorini (M. risorius)

Músculo triangular, superficial, achatado, de pequeno volume, localizado na bochecha, lateralmente ao músculo bucinador, do qual alguns autores consideram que faz parte. Ausente no grupo étnico habitante da Sardenha (sorriso sardônico).

Origem

Na aponevrose que recobre a parótida.

Inserção

Na comissura bucal.

Função

Responsável pelo sorriso (risório).

Antagonista

Músculo depressor angular da boca (M. depressor anguli oris).

Ponto de comando

E 4.

Músculo depressor angular da boca (M. depressor anguli oris)

Músculo largo e pouco espesso, superficial, que se localiza na região anterolateral da mandíbula dirigindo-se de baixo para cima, até a comissura bucal.

Origem

No maxilar inferior, anterolateralmente, logo atrás do forame mentoniano.

Inserção

Profundamente, na pele do lábio inferior, nas proximidades da comissura bucal.

Função

Deprime ou abaixa a comissura bucal.

Antagonista

Músculos elevador do ângulo da boca (M. levator anguli oris), risório (M. risório), zigomáticos menor e maior (MM. zygomaticus minor et maior).

Ponto de comando

E 4

Músculo depressor do lábio inferior (M. depressor labii inferioris)

Músculo achatado, trapezoidal, que se dirige desde a face anterolateral da mandíbula até a comissura da boca.

Origem

Na mandíbula, na face anterolateral, abaixo do forame mentoniano e acima da inserção do músculo depressor do ângulo da boca (M. depressor anguli oris).

Inserção

Profundamente, na pele do lábio inferior, na parte mais lateral.

Função

Abaixa ou deprime o lábio inferior repuxando-o para baixo e para fora.

Antagonista

Músculo orbicular dos lábios (M. orbicularis oris).

Ponto de comando

VC 24.

Músculo mentoniano (M. mentalis)

Músculo pequeno, em forma de cone, localizado na mandíbula, nas proximidades do mento.

Origem

Na mandíbula, logo abaixo da borda alveolar, na projeção dos incisivos inferiores.

Inserção

Na pele do mento (queixo).

Função

Repuxam a pele da eminência mentoniana (queixo) contra a sínfise mandibular.

Antagonista

Indiretamente, o platisma (platysma).

Ponto de comando

VC 24.

Músculos do pescoço anterior

Músculo cutâneo do pescoço ou Platisma (Platysma)

Músculo largo e de escassa espessura, localizado na parte anterolateral do pescoço, superficialmente com relação a aponeurose superficial.

Origem

Na borda inferior da mandíbula, parte anterior e lateral.

Inserção

No tórax superior no tecido celular subcutâneo da região infraclavicular.

Função

Repuxa a pele do pescoço, do mento e do lábio inferior (expressão de feições tristes).

Antagonista

Não possui. Basta o relaxamento da sua contração, para que a pele reassuma a sua posição natural.

Ponto de comando

E 9.

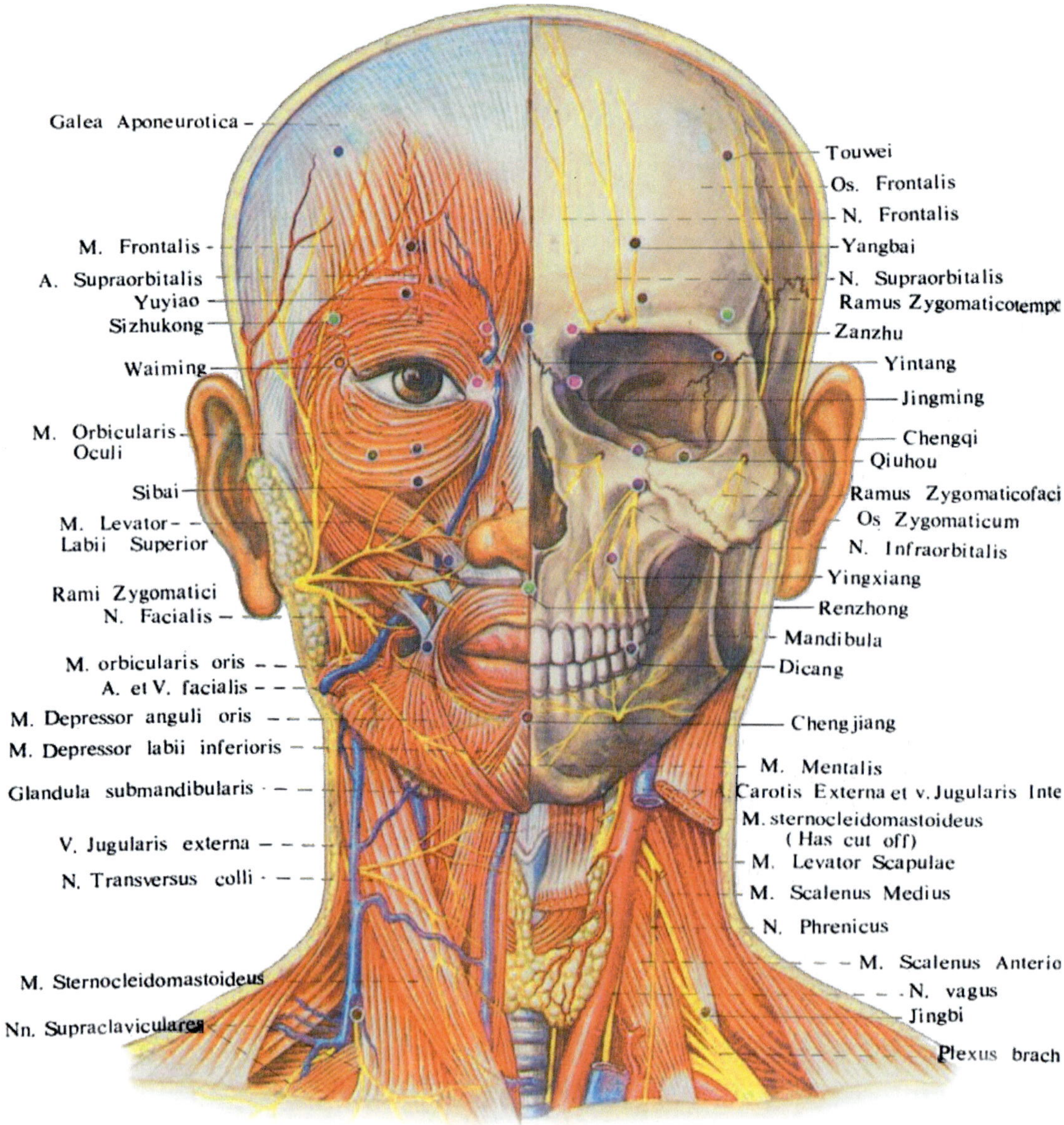

Capítulo XII

Tipos possíveis de traços faciais a serem tratados

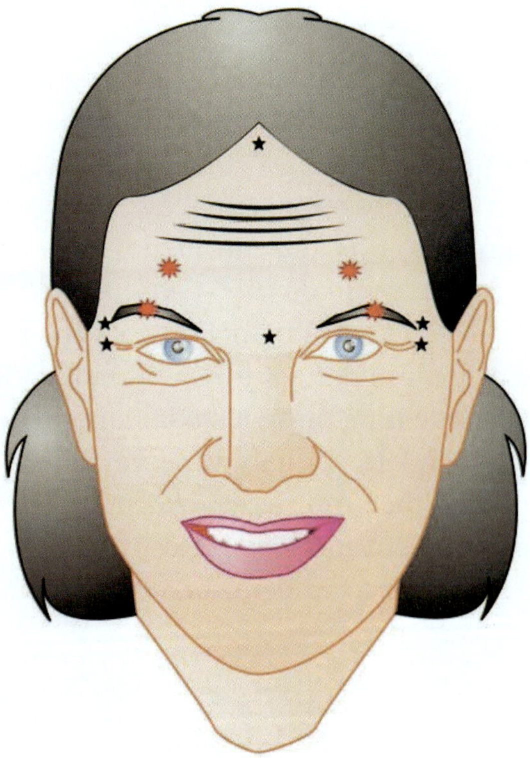

Rugas de reflexão

As rugas chamadas de "Rugas de reflexão" normalmente são ocasionadas por tensão do músculo frontal. Uma das maneiras de atenuá-las é promovendo o relaxamento do músculo piramidal e parte do orbicular do olho.

No desenho ao lado, as estrelas são pontos nos quais deverão ser colocados o terminal vermelho do cabo conectado ao eletroestimulador, e os asteriscos são pontos a serem colocados o terminal preto do cabo conectado ao eletroestimulador. Uma outra maneira de se obter um bom resultado é introduzindo uma agulha no início e no fim de cada ruga, promovendo o eletroestímulo, sendo que os terminais vermelho e preto de uma mesma saída fiquem na mesma ruga.

Poderá ser feita uma varredura ao longo da ruga com o aparelho de laser. Para esse procedimento é necessário proteger os olhos do paciente com um algodão embebido em água ou em soro fisiológico.

Poderá também ser feita uma varredura com moxa sobre a extensão da ruga.

Rugas de preocupação

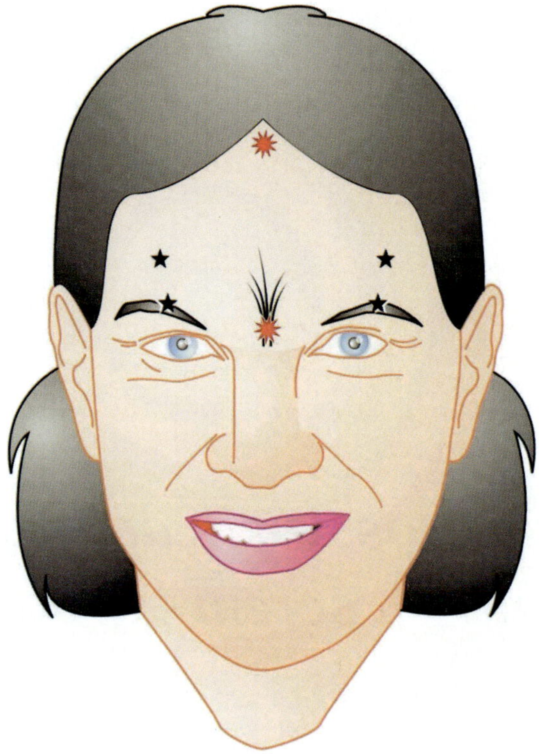

As rugas chamadas de "Rugas de preocupação" normalmente são ocasionadas por tensão do músculo piramidal. Uma das maneiras de atenuá-las é promovendo o relaxamento do músculo frontal.

No desenho acima, as estrelas são pontos nos quais deverão ser colocados o terminal vermelho do cabo conectado ao eletroestimulador, e o asterisco é o ponto a ser colocado o terminal preto do cabo conectado ao eletroestimulador.

Uma outra maneira de se obter um bom resultado é introduzindo uma agulha no início e no fim de cada ruga, promovendo o eletroestímulo, sendo que os terminais vermelho e preto de uma mesma saída fiquem na mesma ruga.

Poderá ser feita uma varredura ao longo da ruga com o aparelho de laser. Para esse procedimento é necessário proteger os olhos do paciente com um algodão embebido em água ou em soro fisiológico.

Poderá também ser feita uma varredura com moxa sobre a extensão da ruga.

Rugas "pés-de-galinha"

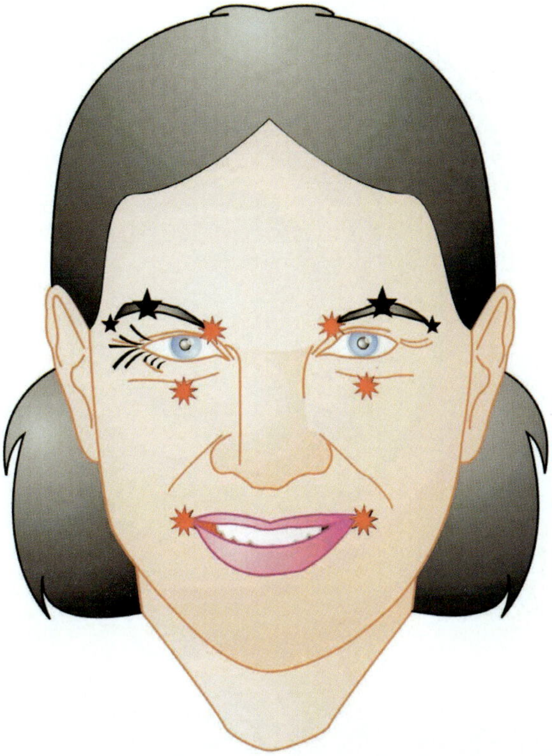

As rugas chamadas de "pés-de-galinha" normalmente são ocasionadas por tensão do músculo orbicular do olho e os zigomáticos. Uma das maneiras de atenuá-las é promovendo o relaxamento do músculo frontal.

No desenho acima, as estrelas são pontos nos quais deverão ser colocados o terminal vermelho do cabo conectado ao eletroestimulador, e os asteriscos são pontos a serem colocados o terminal preto do cabo conectado ao eletroestimulador.

Poderá ser feita uma varredura ao longo da ruga com o aparelho de laser. Para esse procedimento é necessário proteger os olhos do paciente com um algodão embebido em água ou em soro fisiológico.

Poderá também ser feita uma varredura com moxa sobre a extensão da ruga.

Rugas de "antipatia"

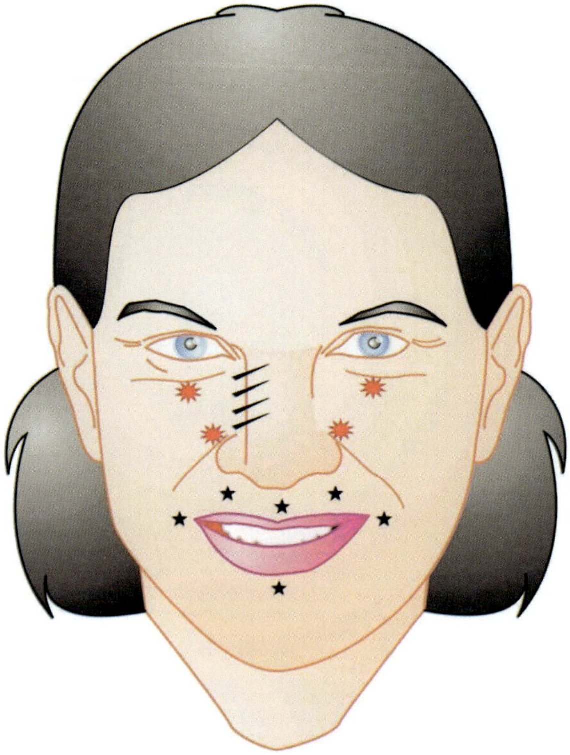

As rugas chamadas de "Rugas de antipatia" normalmente são ocasionadas por tensão do músculo elevador da asa do nariz e da parte superior do lábio. Uma das maneiras de atenuá-las é promovendo o relaxamento do músculo orbicular da boca.

No desenho acima, as estrelas são pontos nos quais deverão ser colocados o terminal vermelho do cabo conectado ao eletroestimulador, e os asteriscos são pontos a serem colocados o terminal preto do cabo conectado ao eletroestimulador.

Uma outra maneira de se obter um bom resultado é introduzindo uma agulha no início e no fim de cada ruga, promovendo o eletroestímulo, sendo que os terminais vermelho e preto de uma mesma saída fiquem na mesma ruga.

Poderá ser feita uma varredura ao longo da ruga com o aparelho de laser. Para esse procedimento é necessário proteger os olhos do paciente com um algodão embebido em água ou em soro fisiológico.

Poderá também ser feita uma varredura com moxa sobre a extensão da ruga.

Rugas peribucais

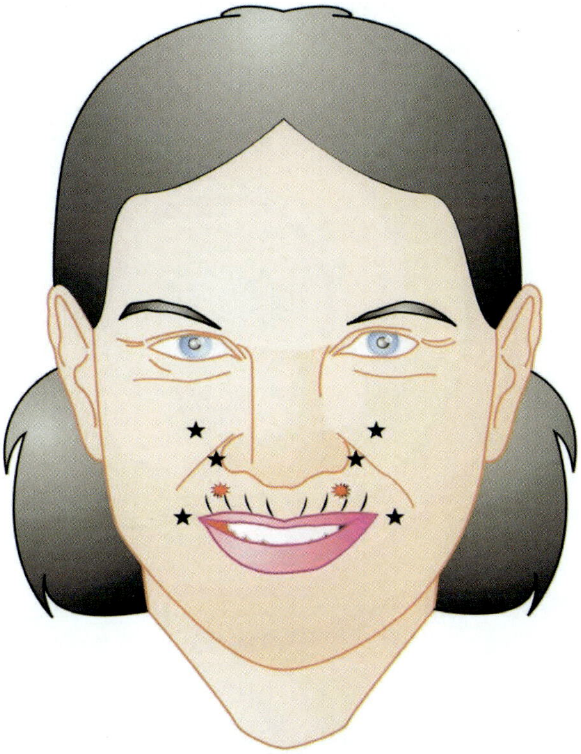

As rugas chamadas de "Rugas peribucais", também conhecidas pelo termo impróprio de "rugas de prótese dentária", normalmente são ocasionadas por tensão do músculo orbicular da boca. Uma das maneiras de atenuá-las é promovendo o relaxamento dos músculos bucinador, elevador do lábio superior e elevador da asa do nariz.

No desenho acima, as estrelas são pontos nos quais deverão ser colocados o terminal vermelho do cabo conectado ao eletroestimulador, e os asteriscos são pontos a serem colocados o terminal preto do cabo conectado ao eletroestimulador.

Uma outra maneira de se obter um bom resultado é introduzindo uma agulha no início e no fim de cada ruga, promovendo o eletroestímulo, sendo que os terminais vermelho e preto de uma mesma saída fiquem na mesma ruga.

Poderá ser feita uma varredura ao longo da ruga com o aparelho de laser. Para esse procedimento é necessário proteger os olhos do paciente com um algodão embebido em água ou em soro fisiológico.

Poderá também ser feita uma varredura com moxa sobre a extensão da ruga.

Rugas do mento

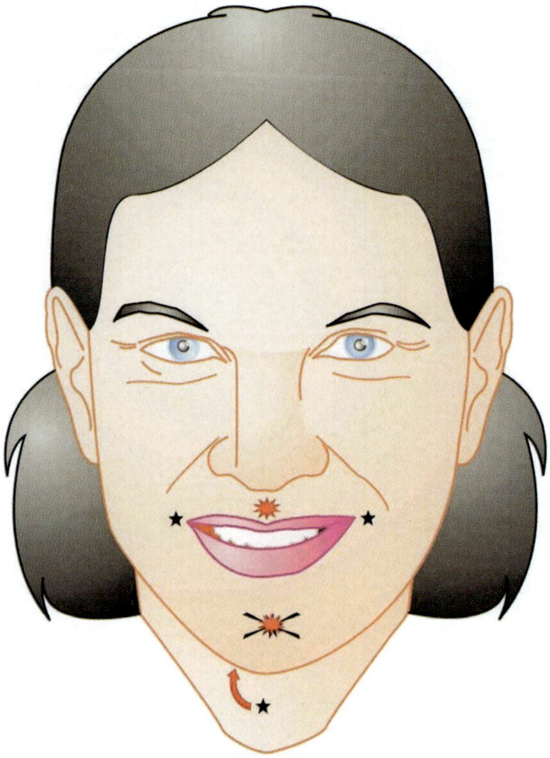

As rugas chamadas de "Ruga do mento" normalmente são ocasionadas por tensão do músculo depressor do lábio inferior. Uma das maneiras de atenuá-las é promovendo o relaxamento do músculo orbicular da boca.

No desenho acima, as estrelas são pontos nos quais deverão ser colocados o terminal vermelho do cabo conectado ao eletroestimulador, e o asterisco é o ponto a ser colocado o terminal preto do cabo conectado ao eletroestimulador.

Uma outra maneira de se obter um bom resultado é introduzindo uma agulha no início e no fim de cada ruga, promovendo o eletroestímulo, sendo que os terminais vermelho e preto de uma mesma saída fiquem na mesma ruga.

Poderá ser feita uma varredura ao longo da ruga com o aparelho de laser. Para esse procedimento é necessário proteger os olhos do paciente com um algodão embebido em água ou em soro fisiológico.

Poderá também ser feita uma varredura com moxa sobre a extensão da ruga.

Rugas sociais

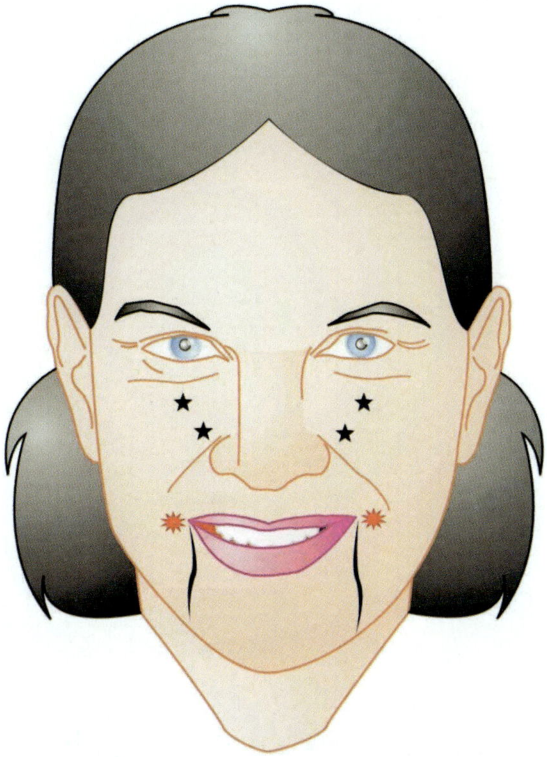

As rugas chamadas de "Rugas sociais" normalmente são ocasionadas por tensão do músculo depressor do ângulo da boca. Uma das maneiras de atenuá-las é promovendo o relaxamento do músculo elevador próprio do lábio superior e do elevador do ângulo da boca. No desenho anterior, as estrelas são pontos nos quais deverão ser colocados o terminal vermelho do cabo conectado ao eletroestimulador, e os asteriscos são pontos a serem colocados o terminal preto do cabo conectado ao eletroestimulador.

Uma outra maneira de se obter um bom resultado é introduzindo uma agulha no início e no fim de cada ruga, promovendo o eletroestímulo, sendo que os terminais vermelho e preto de uma mesma saída fiquem na mesma ruga.

Poderá ser feita uma varredura ao longo da ruga com o aparelho de laser. Para esse procedimento é necessário proteger os olhos do paciente com um algodão embebido em água ou em soro fisiológico.

Poderá também ser feita uma varredura com moxa sobre a extensão da ruga.

Rugas parabucais intermediárias

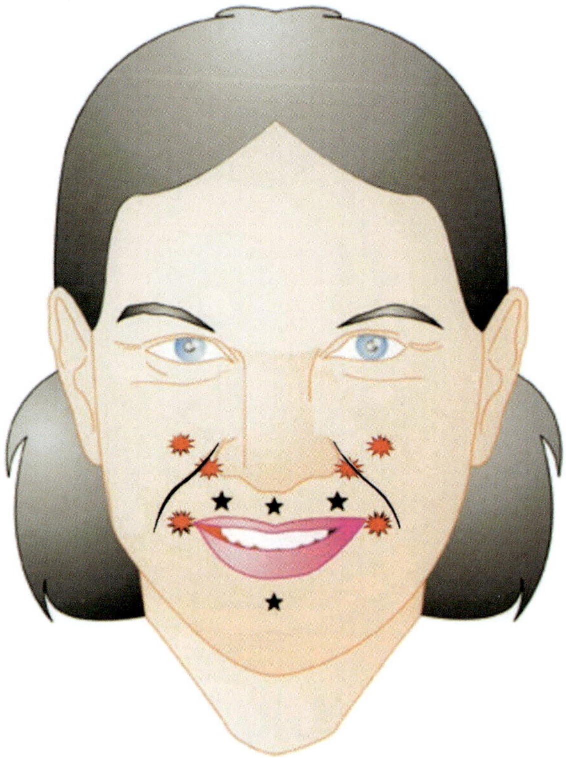

As rugas chamadas de "Rugas parabucais intermediárias" normalmente são ocasionadas por tensão dos músculos zigomáticos e dos elevadores do lábio superior e ângulo da boca. Uma das maneiras de atenuá-las é promovendo o relaxamento do músculo orbicular e depressor do ângulo da boca.

No desenho acima, as estrelas são pontos nos quais deverão ser colocados o terminal vermelho do cabo conectado ao eletroestimulador, e os asteriscos são pontos a serem colocados o terminal preto do cabo conectado ao eletroestimulador.

Uma outra maneira de se obter um bom resultado é introduzindo uma agulha no início e no fim de cada ruga, promovendo o eletroestímulo, sendo que os terminais vermelho e preto de uma mesma saída fiquem na mesma ruga.

Poderá ser feita uma varredura ao longo da ruga com o aparelho de laser. Para esse procedimento é necessário proteger os olhos do paciente com um algodão embebido em água ou em soro fisiológico.

Poderá também ser feita uma varredura com moxa sobre a extensão da ruga.

Ruga parabucal distal

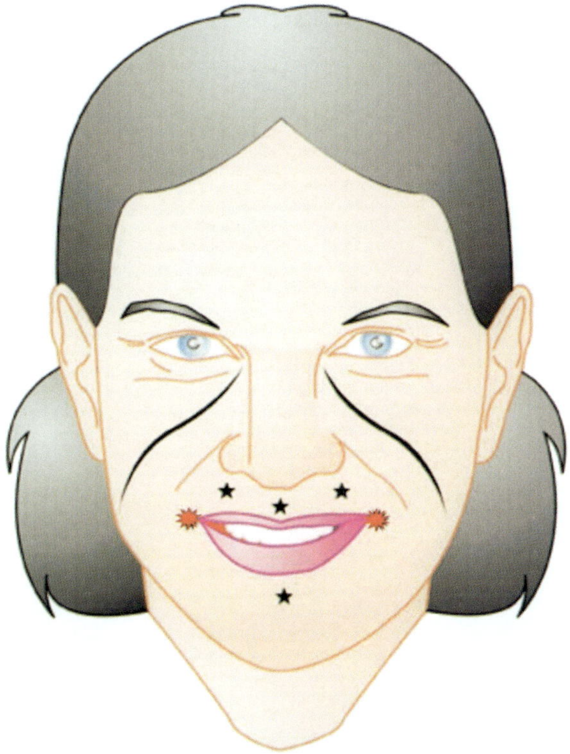

As rugas chamadas de "Ruga parabucal distal" normalmente são ocasionadas por tensão dos músculos bucinador e zigomáticos. Uma das maneiras de atenuá-las é promovendo o relaxamento do músculo orbicular e depressor do ângulo da boca.

No desenho acima, as estrelas são pontos nos quais deverão ser colocados o terminal vermelho do cabo conectado ao eletroestimulador, e os asteriscos são pontos a serem colocados o terminal preto do cabo conectado ao eletroestimulador.

Uma outra maneira de se obter um bom resultado é introduzindo uma agulha no início e no fim de cada ruga, promovendo o eletroestímulo, sendo que os terminais vermelho e preto de uma mesma saída fiquem na mesma ruga.

Poderá ser feita uma varredura ao longo da ruga com o aparelho de laser. Para esse procedimento é necessário proteger os olhos do paciente com um algodão embebido em água ou em soro fisiológico.

Poderá também ser feita uma varredura com moxa sobre a extensão da ruga.

Ruga parabucal remota

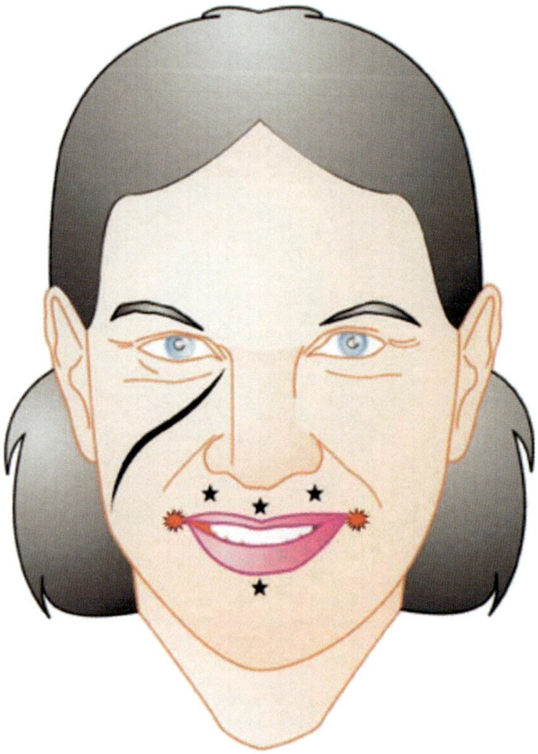

As rugas chamadas de "Ruga parabucal remota" normalmente são ocasionadas por tensão dos músculos bucinador. Uma das maneiras de atenuá-las é promovendo o relaxamento do músculo orbicular da boca.

No desenho acima, as estrelas são pontos nos quais deverão ser colocados o terminal vermelho do cabo conectado ao eletroestimulador, e os asteriscos são pontos a serem colocados os terminais pretos do cabo conectado ao eletroestimulador.

Uma outra maneira de se obter um bom resultado é introduzindo uma agulha no início e no fim de cada ruga, promovendo o eletroestímulo, sendo que os terminais vermelho e preto de uma mesma saída fiquem na mesma ruga.

Poderá ser feita uma varredura ao longo da ruga com o aparelho de laser. Para esse procedimento, é necessário proteger os olhos do paciente com um algodão embebido em água ou em soro fisiológico.

Poderá também ser feita uma varredura com moxa sobre a extensão da ruga.

Observação importante

Caso o terminal do seu eletroestimulador tenha uma única cor, teste cada "jacarezinho" encostando-o no ponto IG20 com o eletroestimulador ligado em baixa frequência. O terminal que apresentar maior estímulo é o Preto (negativo).

Capítulo XIII

Fases do tratamento facial

O primeiro procedimento adotado é um bom diagnóstico facial para podermos estabelecer um plano de trabalho. Quais são os sistemas envolvidos, quais órgãos chamam mais atenção, o que diz o pulso, o que nos revela a língua e o histórico básico do paciente.

Uma vez estabelecido o que fazer, alguns cuidados devem ser observados: como iremos utilizar eletroestimuladores ou laser, a limpeza de pele é importante.

Limpeza da pele

Embeba um algodão preferencialmente em um líquido especialmente preparado para limpeza. Existem vários no mercado. Minha experiência é com Hidrolato de Cirthopodyum, que se revelou um excelente auxiliar no dia-a-dia.

Plano de trabalho

Existem duas possibilidades de abordarmos uma ruga:

- Primeira: colocamos agulha no seu início e no seu final. Por exemplo, se pegarmos o sulco naso-labial uma agulha ficará no IG20 e outra no E 4.
- Segunda: trabalharemos no grupo muscular ao qual pertence a ruga.

O método de trabalho é um critério a ser escolhido pelo profissional para o seu plano de tratamento.

A indicação que melhor se adapta para o estímulo dos pontos é a da Eletroestimulação ou Laser, pois o estímulo manual gera desconforto e eventualmente poderá ocasionar clonos musculares e também pelo fato do eletroestímulo e do laser possuírem ação muito mais rápida do que a agulha isolada no ponto.

Capítulo XIV

A massagem

Massagem após a aplicação dos procedimentos acupunturais preferencialmente com o uso de pomada contendo pó de pérola.

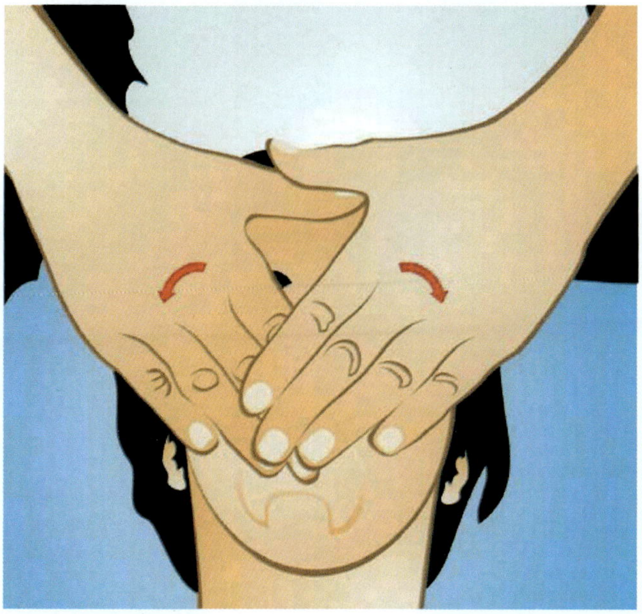

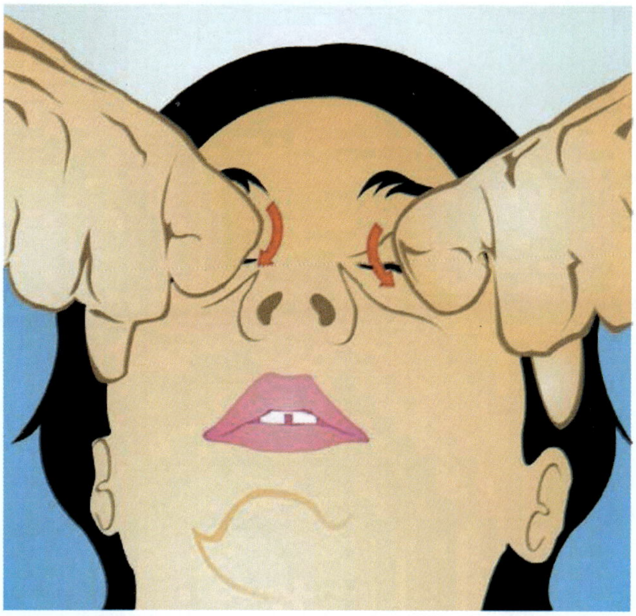

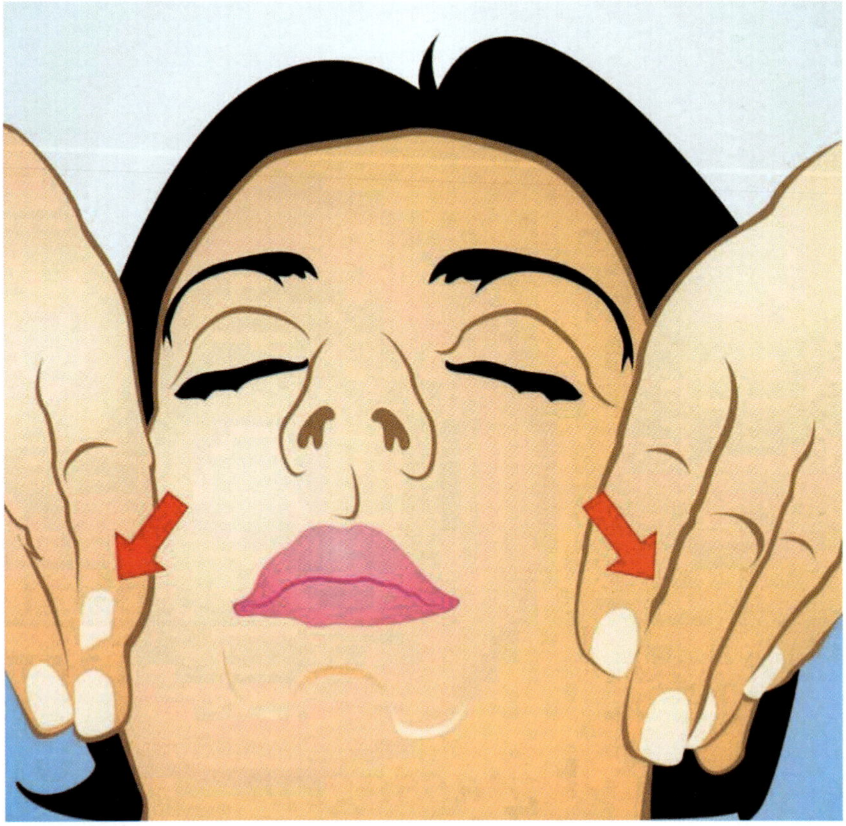

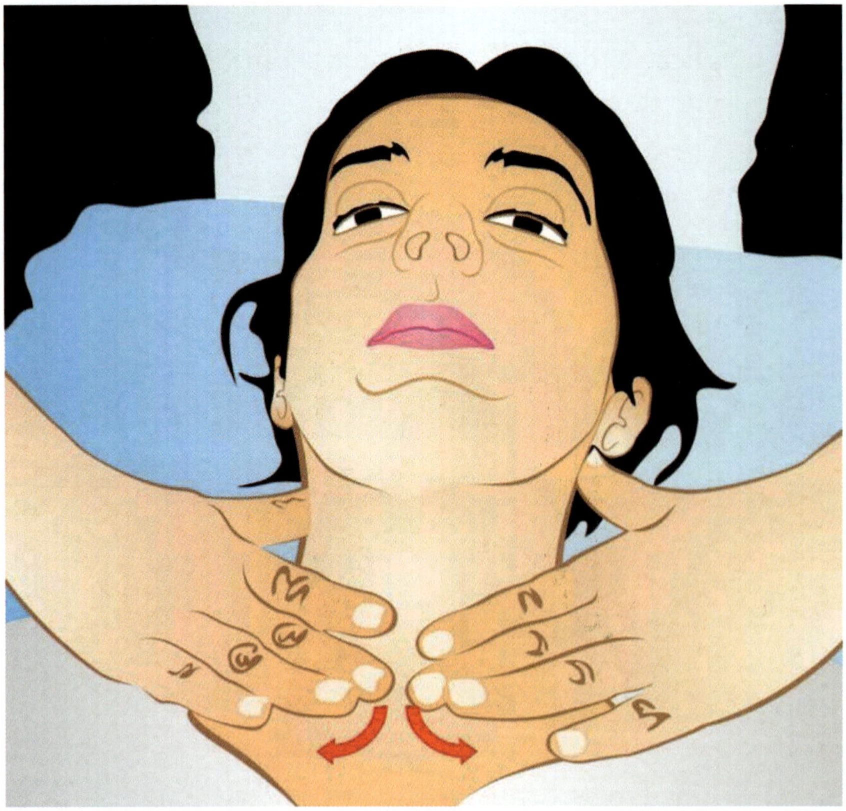

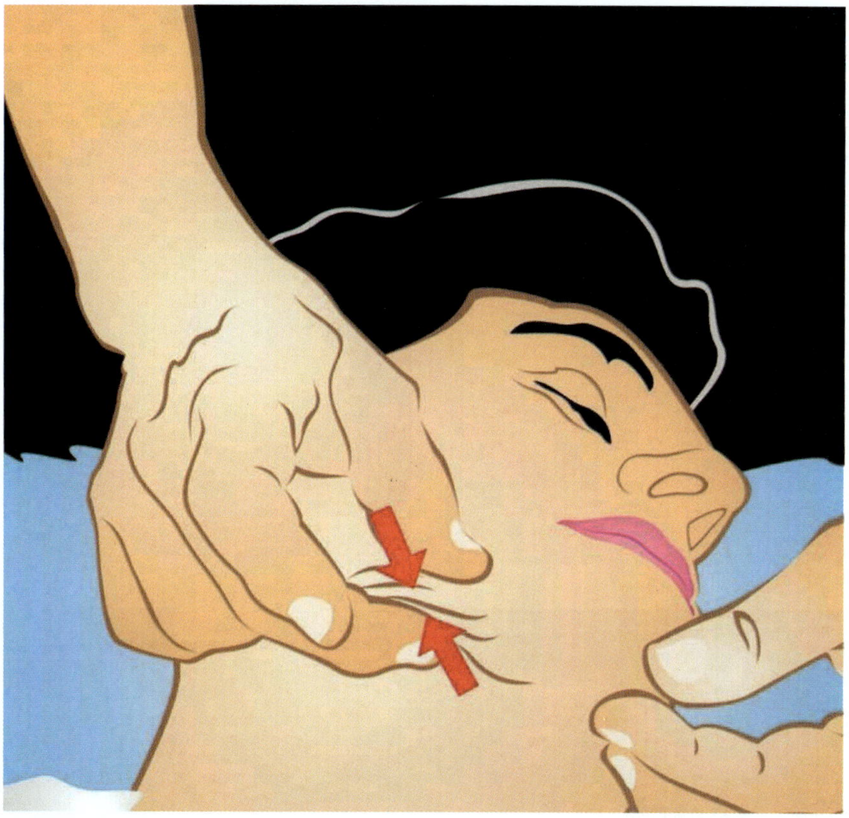

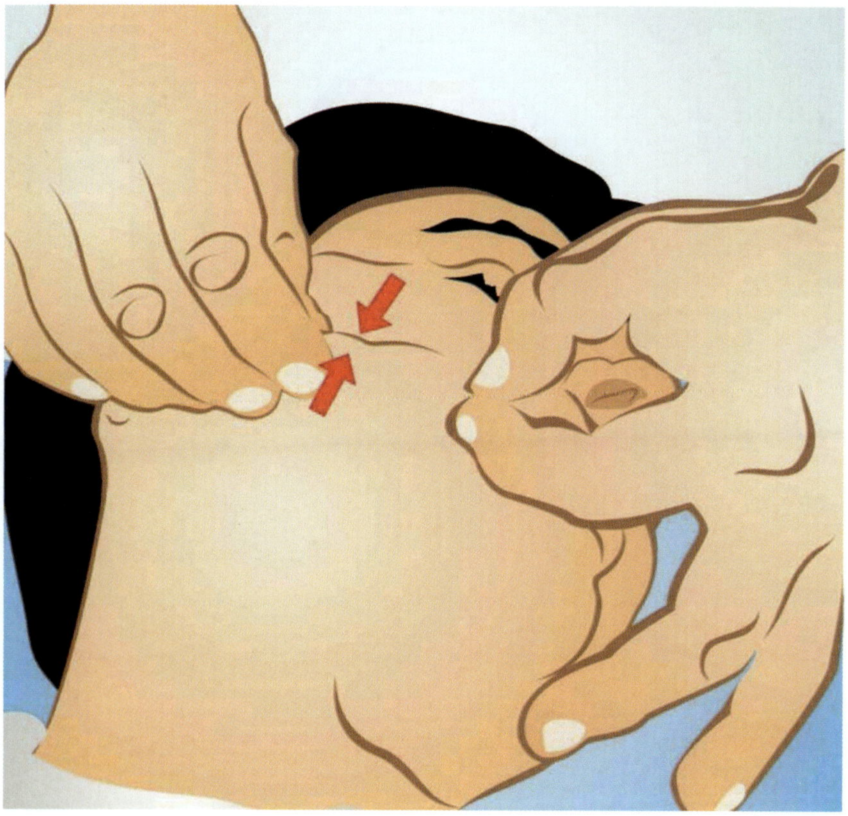

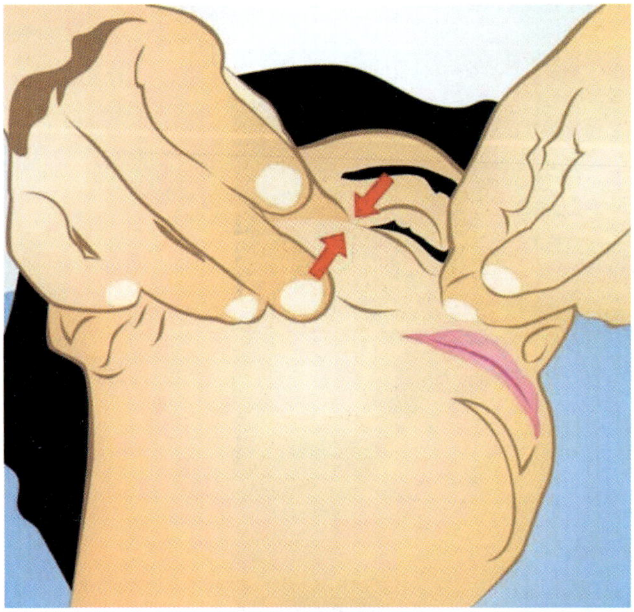

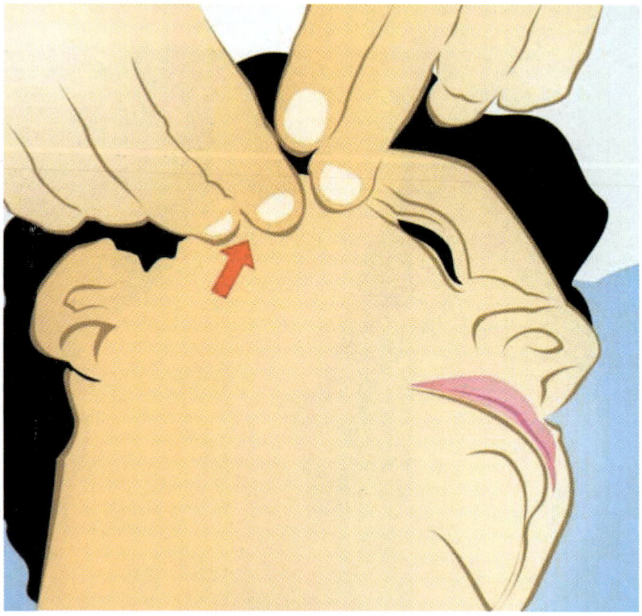

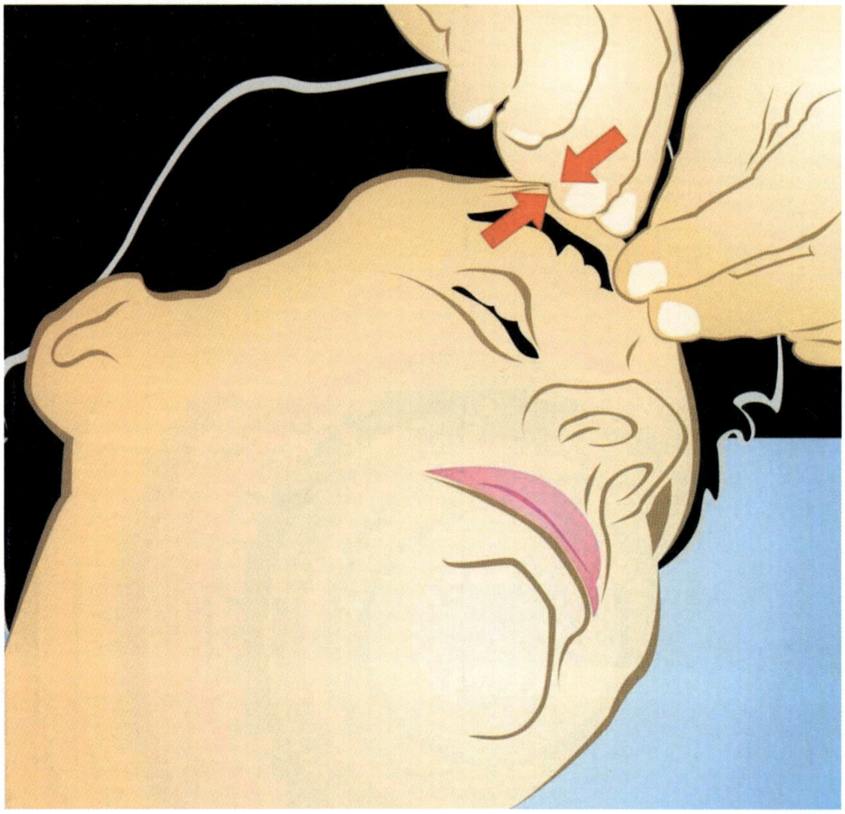

Capítulo XV

Eletroacupuntura

Mecanismo de ação

Durante muito tempo soube-se que a acupuntura funcionava e isto era o suficiente para que as pessoas se utilizassem do recurso, sem questioná-lo.

Nas últimas décadas inúmeros estudiosos e inúmeras teorias sobre o seu funcionamento começaram a surgir.

A teoria mais aceita hoje é a neuro-imuno-endócrina.

A agulha estimula as terminações nervosas dos músculos (fibras dismielinizadas do tipo II e III) que mandam sinais para o sistema nervoso central que por sua vez libera neurotransmissores (endorfinas) peptídio endógeno semelhante à morfina. Estes neurotransmissores causam analgesia bloqueando a propagação dos estímulos dolorosos para o córtex cerebral, e, consequentemente, impedindo sua percepção pelo cérebro.

No sistema nervoso central esse estímulo se dá em 3 níveis distintos: o medular, o mesencefálico e o hipotalâmico. A estimulação do eixo hipotálamo-hipofisário provoca a liberação de betaendorfina. Esta liberação por sua vez leva a produção da mesma quantidade de cortisol endógeno em reduzidas quantidades, que atua em processos inflamatórios em geral. No nível do mesencéfalo os neurônios são estimulados e liberam serotonina e norepinefrina que inibem o impulso doloroso ao nível medular. E finalmente no nível medular os interneurônios da substância gelatinosa liberam dinorfina e bloqueiam o impulso doloroso ao nível medular que se propaga pelas fibras aferentes nociceptivas.

Corrente elétrica

Conceito

A corrente elétrica é o movimento ordenado de partículas eletricamente carregadas. Vamos explicar a corrente elétrica a partir de um condutor metálico (um fio elétrico por exemplo). Dentro desses condutores há muitos elétrons livres descrevendo um movimento caótico, sem direção determinada. Ao aplicar-se uma diferença de potencial entre dois pontos do metal (ligando as pontas do fio a uma bateria, por exemplo), estabelece-se um campo elétrico interno e os elétrons passam a se movimentar numa certa ordem, constituindo assim a corrente elétrica.

A corrente elétrica é definida como a razão entre a quantidade de carga que atravessa certa secção transversal (corte feito ao longo da menor dimensão de um corpo) do condutor num intervalo de tempo. A unidade de medida é o *Coulomb por segundo* (C/s), chamado de Ampère (A) em homenagem ao físico e matemático francês André-Marie *Ampère* (1775-1836).

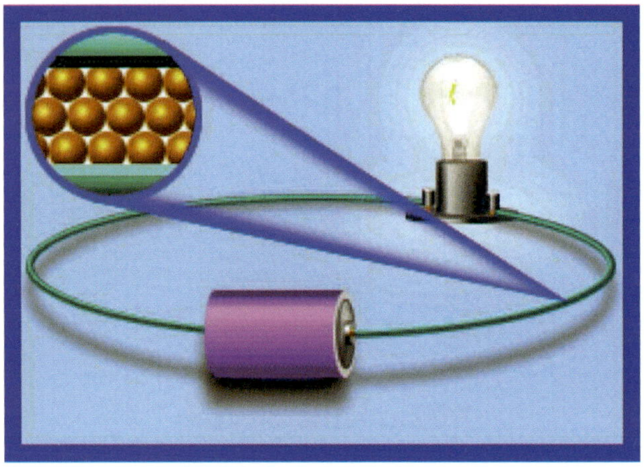

Carga elétrica

A carga elétrica é uma das propriedades fundamentais da matéria associada a algumas partículas elementares (partículas que constituem os átomos como: prótons, elétrons, pósitrons, nêutrons, neutrinos, etc.). Cada partícula elementar recebe um valor numérico que representa sua *quantidade de carga elétrica.* A carga elétrica é medida indiretamente pelos cientistas. Algumas partículas não possuem carga e são chamadas de *neutras.* O nêutron é um exemplo desse tipo de partícula. O elétron e o próton receberam um valor de carga elétrica denominado *carga elementar,* representado pela letra e. Na época de suas descobertas não se pensava em algo mais primitivo que essas partículas, por isso o nome *elementar.* Hoje se conhece partículas com cargas menores do que a carga elementar e, por convenção, esse termo se mantém em uso.

Experimentalmente, com a observação de efeitos de atração e repulsão em corpos eletrizados, deduziu-se que eles também ocorrem nessas partículas. Caracterizou-se assim a existência de dois tipos de carga elétrica: a carga do próton e a carga do elétron. A diferença entre elas se fez através dos sinais "+" e "-", respectivamente. Esses experimentos mostraram que cargas de mesmo tipo se repelem e de tipos contrários se atraem.

Campo Elétrico

Em geral, os fenômenos físicos acontecem numa certa região do espaço. Essa região é chamada de *campo*. As grandezas físicas que darão origem aos campos recebem o nome de *fontes de campos*. Por exemplo, um corpo que possui quantidade de massa gera um campo do tipo *gravitacional*, cuja fonte é a *quantidade de massa do corpo*. Já em corpos eletrizados, o campo que é levado em consideração é o *campo elétrico*, que tem como fonte a *quantidade de carga elétrica*. O campo elétrico varia com o inverso do quadrado da distância entre as cargas. Quando o campo elétrico numa região tiver a mesma intensidade, direção e sentido, as linhas de força estarão igualmente espaçadas, além de terem a mesma direção e sentido. Este é o *campo elétrico uniforme* (CEU). Geralmente eles ocorrem entre duas superfícies planas condutoras. Um exemplo de campo elétrico uniforme é aquele formado no interior da nuvem ou entre a base da nuvem e o solo, momentos antes de acontecer uma tempestade. O campo elétrico é uma grandeza medida em *Newton por Coulomb* (N/C) no Sistema Internacional de unidades. Também é utilizada uma medida equivalente, o *Volt por metro* (V/m).

- A força que se manifesta entre dois corpos eletricamente carregados é uma força que age à distância.
- Ela se faz sentir sem que haja qualquer conexão material entre os dois corpos que interagem.

Campo elétrico para duas cargas de sinais diferentes

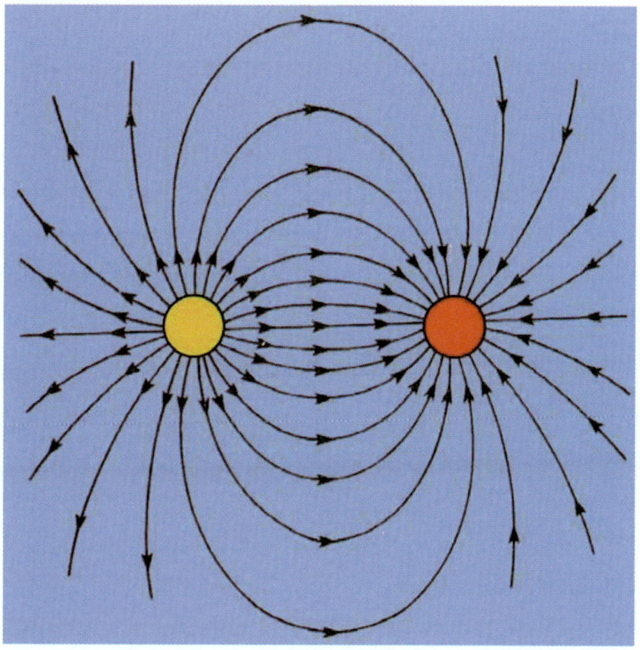

Campo elétrico para duas cargas de sinais iguais

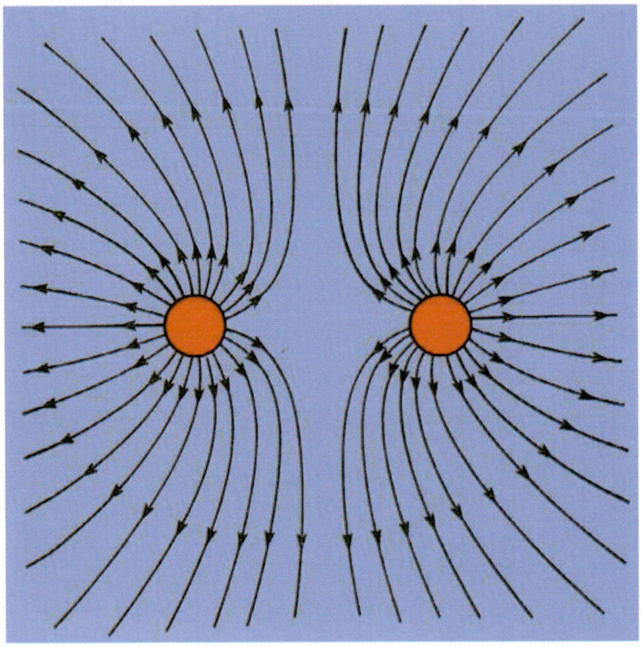

Potencial Elétrico

Potencial elétrico é a capacidade que um corpo energizado tem de realizar trabalho, ou seja, atrair ou repelir outras cargas elétricas. Com relação a um campo elétrico interessa- nos a capacidade de realizar trabalho, associada ao campo em si, independentemente do valor da carga q colocada num ponto desse campo. Para medir essa capacidade, utiliza-se a grandeza potencial elétrico. Para obter o potencial elétrico de um ponto, coloca-se nele uma carga de prova q e mede-se a energia potencial adquirida por ela. Essa energia potencial é proporcional ao valor de q. Portanto, o quociente entre a energia potencial e a carga é constante. Esse quociente chama-se potencial elétrico do ponto. Ele pode ser calculado pela expressão:

$$V = \frac{Ep}{q}$$, onde

V é o potencial elétrico,

Ep a energia potencial e

q a carga.

A unidade no S.I. é J/C = V (volt)

Portanto, quando se fala que o potencial elétrico de um ponto **L** é V_L = 10 V, entende-se que este ponto consegue dotar de 10J de energia cada unidade de carga de 1C. Se a carga elétrica for 3C por exemplo, ela será dotada de uma energia de 30J, obedecendo à proporção.

Vale lembrar que é preciso adotar um referencial para tal potencial elétrico. Ele é uma região que se encontra muito distante da carga, localizado no infinito.

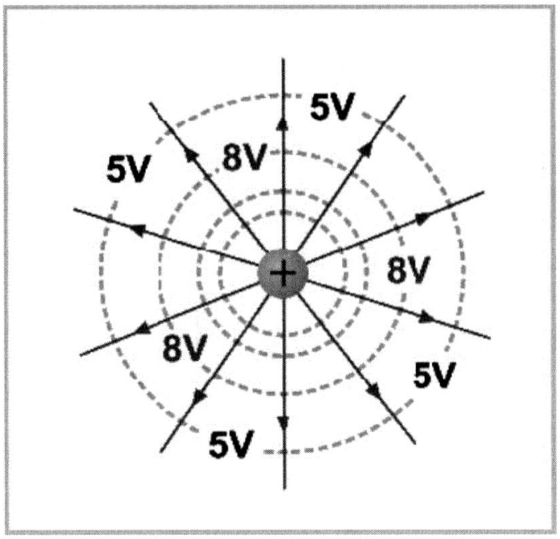

Diferença de Potencial Elétrico (DDP)

A diferença de potencial ou o desnível de energia potencial ocasiona o deslocamento espontâneo de cargas ao nível do campo elétrico onde atuam forças que realizam trabalho. Um aparelho elétrico só funciona quando se cria uma diferença de potencial entre os pontos em que esteja ligado para que as cargas possam se deslocar.

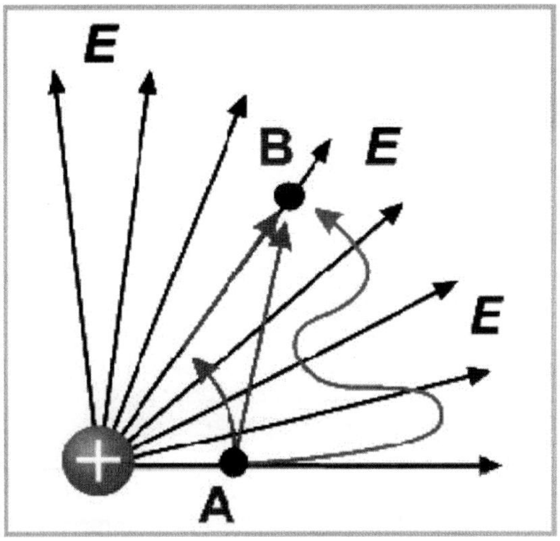

Cargas Elétricas

Ampère

O ampère é uma unidade de medida de corrente elétrica cujo nome foi uma homenagem a André-Marie Ampère (1775-1836). É uma unidade básica do Sistema Internacional de Unidades (SI). Seu símbolo é o A.

Um ampère é definido como sendo a corrente constante que, se mantida entre dois fios condutores retos e infinitos ou com seção transversal desprezível, afastados por uma distância de um metro no vácuo, produziria a força por metro de fio equivalente a 2×10^{-7} newtons.

A intensidade de corrente elétrica é definida pela fórmula $I = \frac{\Delta Q}{\Delta t}$, sendo que "Q" é a carga que passa pelo fio e "t" é o tempo em que ela passa. O ampère é uma unidade básica e simboliza "C/s" (Coulomb por segundo).

- Ampère (A) 1 A = 1 A
- Miliampère (mA) 1mA = 0,001 A
- Microampère (mA) 1mA = 0,000 001 A
- Nanoampère 1nA = 0,000 000 001 A

Quando estiver utilizando agulhas para estimulação, o parâmetro Amperagem passa a ter a grandeza de 10 microampères, se estiver trabalhando com eletrodos transcutâneos, para que seja rompida a barreira de resistência da pele, utilizamos 30 microampères ou mais microamperes podendo chegar até 80 mA.

Efeitos principais das correntes elétricas

- Efeito térmico (Joule):

O efeito térmico da corrente elétrica, conhecido como *efeito Joule* nos informa que: independente do tipo de condutor (sólido, líquido ou gasoso), ele se aquece quando atravessado por corrente elétrica.

- Efeito magnético:

Um condutor percorrido por uma corrente elétrica cria um campo magnético.

- Efeito luminoso:

Em determinadas condições, a passagem da corrente elétrica através de um gás rarefeito faz com que ele emita luz.

- Efeito químico:

Uma solução eletrolítica sofre decomposição, quando é atravessada por uma corrente elétrica (eletrólise).

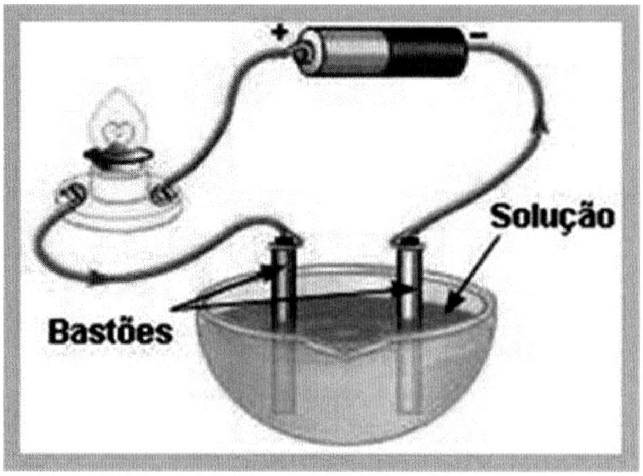

- Efeito fisiológico:

O efeito fisiológico corresponde à passagem da corrente elétrica por organismos vivos. A corrente elétrica age diretamente no sistema nervoso, provocando contrações musculares; quando isso ocorre, dizemos que houve um choque elétrico. A condição básica para se levar um choque é estar sob uma diferença de potencial (D.D.P), capaz de fazer com que circule uma corrente tal que provoque efeitos no organismo. O pior caso de choque é aquele que se origina quando uma corrente elétrica entra pela mão de uma pessoa e sai pela outra. Nesse caso, atravessando o tórax de ponta a ponta, ela tem grande chance de afetar o coração e a respiração. O valor mínimo de intensidade de corrente que se pode perceber pela sensação de cócegas ou formigamento leve é 1 mA. Entretanto, com uma corrente de intensidade 10 mA, a pessoa já perde o controle dos músculos, sendo difícil abrir a mão e livrar-se do contato (tetanização).

Com relação à condutibilidade podemos classificar em condutores e isolantes.

Bons condutores:

Condutores de eletricidade são estruturas sólidas que possuem elétrons livres em seu interior, e que permitem o deslocamento de cargas elétricas através delas.

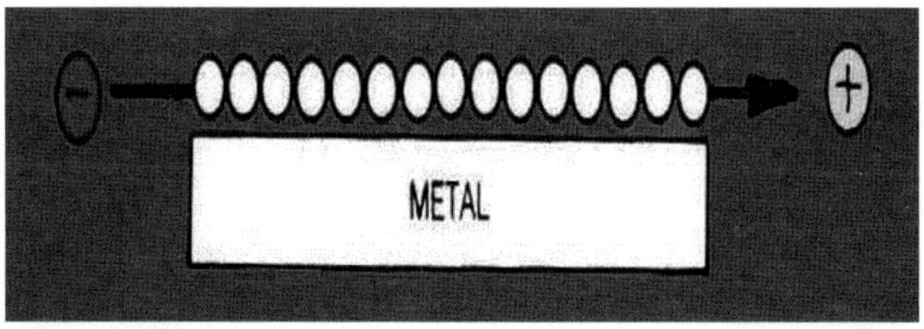

Maus condutores:

Isolantes elétricos ou dielétricos são substâncias que possuem poucos ou nenhum elétrons livres, e que impedem o deslocamento de cargas elétricas através destes corpos. Ex.: borracha, plástico, papel, vidro, etc.

Resistência Elétrica

A resistência ou impedância elétrica consiste na oposição oferecida pelo condutor à passagem da corrente elétrica entre dois pontos. Esta oposição poderá ser maior ou menor dependendo da natureza do condutor.

A resistência que age como condutor de corrente elétrica direta pode ser calculada pela *Lei de Ohm*, sendo medida em *ohms*.

$$I = \frac{V}{R} \qquad R = \frac{V}{I} \qquad V = R * I$$

"A corrente elétrica de um circuito é diretamente proporcional à tensão e inversamente proporcional à resistência."

George Simon Ohm

Estímulos Elétricos

Os estímulos elétricos são classificados em três grupos principais:

- Estímulos por corrente galvânica.
- Estímulo por corrente alternada.
- Estímulo por corrente pulsada.

Estímulos por corrente galvânica

Corrente galvânica (contínua) é uma corrente de baixa frequência, polar, com fluxo constante de elétrons em uma só direção.

Seus efeitos

- Nervos Sensitivos: inicialmente cócegas ou comichão, passando para leve formigamento, agulhada, ardência, dor e lesão.
- Físico-térmico: leve aquecimento tecidual, relacionado com a intensidade da corrente e o tempo de aplicação.
- Analgésico: aumento do limiar de excitabilidade das fibras sensitivas diminuindo os estímulos dolorosos.

Pólo positivo	Pólo negativo
Vasoconstritor	Vasodilatador
Reação ácida (HCl)	Reação básica (OHNa)
Liberação de O_2	Liberação de H_2
Desidrata os tecidos	Hidrata os tecidos
Analgésico	Estimulante (circulação)

Estímulos por corrente alternada

A **corrente alternada**, ou **CA** (em inglês AC - alternating current) é uma corrente elétrica cuja magnitude e direção da corrente varia ciclicamente, ao contrário da corrente contínua cuja direção permanece constante e que possui pólos positivo e negativo definidos. A forma de onda usual em um circuito de potência CA é senoidal por ser a forma de transmissão de energia mais eficiente. Entretanto, em certas aplicações, diferentes formas de ondas são utilizadas tais como triangular ou ondas quadradas.

Formas de onda básicas

Onda senoidal

A onda senoidal ou sinusoidal obedece a uma função seno ou cosseno e é a forma de onda mais simples. Todas as outras formas de onda, mesmo as mais complexas, podem ser decompostas em conjuntos de ondas senoidais através da aplicação das séries de fourier. Por essa razão as ondas senoidais possuem dezenas de aplicações. Podem ser usadas na síntese musical como elemento básico da síntese aditiva. Em eletrônica, é a forma de onda utilizada como onda portadora na maior parte das modulações de rádio.

Onda quadrada

Também chamada de trem de pulsos. Forma de onda caracterizada pela alternância entre um estado de amplitude nula e outro estado de amplitude máxima, sendo que cada um destes estados tem duração igual. Quando o tempo em um dos estados é maior do que no outro, chamamos esta onda de onda retangular ou pulso. Este tipo de onda é utilizado sobretudo para a modulação por largura de pulso - PWM. Também pode ser usada como elemento básico da síntese subtrativa em sintetizadores analógicos. Em informática, por exemplo, as ondas quadradas, retangulares ou trens de pulso são utilizadas para a transmissão serial de informações em redes de computadores.

Onda triangular

Caracterizada por uma ascendência linear até a amplitude máxima da onda, seguida imediatamente por uma descendência linear até a amplitude mínima. Os tempos de subida e descida podem ser iguais ou diferentes. As ondas triangulares são usadas como frequência intermediária de controle na modulação PWM principalmente em acionamentos elétricos. Também podem ser utilizadas como elementos básicos na síntese subtrativa.

Onda dente de serra

Nos casos extremos em que os tempos de subida ou de descida de uma onda triangular são iguais a zero, temos ondas dente de serra descendentes ou ascendentes, respectivamente. As aplicações são semelhantes às das ondas triangulares.

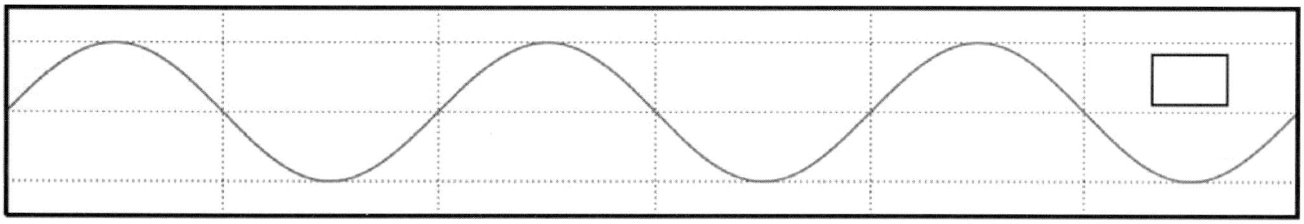

Onda senoidal

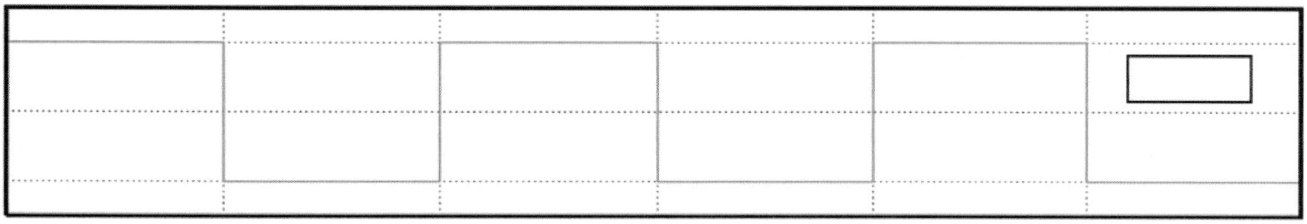

Onda quadrada

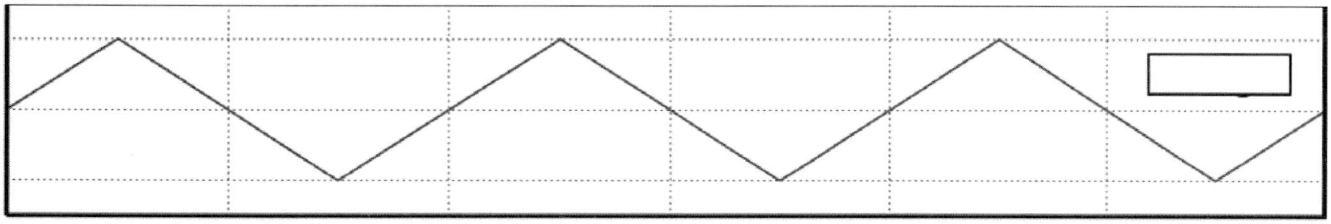

Onda triangular

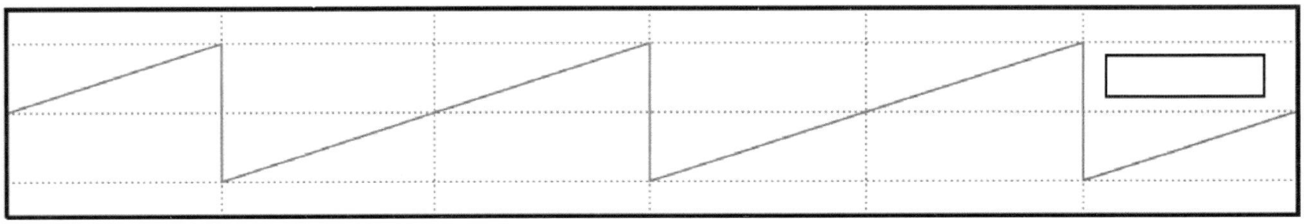

Onda dente de serra

Estímulo por corrente pulsada

As correntes pulsadas podem ser bidirecionais ou unidirecionais.

Este estímulo distingue-se da Corrente Alternada (CA) porque, periodicamente cessam por um certo tempo antes do próximo evento.

Esse período de tempo que separa um pulso em relação ao outro é chamado simplesmente de Intervalo de Pulso.

É a onda que melhor se adaptou à eletroacupuntura.

Quanto ao fluxo de carga podem ser: unidirecional ou bidirecional. Quanto a simetria: simétrica ou assimétrica.

Quanto ao balanço (assimétricas): desbalanceadas ou balanceadas.

Parâmetro: morfologia do estímulo

A Corrente Pulsada Bidirecional Simétrica Balanceada, apresenta: Pulsos triangulares, trapezóides, serrilhados, denteados, com subida lenta (estimulação seletiva de tecido muscular). A alternação positiva tem formato diferente (assimétricas) mas área equivalente à negativa.

Corrente balanceada, apresenta polaridade definida em alguns casos. Ex.: corrente retangular/exponencial invertido.

Parâmetro: de tempo

Tempo de aplicação, tempo burst, ...

- Tempo + amplitude + frequência pode ocasionar maior desconforto e eletrólise.

Largura de pulso: duração do estímulo em microssegundos.

De acordo com estudos publicados por Zheng em 2001, ele constatou que:

- 2 a 50 ms – nível sensor – são percebidas pelo paciente.
- 150 a 1000 ms – nível motor – podem provocar contração muscular e ativar as fibras "A delta".
- Acima de 1000 ms – nível nocivo (dor) – ativam as fibras C.

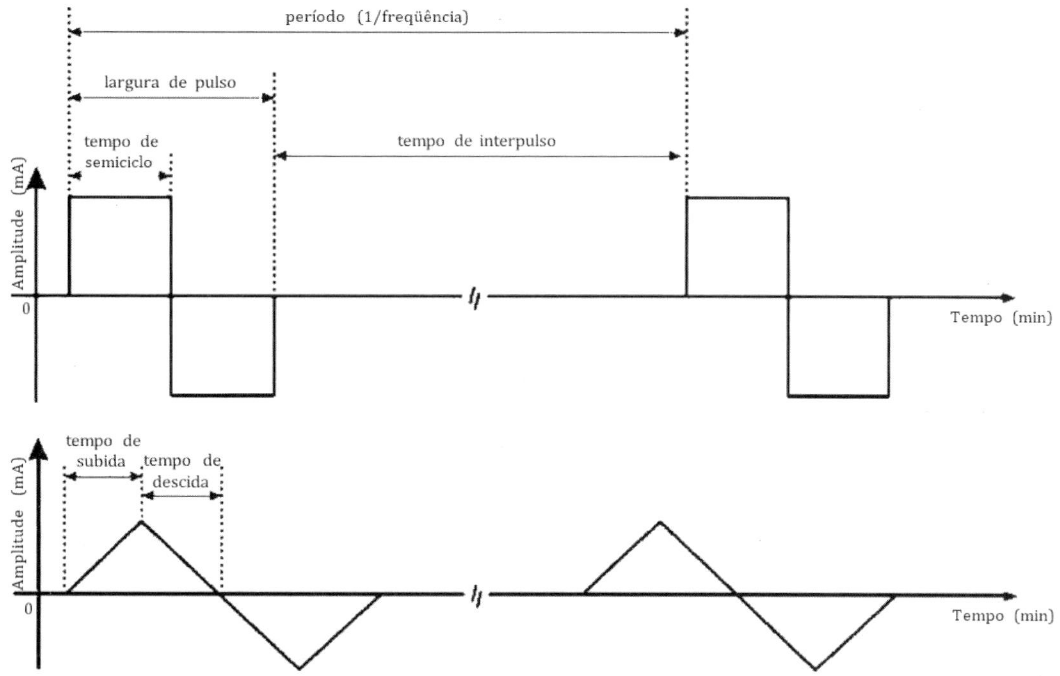

Parâmetro: frequência

Frequência é uma grandeza física associada a movimentos de característica ondulatória que indica o número de revoluções (ciclos, voltas, oscilações, etc.) por unidade de tempo.

Em eletricidade a unidade de medida é: Hertz (Hz) que corresponde ao número de oscilações por segundo.

Diversas frequências têm sido estudadas: Estudos têm mostrado a eficiência das frequências de 2, 15 e 100 Hz na liberação de diferentes neuropeptídeos, de acordo com J. S. Han (1998), *The neurochemical basis of pain relief by acupuncture*. Hubei Science and Technology Press., 771-774. HAN, WANG

Diversas Sensações de frequências de pulso variáveis são observadas e descritas pelo médico Dr. Liaw Shao

1 Hz	abalos musculares
10 Hz	tremor do músculo
30 Hz	fusão dos abalos musculares até contração tetânica
50 - 100 Hz	aumenta contração tetânica
Acima de 1000 Hz	amplitude modulada ou interrompida pode afetar nervos LIAW

Em Corrente alternada a frequência é o número de repetições da onda em 1 segundo.

Sendo medida em Ciclos por segundo (Hz)

Em Corrente Pulsada a frequência é o número de repetições dos pulsos em 1 segundo. Sendo medida em Hz ou PPS Pulsos por Segundo.

Alternativamente, podemos medir o tempo decorrido para uma oscilação. Este tempo em particular recebe o nome de período (T). Desse modo, a frequência é o inverso do período.

$$F = \frac{1}{T}$$

Os Pulsos, poderão se apresentar na forma de onda do tipo CONTÍNUA: na forma de onda do tipo DENSA-DISPERSA e na forma de onda do tipo PACOTE ou BURST.

Forma de onda do tipo CONTÍNUA

Efeitos fisiológicos

Fisiologicamente, a corrente não tem ação na produção de contrações musculares. Tem ação estimulante e de narcose, vasodilatação, hiperemia, parestesia, calor e permeabilidade celular; diminui o metabolismo e a formação de edema (ação anti-inflamatória).

Parâmetro envolvido

- Frequência F1

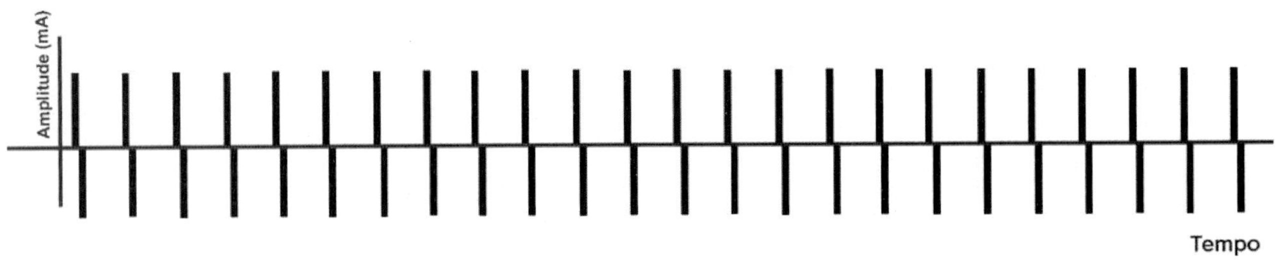

Parâmetro: Amplitude

Refere-se à intensidade do estímulo.

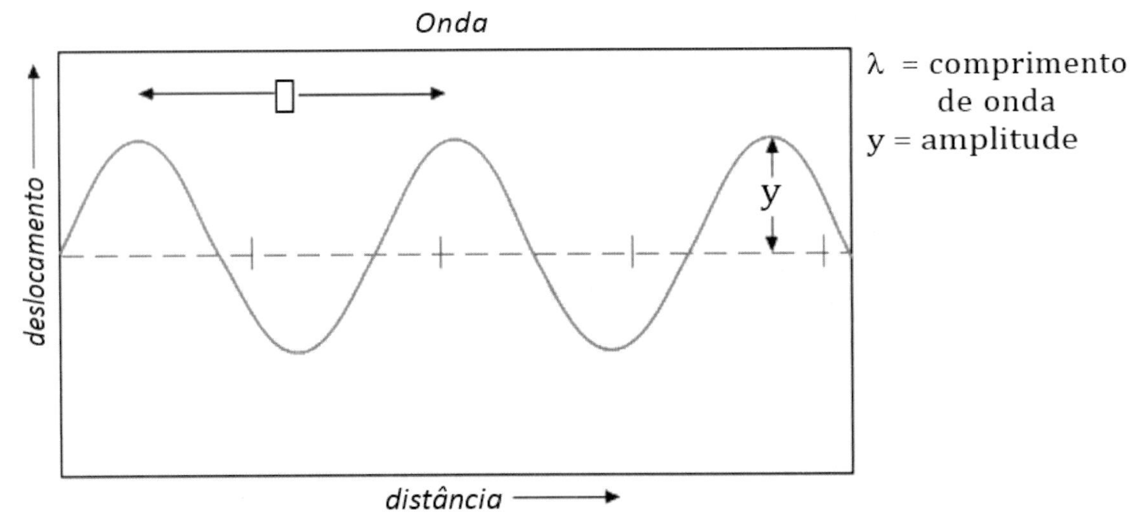

Forma de onda do tipo DENSA-DISPERSA também chamada de MISTA:

Parâmetros envolvidos

- Frequência F1 e Frequência F2
- Tempo de F1 e Tempo de F2

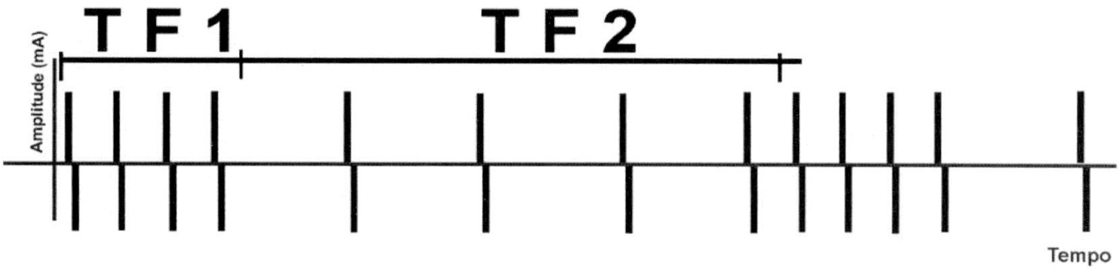

- Frequência F1
- Frequência F2
- Tempo de F1
- Tempo de F2

Forma de onda do tipo PACOTE também chamada de BURST:
Parâmetros envolvidos
- Frequência F1
- Tempo de F1
- Tempo de repouso

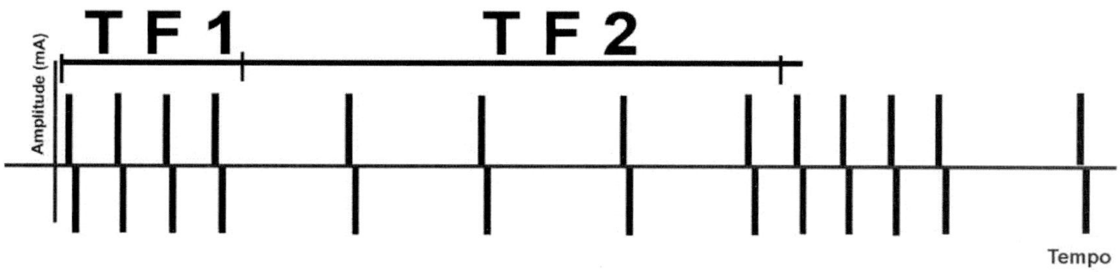

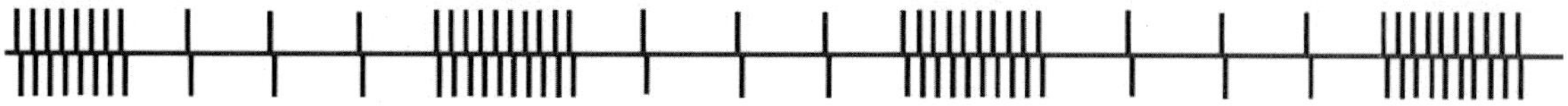

Parâmetro: Amplitude

Refere-se à intensidade do estímulo.

Quanto maior a amplitude de corrente, maior é a área de atuação do campo elétrico, e consequentemente, maior será a área ativada, ou seja, um número maior de UM (unidades motoras) será recrutado.

Tipos de equipamentos

Basicamente existe dois tipos de equipamentos:

- Equipamentos que geram estímulos em fonte de tensão
- Equipamentos que geram estímulos em fonte de corrente

Equipamentos que geram estímulos em fonte de tensão são:

Altamente dependentes da variação da impedância. Não mantêm a corrente constante. Mais baratos.

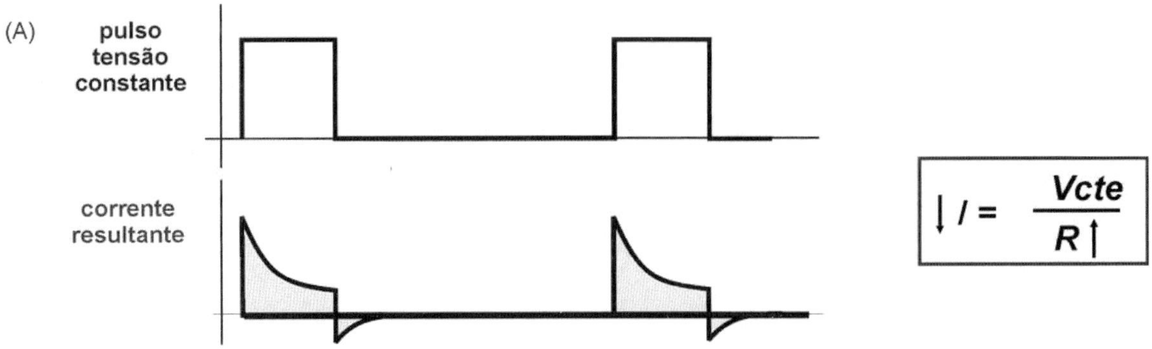

Equipamentos que geram estímulos em fonte de corrente

Mantêm a corrente praticamente constante. Propiciam resultados terapêuticos melhores e mais constantes. A corrente é deliberada pelo usuário e não pela mudança da impedância. Diminuem a possibilidade de efeitos indesejados.

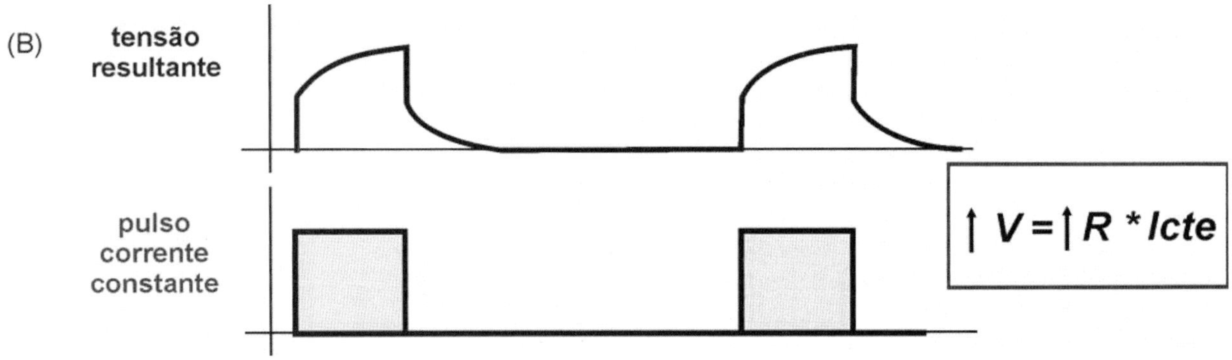

Eletrodos Transcutâneos × Cutâneos

Transcutâneos (gel, borracha) NÃO INVASIVO

- Apresenta menor seletividade no posicionamento do estímulo, maior resistência eletrodo/superfície maior nível de corrente para estimulação, porém, pode haver queimaduras no tecido.

Cutâneos (agulhas)

- Apresenta menor resistência eletrodo/superfície, menor nível de corrente para estimulação, posicionamento mais preciso, pode-se regular a profundidade, é invasivo, pode ocasionar eletrólise e hematomas.

Noções de eletroacupuntura relacionada à estética

O estímulo que melhor se adaptou às nossas necessidades foi o Estímulo por Corrente Pulsada.

Diferenciação técnica:

Eletroacupuntura ×	Acupuntura clássica
Utiliza-se número menor de agulhas.	Utiliza-se um número maior de agulhas.
Máximo 12 agulhas por seção.	Utilização excessiva de agulhas.
Utilização frequente de pontos Xu - Mo.	Menor uso desses pontos.
É necessário a correta localização do ponto, mas sua área de abrangência é maior.	Precisão na localização do ponto, área de atuação menor.
Maior raio de ação na área cutânea.	Menor raio de ação na área cutânea.
Agulhas não tão longas e finas.	Agulhas mais longas e mais grossas.
Não se utiliza agulhas de metais nobres.	Utiliza-se agulhas de metal nobre.
Pode causar sutil dor.	Estimulação mecânica é mais dolorosa.
Efeito analgésico mais potente.	Efeito analgésico menos potente.
Diminuição do limiar da dor rapidamente.	Limiar da dor diminui mais lentamente.
Pode ocorrer pequenos clonos musculares sutis.	Musculatura fica estável.
Se ocorrer fortes clonos ou tetania incompleta da musculatura pode aparecer cansaço.	Paciente não tem reações musculares e não sente cansaço.
Ação ansiolítica e miorrelaxante é mais potente e mais rápida.	Ação ansiolítica e miorrelaxante é menos potente e mais lenta.

Esquema de S. Bastos

Regras de eletrotonificação e eletrossedação

- Tonificar é: aumentar a energia insuficiente e dispersá-la.
- Sedar é: diminuir a energia excessiva para se estabelecer a harmonia entre todos os segmentos energéticos e os pulsos, portanto entre o Yin e o Yang.

Quando tonificar e quando sedar?

Tonificar (favorecer)	Sedar (dispersar)
Quando a energia é insuficiente.	Quando a energia é excessiva.
Nos quadros crônicos.	Nos quadros agudos.
Na flacidez e fraqueza. Os obesos.	Na contratura e espasmos. Os magros
Pontos de tonificação, assentimento e fonte.	Pontos de sedação, alarme e fonte.
O profundo, o interior.	O superficial, o exterior.
O frio.	O calor.
Insensibilidade.	Dor.

Amestoy, 1998.

Eletrotonificação

- Corrente de frequência menor (de 1 a 10 Hz) em média, 2 Hz.
- Eletrodo tonificante: cátodo.
- Tempo de aplicação menor (até 30 min).
- LP (largura de pulso) é menor (150 a 200 us).

Eletrossedação

- Corrente de frequência maior (de 50 a 100 Hz). Em média 100 Hz.
- Eletrodo sedante: ânodo.
- Tempo de aplicação é maior (30 min).
- LP (largura do pulso) é maior (500 us).

Protocolos a serem observados

Quando trabalhamos exclusivamente com agulhas sem o auxílio de Eletroestimulador, deixamos as agulhas agirem durante um período de até 30 minutos, sendo que durante esse período a cada 2 minutos aproximadamente deveremos proceder um estímulo manual na agulha no sentido horário com 12 voltas por minuto.

Protocolo com eletroestimulador para estética facial
Tonificação

Pólo ativo (vermelho) ponto motor Pólo passivo (preto)

F1 = 2 a 10 Hz
F2 = 0
LP = 150 a 200 us
TA = 30 min

Sedação

Pólo ativo (vermelho) ponto motor Pólo passivo (preto)

F1 = 30 Hz à 100 Hz
F2 = 2 Hz à 9 Hz
TF1 = 7 seg
TF2 = 5 seg
LP = 500 us à 700 us
TA = 30 min

Contra-indicações

Pacientes com marcapasso não devem ser tratados com eletroacupuntura.

Desative a estimulação antes da remoção das garras jacaré, mas mesmo que leve um choque do estimulador, isto não representará um perigo.

Não estimule próximo ao *glomus caroticus*, na garganta próximo à artéria carótida, pois isto pode provocar na queda na pressão sanguínea.

Não trate mulheres grávidas nos segmentos das inervações uterinas durante o primeiro trimestre.

Exerça precaução se o paciente apresenta problemas no sistema linfático.

Exerça precaução com pacientes que não estão dispostos a fazer o tratamento ou pacientes amedrontados, ou aqueles com estado de vigília reduzida ou demência.

Pacientes com arritmia cardíaca devem ser monitorados para assegurar que a arritmia não se agrave.

Não coloque agulhas do mesmo par diretamente sobre o coração.

Não coloque agulhas sobre ou nas proximidades da cabeça de pacientes com epilepsia, isto pode provocar um surto.

Note que o sobrestímulo pode piorar a dor do paciente e a condição geral. Tenha cuidado no estímulo de pacientes com alergia a níquel.

Eletrônica muscular

Luis Carlos Fornazieri
Leandro König[*4]
Lênin Ramalho[5**]

Como funciona a eletroestimulação?

O princípio da Eletroestimulação Neuromuscular (EENM) consiste em estimular fibras nervosas periféricas, mediante impulsos elétricos transmitidos por eletrodos, substituindo a ordem originada no cérebro responsável pela contração voluntária, de um número de fibras musculares variável e dependente do condicionamento físico individual. O princípio da eletroestimulação reproduz fielmente o mecanismo desencadeado durante uma contração muscular. O eletroestimulador envia um impulso elétrico provocando uma contração muscular substituindo o estímulo elétrico cerebral. Os parâmetros de estimulação elétrica (número de impulsos por segundo, duração da contração, duração da fase de descanso, duração total do programa) permitem exigir da musculatura distintos tipos de esforço em relação às fibras musculares. Dito isto, poderemos estimular diversos tipos de fibras musculares segundo sua velocidade de contração (fibras lentas, fibras intermediárias ou rápidas).

O conhecimento da fisiologia humana, assim como o domínio dos parâmetros de estimulação dos programas, permitem dirigir com extrema precisão o trabalho muscular objetivando alcançar o máximo de rendimento (fortalecimento, aumento do fluxo sanguíneo, firmeza, etc.).

Quais são os benefícios da Eletroestimulação?

Além de oferecer um modo extremamente eficaz de trabalhar a musculatura com uma progressão significativa das distintas qualidades musculares, temos a diminuição da fadiga cardiovascular e psíquica; praticamente não forçamos articulações e muito menos tendões.

---

4 Médico especializado em Acupuntura.

5 Educador Físico

Deste modo, a eletroestimulação permite exigir um maior esforço muscular se comparada a atividade voluntária.

A eficácia deste trabalho depende também, da arrecadação do maior número possível de fibras musculares, que é diretamente proporcional a energia do estímulo elétrico, diferencial importante em relação ao estímulo voluntário, ou seja, quanto mais intenso o estímulo, maior é o número de fibras musculares que trabalham e mais importante o progresso muscular (fortalecimento muscular, aumento de fluxo sanguíneo, firmeza e definição, etc...), sempre lembrando que as sessões de eletroestimulação devem ser complementadas por exercícios regulares, alimentação adequada e saudável e se possível um estilo de vida equilibrada.

Diferenciação das Fibras musculares

Fibras do tipo I

Apresenta uma coloração vermelha-escura, devido a alta concentração de mioglobinas (hemoglobina muscular que armazena oxigênio) e mitocôndrias. É designada de fibra de contração lenta ou oxidativa lenta. Apresentam a latência demorada, estando adaptadas para contrações lentas, prolongadas e de sustentação postural. Possuem um pequeno diâmetro.

Fibras do tipo II (Esse grupo é subdividido em Fibras IIA e IIB)

Fibras do tipo IIA

De coloração pálida devido a pouca concentração de mioglobinas. Também são chamadas de fibras de contração rápida ou glicolíticas rápidas, possuem um diâmetro maior do que as fibras do tipo I. As fibras IIA desenvolvem uma força de contração maior e completam uma contração muscular única em menor tempo que as fibras do tipo I, no entanto as fibras do tipo IIA fatigam mais rapidamente do que as do tipo I.

Fibras do tipo IIB

O terceiro tipo de fibra é a IIB. É designada de oxidativo rápido-glicolítico e é intermediário em características tais com cor, número de mitocôndrias e hemoglobinas, tamanho, velocidade de contração e velocidade de fadiga.

Os músculos do tronco e membros humanos contêm várias proporções dos três tipos de fibras musculares. Além disso alguns investigadores sugerem que as proporções de fibras musculares de contração rápida e de contração lenta em um músculo em particular variam de indivíduo para indivíduo.

Sóleo, gastrocnêmio, bíceps braquial, esternocleidomastóideo, tríceps braquial e orbicular do olho, são respectivamente os músculos com maior proporção de fibras do tipo I.

Mecanismo de excitação e impulsos necessários

Para fazer que um tecido passe da fase de repouso à de excitação por meio de um estímulo elétrico induzido são necessários algumas condições fundamentais:

A Quantidade de Corrente introduzida ao nível dos tecidos que se queira estimular tem que ser suficiente para este tecido.

A Duração do Estímulo induzido tem de ser adequada à loja muscular específica que se queira estimular.

Se analisarmos estes requisitos mínimos, como já foi dito por Weiss, se deduz que o fator determinante na excitação de um tecido é a relação entre a duração e a intensidade do estímulo e não somente o pico de intensidade.

A relação entre intensidade e duração do estímulo não é constante para todos os grupos musculares, sendo que varia em função dos distritos musculares que existem nos músculos.

Cronaxia e reobase

A relação que une a intensidade de um estímulo e sua duração não é linear e foi codificada por Lapique, que representou graficamente seu desenvolvimento. A figura abaixo, representa a relação entre intensidade e duração de um estímulo induzido necessário para excitar um tecido. Pode-se observar que o aumento da duração de um estímulo corresponde a uma menor intensidade desse mesmo estímulo, porém suficiente para alcançar o limiar de excitação do tecido. Da mesma maneira quanto menor é a duração do estímulo, maior tem que ser sua intensidade para poder alcançar o limiar de excitabilidade.

Para se preparar um estímulo elétrico induzido, que seja qualitativamente válido, não se pode eleger qualquer valor de intensidade ou de duração.

Os tecidos orgânicos, por conta de um mecanismo conhecido como ajuste, tendem a habituar-se a um estímulo repetido e em consequência, eleva-se o valor do seu limiar de excitação. Para se evitar este inconveniente típico dos tecidos orgânicos, preparamos um estímulo que seja válido independentemente da possível adaptação dos tecidos estimulados. Esta solução encontrou Lapique que, definiu os parâmetros REOBASE e CRONAXIA, para determinar os pontos de referência, analisar os efeitos dos estímulos e o valor de umbral da excitação dos tecidos orgânicos.

REOBASE representa o valor de intensidade mínima capaz de levar a excitação ao tecido, independentemente da duração desse estímulo.

CRONAXIA representa a duração que tem de ter um estímulo, com intensidade o dobro da reobase, para levar a excitação ao tecido.

Uma vez que a cronaxia necessária para estimular uma loja muscular é conhecida, podemos excitar sem risco de promover o fenômeno de acomodação.

Reobase	É uma intensidade de corrente	Mede-se em miliampères	Valor máximo para se excitar um tecido
Cronaxia	É um valor de tempo	Mede-se em microssegundos	Tempo necessário para estimular um tecido utilizando-se uma intensidade que é o dobro da reobase

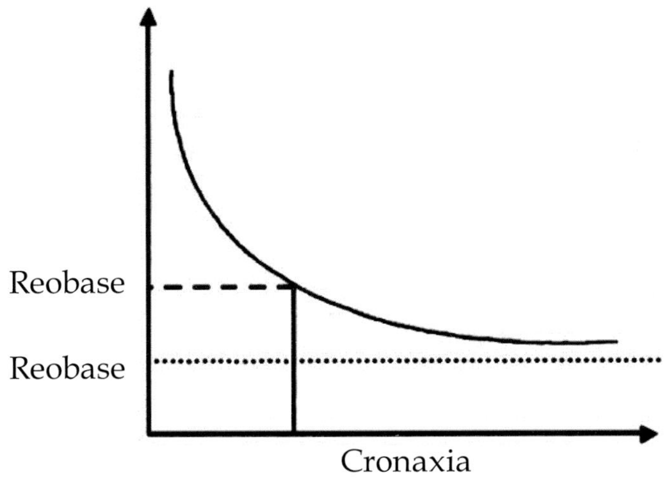

Zona Corporal	Cronaxia (microssegundos)
Perna	400 mseg
Músculo	350 mseg
Abdome	300 mseg
Tórax	250 mseg
Braço	150 mseg
Antebraço	200 mseg

Propriedades do sistema musculoesquelético

Contratilidade --------- Contração (Isotônica, Isométrica e Isocinética)
Elasticidade ----------- Distensão
Tonicidade ----------- Tônus

A contração muscular ocorre com a saída de um impulso elétrico do sistema nervoso central que é conduzido até ao músculo através de um nervo. Esse estímulo elétrico desencadeia o potencial de ação, que resulta na entrada de cálcio (necessário à contração) dentro da célula, e a saída de potássio da mesma. Em termos científicos, as etapas são: 1º) despolarização do sarcolema; 2º) estimulação do retículo sarcoplasmático e 3º) ação do cálcio e de ATP, provocando o deslizamento da actina sobre a miosina (é a contração muscular).

Os músculos são os órgãos ativos do movimento. Eles possuem a capacidade de contrair-se e de relaxar-se, e, em consequência, transmitirem movimentos aos ossos sobre os quais se inserem. O movimento de todo o corpo humano ou de algumas das suas partes cabeça, pescoço, tronco, membros inferiores e superiores deve-se aos músculos.

Músculo estriado ou esquelético

A maior parte do corpo humano é formada por músculos esqueléticos, constituindo desta forma cerca de 40 à 50 % do peso corporal total. Uma das funções mais importantes do músculo esquelético é a capacidade de locomoção e respiração. Três funções do músculo esquelético são importantes: 1ª: geração de força para a locomoção e para respiração; 2ª: geração de força para sustentação postural; 3ª: produção de calor durante períodos de exposição ao frio. Por meio dos tendões os músculos esqueléticos se fixam aos ossos, os músculos esqueléticos se fixam em duas extremidades em uma denominada origem na qual o músculo se une ao osso e não se move, enquanto a outra extremidade está fixada a um osso (inserção) que se move durante a contração muscular.

Os músculos esqueléticos possuem uma coloração mais avermelhada. São também chamados de músculos estriados (fibrocélulas estriadas), já que apresentam estriações em suas fibras. São os responsáveis pelos movimentos voluntários; estes músculos se inserem sobre os ossos e sobre as cartilagens e contribuem, com a pele e o esqueleto, para formar o invólucro exterior do corpo.

Suas funções são:

- Movimento e a manutenção da postura.
- Produção de calor.
- Proteção e a alteração da pressão para auxiliar a circulação.
- Absorventes de choques para proteger o corpo.

Microestrutura dos músculos esqueléticos

O tecido muscular não é constituído apenas por fibras musculares. Há também o tecido conjuntivo que as envolve e se prolongam, formando os tendões ou aponeuroses que fixam o músculo a um osso.

Sarcômero

O sarcômero é a unidade contrátil básica de um *músculo estriado*. São complexos multiprotéicos compostos por três complexos filamentosos diferentes, são eles:

O filamento grosso (ou filamento de miosina) que é composto pela proteína miosina (mais especificamente miosina II).

O filamento fino (ou filamento delgado ou ainda filamento de actina) é formado por monômeros de actina, nebulina, tropomiosina, troponina.

A titina que é uma proteína gigante e possui um alto grau de elasticidade, é responsável por evitar estiramentos excessivos do músculo.

Os sarcômeros se dispõem em série para assim formar as miofibrilas, uma célula muscular estriada é composta de muitas miofibrilas dispostas paralelamente em alto grau de organização. Para se ter idéia uma célula muscular do bíceps, por exemplo, contém mais de 100 mil sarcômeros. Os sarcômeros estão presentes no músculo estriado (cardíaco ou esquelético), mas estão ausentes no músculo liso.

Níveis de organização do sarcômero

Os Sarcômeros são divididos entre si por uma fina camada de proteínas estruturais denominada Linha Z.

Os Filamentos de miosina estão localizados na porção escura do sarcômero denominada Banda A.

Os filamentos de actina estão localizados na porção clara do sarcômero denominada Banda I.

No centro do sarcômero existe uma porção do filamento de miosina sem sobreposição a actina, a Zona H.

Existem aproximadamente 250 milhões de fibras musculares no corpo humano e cerca de 420 mil neurônios motores (motoneurônio).

Uma única fibra nervosa motora inerva cerca de 1 a 5 a 150 ou mais fibras musculares.

Todas as fibras musculares inervadas pelo mesmo nervo motor se contraem e relaxam ao mesmo tempo, trabalhando como uma unidade.

O nervo motor único e as fibras musculares que inervam recebem o nome de *unidade motora*.

A unidade motora constitui a unidade funcional básica do músculo esquelético.

Unidade motora

Um motoneurônio inervando várias fibras musculares, podendo chegar a mais de 150 fibras por neurônio. Relação de fibras musculares inervadas por um único nervo motor não é determinada pelo tamanho do músculo, mas sim pela precisão, exatidão e coordenação do movimento.

Diferença entre contração muscular voluntária e elétrica

Na contração muscular voluntária ocorre primeiramente a solicitação das fibras mais lentas (utilizadas para pequenos esforços) para as mais rápidas (níveis maiores de força). (Princípio de Henneman).

Na contração muscular elétrica a ordem é inversa porque as unidades motoras de condução rápida são maiores e mais fatigáveis com menor intensidade de estimulação (aumento de força).

Frequência	**Tipos de Fibra**	**Resultado**
Abaixo de 10 Hz.	tipo I (vermelhas)	aumento da capacidade aeróbica oxidativa
Acima de 20 Hz.	tipo I (vermelhas)	- tetania - aumento da capacidade aeróbica oxidativa - aumento da vascularização repouso = estimulação maior nos extensores
35 a 70 Hz	tipo II (brancas)	aumento da capacidade glicolítica
Acima de 70 Hz.	tipo II (brancas)	deteriorização da resposta muscular

As fibras musculares podem ser classificadas por meio de sua propriedade contráctil e por sua coloração: fibras lentas, fibras vermelhas ou do tipo I (veja quadro 1 e 2) e fibras de contração rápida, branca ou do tipo II (veja quadro 1 e 2).

Quadro 1:

<table>
<tr><th>Nomenclatura variada dos tipos de fibras</th><th>Característica</th></tr>
<tr><td>Tipo I</td><td rowspan="5">Resistência</td></tr>
<tr><td>Vermelhas</td></tr>
<tr><td>Tônicas</td></tr>
<tr><td>Lentas</td></tr>
<tr><td>Slow twitch fibers (ST)</td></tr>
<tr><td>Tipo II</td><td rowspan="7">Força e velocidade</td></tr>
<tr><td>Brancas</td></tr>
<tr><td>Fásicas</td></tr>
<tr><td>Rápidas</td></tr>
<tr><td>Tipo IIA – rápida oxidativa</td></tr>
<tr><td>Tipo IIB – rápida glicolítica</td></tr>
<tr><td>Fast twitch fibers (FT)</td></tr>
</table>

Quadro 2:

<table>
<tr><th colspan="2">Tipos de fibras musculares</th></tr>
<tr><td rowspan="2">Tipo I (Resistência)</td><td>Subtipo</td></tr>
<tr><td>I C</td></tr>
<tr><td rowspan="6">Tipo II (Força e velocidade)</td><td>Subtipos</td></tr>
<tr><td>II A*</td></tr>
<tr><td>II B</td></tr>
<tr><td>II C</td></tr>
<tr><td>II AB</td></tr>
<tr><td>II AC</td></tr>
</table>

Chiesa; 1999, Fleck & Kraemer; 1999, Bacurau; 2000.

Os subtipos de fibras musculares IIA*, podem ser classificados como fibras intermediárias; Ästrand; 1980, p. 43 Howley & Powers; 2000, p. 137, porque possuem características mistas entre as fibras do Tipo I (resistência) e do Tipo II (força), veja quadro 3.

Quadro 3:

Características das fibras musculares			
Característica	Tipo I (contração lenta) (resistência)	Tipo IIA (contração rápida) (glicolítica oxidativa) (intermediária)	Tipo IIB (contração rápida) (glicolítica) (força)
Velocidade de contração	Lenta	Rápida	Rápida
Capacidade anaeróbia	Baixa	Moderada	Alta
Capacidade oxidativa	Alta	Moderada	Baixa
Estoque de triacilgliceróis	Alto	Moderado	Baixo
Estoque de glicogênio	Moderado	Moderado	Alto
Volume de mitocôndrias	Grande	Moderado	Pequeno
Enzimas oxidativas	Alta	Moderada	Baixa
Enzimas glicolíticas	Baixa	Moderada	Alta
Capilaridade	Elevada	Moderada	Reduzida

Adaptado Ästrand; 1980, Saltin e cols. in Bacurau; 2000, Howley & Powers; 2000. Platonov; 2003.

Outras vantagens da EENM

- É predominante a ativação de fibras rápidas.
- Inibição da fadiga do Sistema Nervoso Central.
- Maior número de repetições.
- Maior número de carga.
- Adaptação para treinos desportivos.

Estudos científicos EENM

- Revista Veja: Prof. Willian, afirma que consegue 15% do ganho de força muscular no bíceps e 30 a 40% no quadríceps (out/2006).
- Estabilidade articular do deltoide, e maior recrutamento de unidades motoras (Evangelista, 2006).
- A eletroestimulação é um complemento, não um substituto para os exercícios voluntários em músculos saudáveis (Hainaut & Duchateau, 1992).
- Em reabilitação, ocorreram mudanças relativas na fosfocreatina, fosfato inorgânico, e pH intracelular para determinado tipo de protocolo e no músculo gastrocnêmio (Matheson et al, 1997).

- A Estimulação Elétrica Neuromuscular é melhor que a Estimulação Elétrica Muscular (Li J, 2002).
- Na estimulação elétrica temos a ativação predominantemente de fibras de contração rápida. E na contração convencional por atividade física recruta-se as fibras de contração lenta (Zatsiorsky, 1999).
- Porcari et al (2002) apud Bem, testou os aparelhos de eletroestimulação vendidos na TV e verificou que não houve modificações nos parâmetros composição corporal, força muscular e aparência física.
- Maffiuletti et al (2002) testou uma combinação de treino pliométrico e estimulação elétrica em atletas de voleibol e verificou que houve um significativo aumento nos valores de força máxima e força explosiva.

Posterior da coxa - Isquiotibiais

Bíceps femural 65% tipo I, 10% tipo IIA, 25% tipo IIB.

Semitendíneo e semi-membranáceo 50% tipo I, 15% tipo IIA e 35% tipo IIB. (Pinto, eletromiografia URGS, 2001).

Glúteos

Glúteo Máximo 50% tipo I, 20% tipo IIA, 30% tipo IIB. Glúteo Médio e Mínimo (Pinto, 2001 & J. Weineck, 1990).

Tríceps Braquial

Porção média e lateral correspondem a 33% de fibras tipo I e 67% tipo IIB (Pinto, 2001).

Pesquisas

- Foi verificado que num treinamento combinado de exercício voluntário e eletroestimulação no reto abdominal resultou em ganhos maiores de resistência que de força, enquanto que o treinamento apenas com exercício voluntário resultou em ganhos maiores de força (Estadella *et all*).
- Se não houver muita gordura na região, é possível um levantamento da área trabalhada. No caso em que há acúmulo de gordura, com o aumento da circulação local, a tendência é favorecer a mobilização da gordura, diminuindo o depósito (Evangelista, 2006).

Princípios utilizados nos programas de Eletroestimulação

1. Colocação dos eletrodos.
2. Posição do corpo para eletroestimulação.
3. Ajuste da energia de estimulação.
4. Progressão dos níveis de eletroestimulação.
5. Alternar sessões de estimulação com treinamento voluntário.

Colocação dos eletrodos

- Um cabo de estimulação compõe-se de dois pólos, um pólo positivo (+) vermelho e um pólo negativo (-) preto. Deve-se conectar um eletrodo distinto a cada um dos pólos.
- Dependendo da característica do programa, o eletrodo (+) poderá ter uma fixação estratégica.
- Para todos os programas de eletroestimulação muscular é importante colocar o eletrodo (+) no ponto motor do músculo.
- A escolha do tamanho dos eletrodos (grandes ou duplos) e (pequenos ou simples) e sua colocação correta no grupo muscular a ser estimulado, são fatores determinantes e essenciais para a eficácia da estimulação.

Posição do corpo para eletroestimulação

A posição do corpo para a estimulação depende do grupo muscular a ser estimulado e do programa exigido.

Para os programas que produzem contrações importantes (tetânicas) se recomenda trabalhar o músculo de forma isométrica, ou seja, devemos fixar a extremidade dos membros.

Ajuste das energias de estimulação

O número de fibras que trabalham durante a estimulação muscular é diretamente proporcional a energia de estimulação.

O progresso será maior com o aumento da energia de estimulação e deve servir de parâmetro desde o primeiro dia de estimulação, sendo que se deve ter o cuidado de não imprimir energia excessiva nas três primeiras sessões de eletroestimulação e seu avanço deve ser gradativo de sessão em sessão.

Progressão dos níveis de eletroestimulação

O número de fibras musculares submetidas a eletroestimulação dependem da energia de estimulação, a natureza e quantidade de trabalho que efetuam estas fibras dependem do programa e do nível.

O progresso muscular assim como sua aptidão para funcionar com um nível mais elevado de estímulo elétrico depende do programa utilizado, do número de sessões semanais e da duração dessas sessões, além é claro, dos fatores intrínsecos próprios de cada indivíduo.

Ao final de um ciclo, pode-se iniciar um novo com um nível imediatamente superior ou realizar manutenção de 1 (uma) sessão por semana com o último nível utilizado.

Alternar sessões de estimulação com treinamento voluntário

As sessões de eletroestimulação podem ser realizadas durante ou separadamente do treinamento voluntário.

Recomenda-se efetuar primeiramente o treinamento voluntário e após a sessão de eletroestimulação devido a fadiga muscular.

Quadríceps (Região anterior da coxa)

Posição: sentado.

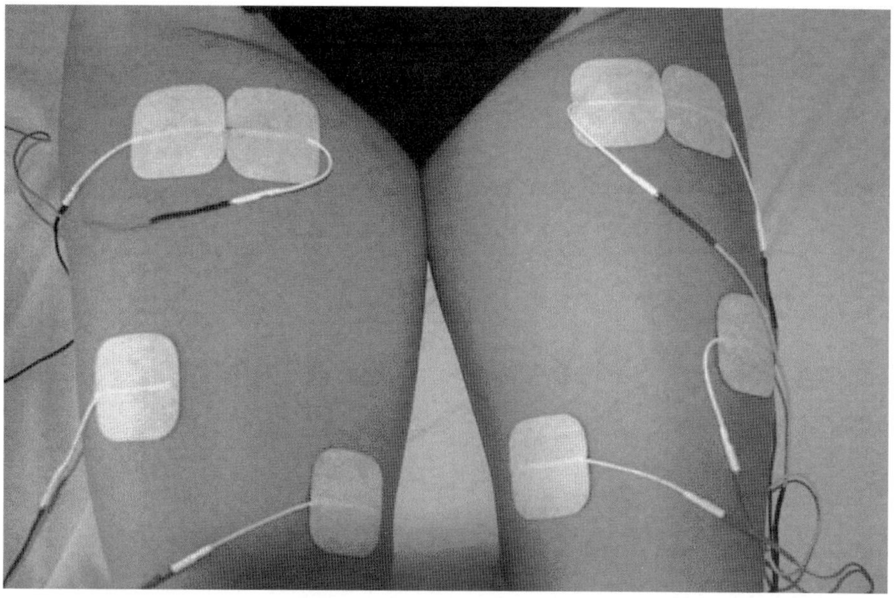

Este trabalho pode ser realizado de duas maneiras:

1. De forma estática, adaptando a posição com o objetivo de bloquear o movimento articular.
2. De forma dinâmica, dando prioridade ao trabalho com movimento e utilização de carga.

Isquiotibiais (Região posterior da coxa)

Posição: decúbito ventral (deitado de barriga para baixo)

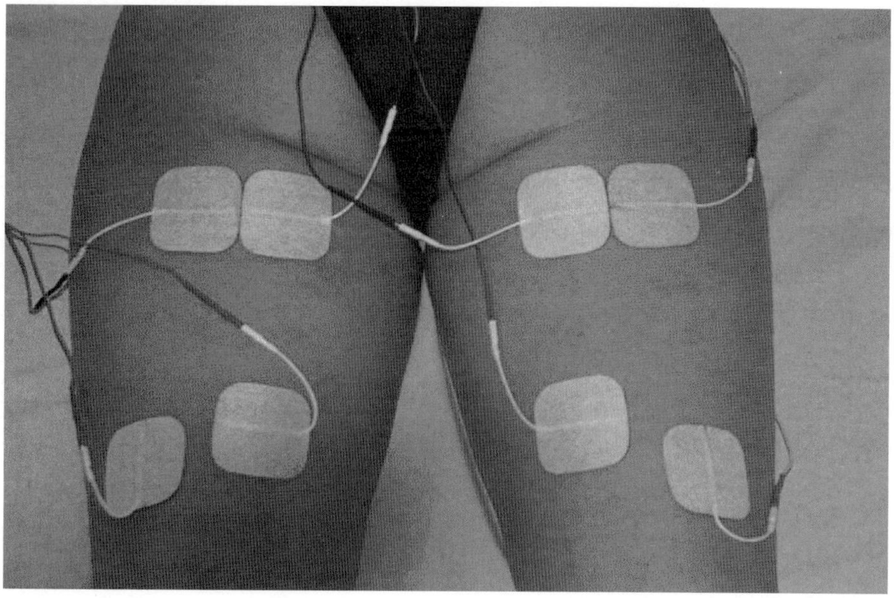

1. De forma estática, adaptando a posição com o objetivo de bloquear o movimento articular.

2. De forma dinâmica, dando prioridade ao trabalho com movimento e utilização de carga.

Adutores (Região medial da coxa)

Posição: sentado com um objeto separando os joelhos

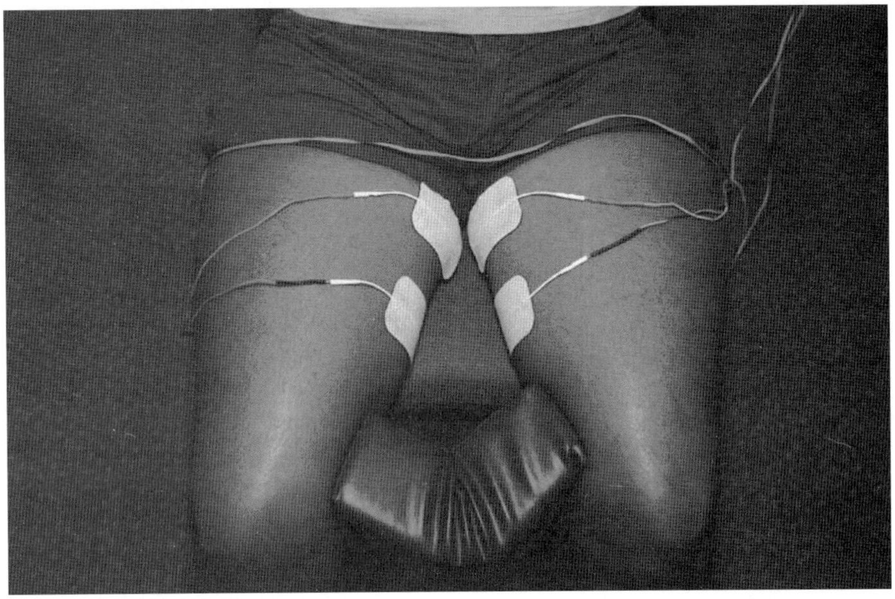

Glúteos

Posição: decúbito ventral ou ereto (em pé)

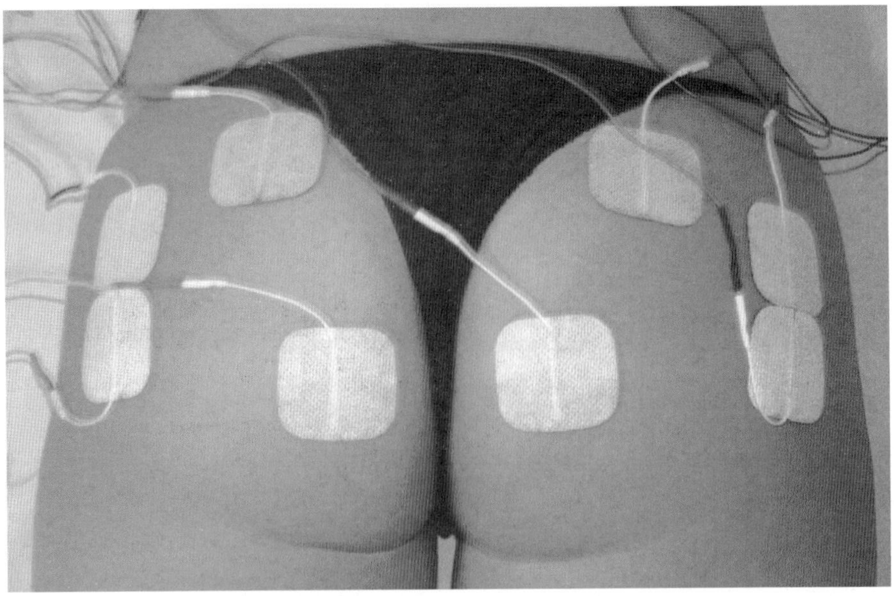

1. De forma estática - contraindo a musculatura durante o estímulo.
2. De forma dinâmica - agachamento ou elevação da perna.

Abdominais

Posição: decúbito dorsal com as escápulas elevadas em 30 graus

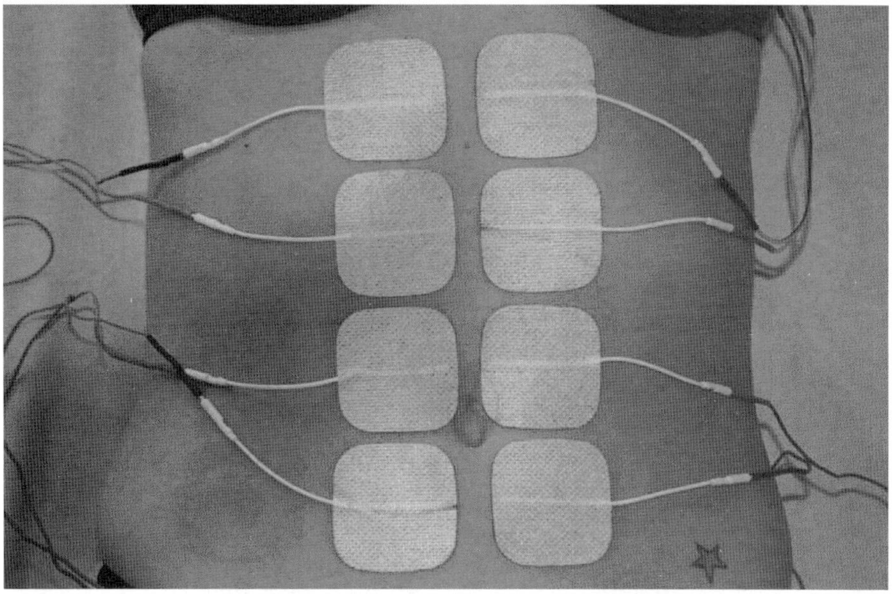

- De forma estática - contrair abdômen como se fosse iniciar o movimento de forma dinâmica.
- Elevar a parte superior do tronco acima dos músculos abdominais tomando o cuidado de não provocar uma posição em lordose e sim trabalhar com a articulação da coluna flexionada.

Tríceps Braquial (Região posterior do braço)

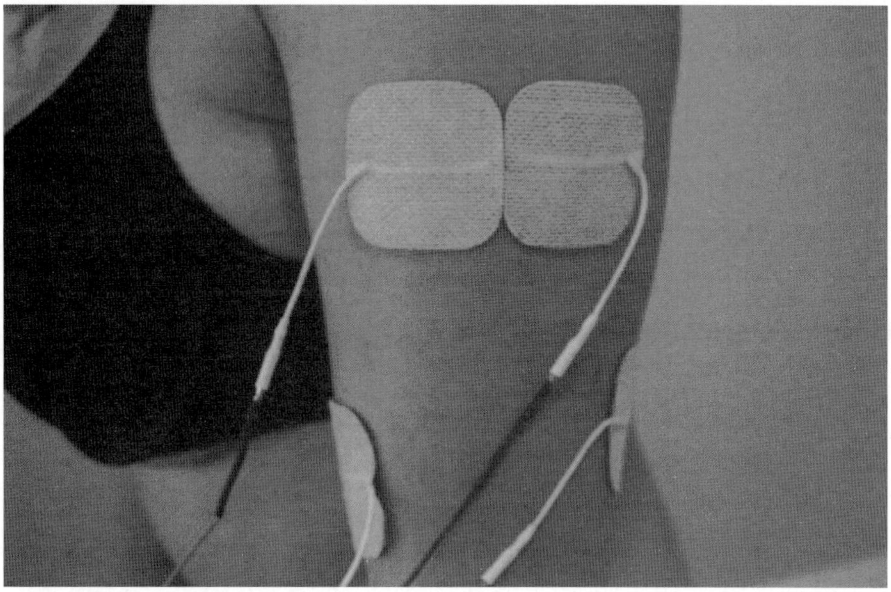

Posição: sentado com os antebraços e mãos descansados em uma superfície de apoio.

Bíceps Braquial (Região anterior do braço)

Posição: sentado com os braços apoiados em um suporte e mãos viradas para cima, fixas com objetivo de impedir o movimento de flexão do antebraço sobre o braço.

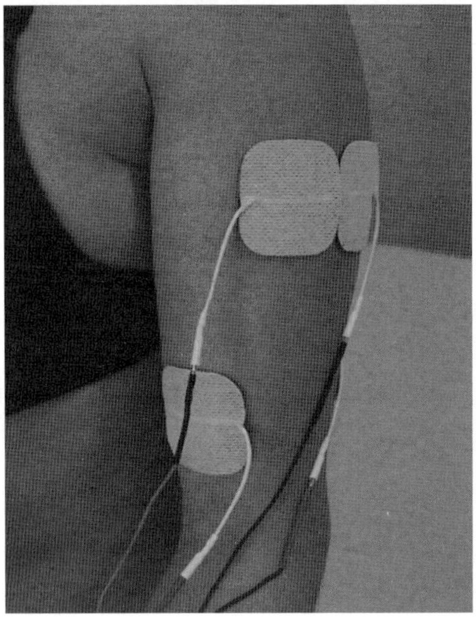

Aplicações específicas

Para dar firmeza ao corpo e definir a silhueta.

Os programas *Tonificação, Músculos firmes e Modelar* permitem impor a musculatura um trabalho perfeitamente adaptado e progressivo. Esta intensa atividade muscular (centenas de segundos de contração) definirá a musculatura e redefinirá seu contorno esculpindo o corpo.

Os programas estão compostos por três fases, aquecimento, trabalho (contração muscular) e recuperação ativa.

Duração do ciclo: 13 semanas

Da 1ª a 3ª semana: 4x Tonificação / semana + Capilarização (?)
Aquecimento (2 min.), Contração (20 min.), Recuperação (3 min.)
Da 4ª a 8ª semana: 4x Músculos firmes / semana + Capilarização
Aquecimento (2 min.), Contração (17 min.), Recuperação (3 min.)
Da 9ª a 13ª semana: 4x Modelar / semana = Capilarização
Aquecimento (2 min.), Contração (20 min.), Recuperação (3 min.)

Capilarização

Complemento dos programas Tonificação, Músculos firmes e Modelar.

O trabalho muscular realizado com eletroestimulação é complementado pelo programa Capilarização, devido ao forte aporte sanguíneo com aumento de fluxo, permitindo um aumento significativo na oxigenação tecidual complementando o trabalho.

Duração do ciclo: 13 semanas, 1 sessão para cada sessão de tonificação, músculos firmes e modelar, para os grupos musculares trabalhados.

Este procedimento de estimulação pode ser aplicado sobre vários grupos musculares durante o mesmo ciclo.

Efeito das distintas frequências de estimulação muscular

1 a 3 Hertz

- Efeito descontraturante e relaxante, ideal para contratura muscular.
- Provoca efeito descontraturante nos grupos musculares estimulados, diminuem o tônus muscular e o efeito se prolonga por horas, permitindo maior controle sobre os movimentos efetuados. Recomendado para tratamento de dores musculares, neste caso utilizado para prevenção.

4 a 7 Hertz

- Aumento da secreção de endorfina e encefalina, promovendo um efeito analgésico e ansiolítico (programa endorfínico, relaxamento e recuperação ativa).
- Além do efeito antálgico (endorfínico= max em 5 Hz) temos um aumento de fluxo sanguíneo na região (7 Hz) evitando câimbras, reoxigenando tecidos, acelerando o retorno venoso e eliminando restos do metabolismo.

8 a 10 Hertz

- Máximo fluxo sanguíneo (aumento de 5 vezes) programa capilarização.
- Com aumento de fluxo e neocapilarização temos melhor restauração tecidual, melhora na drenagem linfática e no retorno venoso.

10 a 33 Hertz

- Recruta e aumenta a resistência das fibras lentas (tipo I), programa com o nome firmeza muscular, iniciação aeróbica.
- Transformação de fibras rápidas (tipo IIa) em lentas (tipo I) com aumento da velocidade de oxigenação local.
- Ideal para aumento do tônus e resistência muscular localizada aplicada a estética (abdominal e glútea) principalmente quando associada ao gasto de calorias, permitindo aumentar o tônus utilizando gordura como fonte de energia.
-

- 33 a 50 Hertz
  - Estimula fibras intermediárias (tipo IIa), aumenta a resistência a fadiga. Programas força e resistência, musculação e anaeróbico.
  - Aumenta o tônus sem hipertrofiar a musculatura, ideal para abdômen, glúteos e adutores onde a sensação de potência de contração não é alcançada com exercícios voluntários.

50 a 75 Hertz

- Estimulam fibras (tipo IIb), aumentam a força e a resistência aumentando o volume muscular.

75 a 120 Hertz

- Utilizado em esportes de elite que exigem força explosiva.
- Diminuição de musculação com cargas pesadas por risco de lesões e utilização da estimulação muscular.

Quando o eletroestímulo é mais eficaz

A eficiência é diretamente proporcional a intensidade do estímulo aplicado, maior intensidade, maior número de moto-neurônio ativado.

A intensidade se mede em mileampères e é controlada manualmente no eletroestimulador.

A intensidade tem muita importância na melhora da força e resistência. A recomendação inicia com + ou - 28 ampères até o máximo suportável.

A eletroestimulação não pretende substituir a atividade física , é sim um aliado na melhora do rendimento, na recuperação funcional e principalmente na estética e na melhora da qualidade de vida.

Na eletroestimulação o trabalho é ativo, o paciente sente, nota e suporta a contração muscular involuntária. Quando utilizada a frequência ideal temos aumento importante do aporte sanguíneo com neovascularização e melhora do retorno venoso.

A eletroestimulação não é passiva, pois o paciente suporta o estímulo e é obrigado a impor à sua musculatura tensões tão difíceis de suportar quanto tensões voluntárias.

A eletroestimulação é um procedimento sério que precisa ser orientado por profissionais especializados; a duração da contração, pausa, número de séries, amplitude da corrente, frequência de estímulos e demais fatores devem ser controlados de modo a trazer resultados positivos, minimizando os danos.

É imprudente comprar aparelhos vendidos enganosamente através da promessa de resultados irreais e usá-los de forma descontrolada.

Caso a eletroestimulação realmente seja útil, um profissional saberá indicá-la.

Capítulo XVI

Falando sobre laser

O primeiro aparelho colocado em ação foi o de Bastão de Rubi, construído por Maiman, no laboratório da Hughes, em 1960.

A partir de 1961, com o surgimento do Laser de Hélio-Néon (He-Ne) construído nos laboratórios da Bell por Ali Javan, vários centros de pesquisa desenvolveram aparelhos de laser com outras substâncias, com bons resultados e novas aplicações.

A palavra Laser significa: *Light Amplified Stimulated Emitted Rays* (amplificação da luz por emissão estimulada da radiação), isto é: a luz é gerada pela realimentação da própria luz.

É uma luz de cor pura, ondas oscilando numa mesma fase, tornando-se altamente direcional com um mínimo de tendência a desvios de trajetória.

Sua ação é trófica, antiedematosa, analgésica e bactericida.

Dependendo do comprimento de onda emitido pelo laser, são observadas diferentes camadas de absorção para os diversos tipos de tecidos do nosso corpo, como também é definida pelo Comprimento de Onda a profundidade de penetração, onde escolhemos que tecido vamos trabalhar.

A reação fotoquímica obtida pela ação do laser atua diretamente na síntese de enzimas, sendo que as mitocôndrias e os lisossomas são os primeiros a serem estimulados, ocasionando um aumento de ATP mitocondrial, elevando o $Cálcio^{++}$ intracelular e, por consequência, múltiplas reações que acabam intervindo no metabolismo celular.

Com relação aos pontos de Acupuntura, sabemos que cada ponto apresenta uma maior quantidade de tecido nervoso (nervos, transmissões nervosas, plexos nervosos, sensores espiralados tendinomusculares), os quais são facilmente estimulados pela ação do laser.

Os efeitos observados no corpo biologicamente falando são:

- Maior produção de DNA e RNA.
- Aumento da síntese de ATP.
- Aumenta a fagocitose dos leucócitos.
- Melhora a neurovascularização.
- Aumento da oferta de beta-endorfina em líquido cefalorraquidiano.
- Aumento na formação do colágeno.
- Maior liberação de histamina e Acetilcolina.
- Melhora a oferta de prostaglandina.
- Favorece a cicatrização em pele, tecido ósseo e nervoso.
- Ajuda na microcirculação vascular.
- Melhora a respiração celular.
- Melhora o sistema imunológico.

Indicações de frequência

As frequências podem ser muito importantes devido ao efeito ressonância que ocorre no tecido e no sistema da célula.

As frequências são dispostas como letras ou figuras.

NOGIER *A ´B ´C ´D ´E ´F ´G ´*

BAHR *1 2 3 4 5 6 7*

As frequências são aplicadas para:

1. Diagnose RAC (Reflexo Aurículo Cardíaco)

Teste de pulsação de acordo com NOGIER.

2. Terapia

As frequências são aplicadas em partes do corpo e doenças relevantes.

Raio contínuo

A função de emissão contínua deve ser usada quando a energia máxima é requerida rapidamente (2 Joules/40 segundos com a força do laser em 50 mW). A emissão contínua é neutra, o raio não é interrupto nem modulado. As células permanecerão estimuladas através da introdução de energia fóton (ver síntese de ATP). As frequências (Hz) oferecem informação adicional. Notar que as frequências devem ser exatas e provadas, se não o benefício será pequeno.

Frequências - NOGIER

As frequências mais conhecidas e mais usadas em terapia e diagnose a laser são as frequências de acordo com o Dr. NOGIER, França.

A´B´C´D´E´F´G´

Frequência	Doença	Parte do corpo	
A'/292	Doenças agudas, nível celular, inflamação, tumores	Orifícios do corpo	Pontos Shu Dorsais
B'/584	Doenças crônicas, metabolismo, nutrição celular	Abdômen	Pontos de Sedação
C'/1168	Circulação, transferência de energia, problemas de locomoção,	Ossos, músculos	Ponto de Tonificação
D'/2336	Problemas psíquicos, fadiga, desordem do lado cerebral	Juntas	Ponto de Alarme
E'/4672	Distúrbios nervosos / dor, nevralgia, nevrite	Coluna vertebral e nervos	Ponto Inicial
F'/9344	Depressões, sintomas psíquicos e causas, reconstrução óssea	Face, subcórtex, emoções	Ponto Final
G'/18688	Distúrbios intelectuais e psicossomáticos	Zona cerebral frontal	Ponto Fonte

A terapia e diagnose avançada
Frequências - BAHR (TMO)

Elas respondem às três camadas de tecido da pele: 1) profunda, 2) intermediária, 3) superficial. Além do mais, elas têm uma relação com os meridianos e com o sistema nervoso.

1, 2, 3, 4, 5, 6, 7.

Frequência	Doença, parte do corpo
1/559,5	Interrupção na conversão de energia adquirida, interrupção na conversão das próprias fontes de energia, motivo de doenças, afinidade com o sistema nervoso simpático.
	Tecido profundo
2/199	Transferência de energia, energia neurônica e função de distribuição, sistemas nervosos e hormonais, afinidade com o sistema nervoso parassimpático.
	Tecido central
3/2388	Área limítrofe e tangencial entre o homem e o meio ambiente, pontos bióticos, pontos do canal Ômega-Ren.
	Tecido superficial
4/4776	Pontos do canal Ômega-Du.
5/9552	Oscilação de frequência, super-Ômega.

6/149,875 Eixo esquerdo, pontos direitos.
7/299,75 Eixo direito, pontos esquerdos.
Frequências 6 e 7 são usadas em medicina auricular para balanço lateral.

Frequências - ELIAS

Estas frequências são dispostas como:
1, 2, 3, 4, 5, 6, 7, 8

Frequência	Doença	Parte do corpo
1/25	Frequência estimulativa, para crianças com fraca concentração mental e adultos que sofrem de estresse (sem resposta RAC).	
2/50	Antiinflamatório, fortalece o sistema imunológico (alergia), bom de ser combinado com outras frequências. Nutrição celular, circulação sanguínea, tecido conector.	
3/160	Para pacientes que querem engravidar, preocupações, para pacientes emotivos e instáveis.	Córtex e subcórtex
4/350	Tendão, músculos, problemas nos ossos, bom de ser combinado com 50 Hz.	Extremidades
5/474	Regularização, tranquilização, similar ao 25 Hz. Desordem de balanço lateral.	
6/2800	Nevralgia, paralisia, combine com 40, 474 e 8000 Hz.	Sistema nervoso periférico
7/6500	Desordem psicossomática.	
8/8000	Frequência de dor.	

Frequências de acordo com Reininger

Frequência	Hz	Meridiano correspondente
R1	791 Hz	Meridiano do Intestino Delgado (ID/SI)
R2	667 Hz	Meridiano da Bexiga (B/Bl)
R3	611 Hz	Meridiano do Rim (R/KI)
R4	553 Hz	Meridiano do Intestino Grosso (IG/LI)
R5	732 Hz	Meridiano Triplo Aquecedor (San Jiao)
R6	583 Hz	Meridiano da Vesícula Biliar (VB/GB)
R7	442 Hz	Meridiano do Fígado (F/LIV)
S7	824 Hz	Meridiano do Pulmão (P/LU)
S6	471 Hz	Meridiano do Estômago (E/ST)
S5	702 Hz	Meridiano do Baço (BP/Sp)
S4	497 Hz	Meridiano do Coração (C/HE)
S3	530 Hz	Meridiano do Pericardio (PC/P)

Dosimetria

40 segundos = 2 Joules

50 mW emitirá dentro de 40 segundos exatamente 2 Joules em raio contínuo, 1 Joule em modulação de frequência.

Joule/área é calculado usando os seguintes parâmetros:

1. Energia (W/mW)
2. Frequência (Hz)
3. Duração da Terapia (seg. ou min.)
4. Área (cmx)

$$\text{Fórmula: } \frac{\text{Watt x Segundos x d.c}}{\text{Área (cm}^2)} = \text{Joule/cm}^2$$

Nível de dosagem padrão

G. Danhof

Inflamação aguda

Dosagem 1-6 Joules/cmx

Tempo de terapia 20-120 segundos

Inflamação crônica

Dosagem 4-8 Joules/cmx

Tempo de terapia 80-160 segundos

Estimulação do metabolismo

Dosagem 3-6 Joules/cmx

Tempo de terapia 20-120 segundos

Estimulação da circulação sanguínea

Dosagem 1-3 Joules/cmx
Tempo de terapia 20-60 segundos

Koel, Moolenaar, (Medicina Esportiva)

Dermatologia Protocolos para Laser Classe 3B.

Diodo do laser: Potência de saída: 400 mW com comprimento da onda: 810 nm

Indicação	Joule/cmx
Alergia	8
Alopecia areata	8
Alopecia difusa	10
Tecidos conectivos	10
Celulite	12
Herpes zoster	6
Coceira	8
Linfa	10
Cicatriz	10
Neurodermite	8
Nervos	8
Fungos	10
Mente	6
Mucosa	8
Dor	8
Regeneração	10
Relaxamento	10
Ferimentos agudos	6
Ferimentos crônicos	10

Tratamentos pós-traumáticos

Ruptura 0,5 – 3 J/cm^2
Hematoma 0,5 – 3 J/cm^2
Edema 0,5 – 2 J/cm^2

Como aplicar o laser?

Método 1

Toque

O laser é colocado diretamente sobre a pele (alta densidade de energia) e corre sobre toda a área a ser tratada. Um ótimo método quando a distância da pele é curta (contato perto da pele).

Método 2

Aplicação à distância

O laser é aplicado de uma distância de aproximadamente 0,5 cm. Devido à divergência do raio quando é emitido pelo diodo do laser, uma área maior do que o alvo é coberta. Esta técnica é recomendada para ferimentos e condições dolorosas, por exemplo, herpes zoster.

Método 3

Colocando depósitos de energia - oferece energia de alta densidade. Este é provavelmente o melhor método para o tratamento superficial!

Acupuntura

1. Terapia de menor duração (10-20 segundos/ponto).
2. Pontos que são difíceis de tratar com agulha (membranas mucosas, ferimentos, juntas etc.) agora podem ser incluídas no tratamento.
3. Terapia sem dor (particularmente adequada no tratamento de pessoas sensíveis, crianças etc.).
4. Usadas em casos em que a Acupuntura clássica não recomenda o uso de agulhas (astenia).
5. Asséptico (não é necessário a esterilização).
6. Pode ser usado para complementar e estender a agulha se pontos adicionais forem necessários para melhorar o fluxo de energia.

Meridianos, pontos de acupuntura

	Joule/cm^2	Frequência	Intervalo/semana
Agudo	2-4	A/frequência da zona	3-6
Crônico	2-4	B/frequência da zona	1-2

Acupuntura auricular

	cm^2	Frequência NOGIER	Frequência ELIAS	Intervalo/semana
Agudo	1-3	A	conf. a patologia	3-5
Crônico	2-4	B		1-2

Dermatologia (pele, tecido)

Eczema

Herpes Acne

Psoríase (combinando outros tratamentos)

Ferimentos/cicatrização de ferimentos, úlceras, cicatrizes, queimaduras.

Eczema

No caso de eczema de contato, é importante evitar a causa da reação alérgica. Os sintomas locais podem conseguir uma melhora pela radiação a laser. Use tratamento local com 4-8 j/cm^2.

Herpes labial simples

O tratamento do herpes deve ser feito com alta dosagem de 4 a 10 Joules. Os melhores resultados podem ser vistos quando se inicia a terapia nos primeiros estágios da lesão. No caso de tratamento do herpes labial simples, o tratamento deve ser feito diariamente. Importante que se faça varredura em todo o lábio afetado.

Acne vulgaris

É tratado com 2-8 Joules.

	Joule cm²	Frequência NOGIER	ELIAS	Intervalo/semana
Agudo	2-6	A, F	2, 8	2-3
Crônico	4-8	B, F	2, 8	1-2

Couro cabeludo, alopecia areata

	Joule cm²	Frequência NOGIER	ELIAS	Intervalo/semana
Agudo	8-15	A, C, E, F	2, 8	2-3
Crônico	8-15	B, C, E, F	2, 8	1-2

Cirurgia, melhora na cicatrização

É recomendada alta energia de 5-6 Joule/ponto.

Úlcera, queimaduras

	Joule cm²	Frequência NOGIER	ELIAS	Intervalo/semana
Agudo	4-6	A, (B), C	2, 8	3-5
Crônico	6-10	B, C	2, 8	1-2

Paralisia dos nervos faciais

	Joule cm²	Frequência NOGIER	ELIAS	Intervalo/semana
Agudo	4-8	E, F, (A)	6, 8	3-5
Crônico	6-12	E, F, (B)	6, 8	1-2

O Laser é um avanço tecnológico sofisticado, útil e necessário ao consultório moderno. Sua portabilidade e facilidade de aplicação fazem dele uma ferramenta ímpar, conferindo a necessária segurança aos pacientes preocupados com os processos de contaminação sugeridos pelas agulhas.

Exemplo

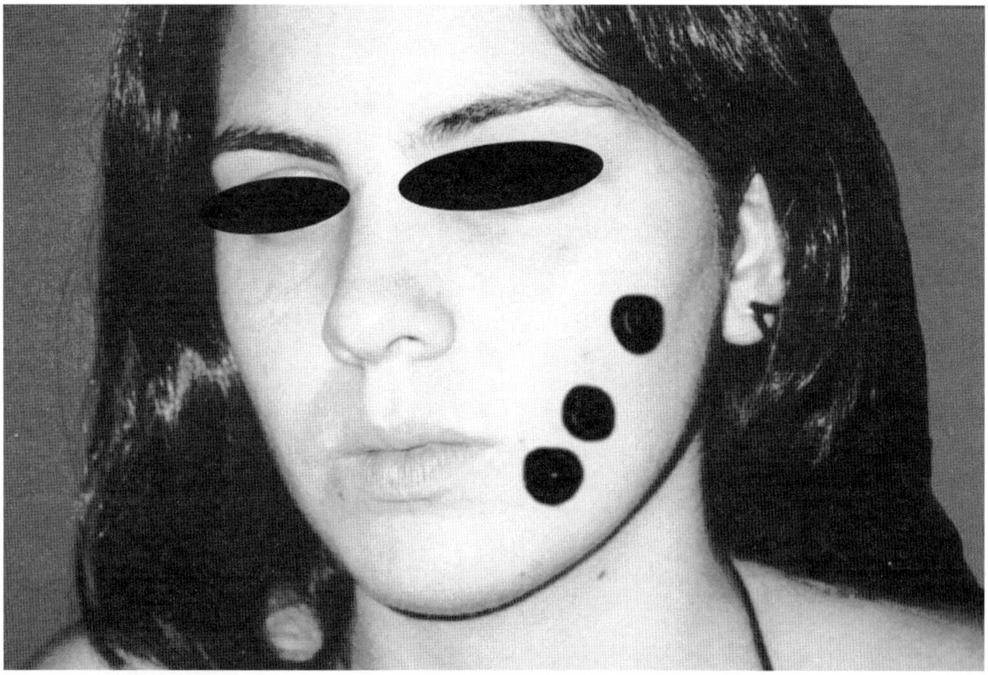

Fazer varredura das áreas indicadas.

HAND LASER de meio ativo *AIGaInP* (Alumínio Gálio Índio Fósforo) com potência útil de *40 mW.*

2 min. por área. Tempo máximo de exposição: 10 min.

Para Caneta de 780nm infravermelho de meio ativo *GaAlAs* (Gálio Alumínio Arseniato) com potência útil de *70 mW.*

1 min. por área com 135,0 J/cm^2.

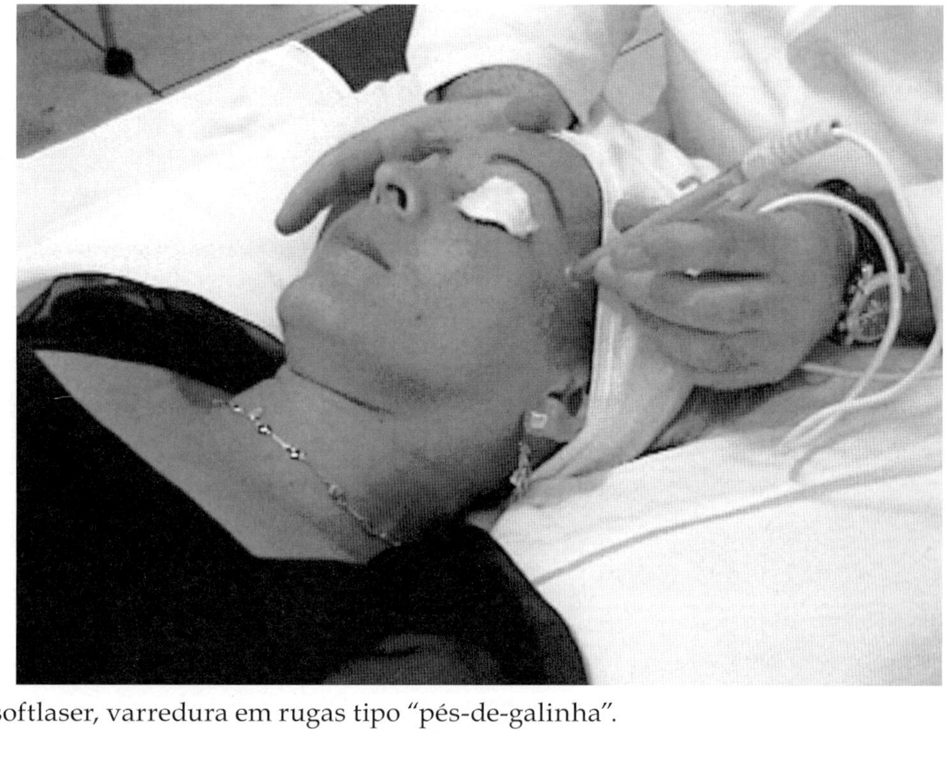

Aplicação de softlaser, varredura em rugas tipo "pés-de-galinha".

ILIB - TÓPICA (irradiação do sangue intravascular com laser)

Com base em trabalhos realizados por Mester os russos a partir de 1970 desenvolveram a leserterapia intravenosa com laser, mostrando a sua eficácia no tratamento de várias patologias crônicas e agudas.

Com observação da evolução clínica dos pacientes, pesquisas sobre o mecanismo de ação do ILIB, foram intensificadas, evidenciando o efeito antioxidante da terapia, por aumento da produção da enzima SOD CuZn (superóxido desmutase) fundamental à quebra do mecanismo de produçãoo dos radicais livres gerados a partir do oxigênio, e que servirá de substrato para o desencadeamento da formação de radicais livres mais lesivos, como a hidroxila (OH).

O processo da aplicação do ILIB modificado pelo INCOR no Brasil, possibilita a aplicação tópica e não invasiva na artéria radial de Laser vermelho contínuo durante 45 minutos de maneira que toda a energia fotônica e seus efeitos benéficos sejam absorvidos pelo paciente.

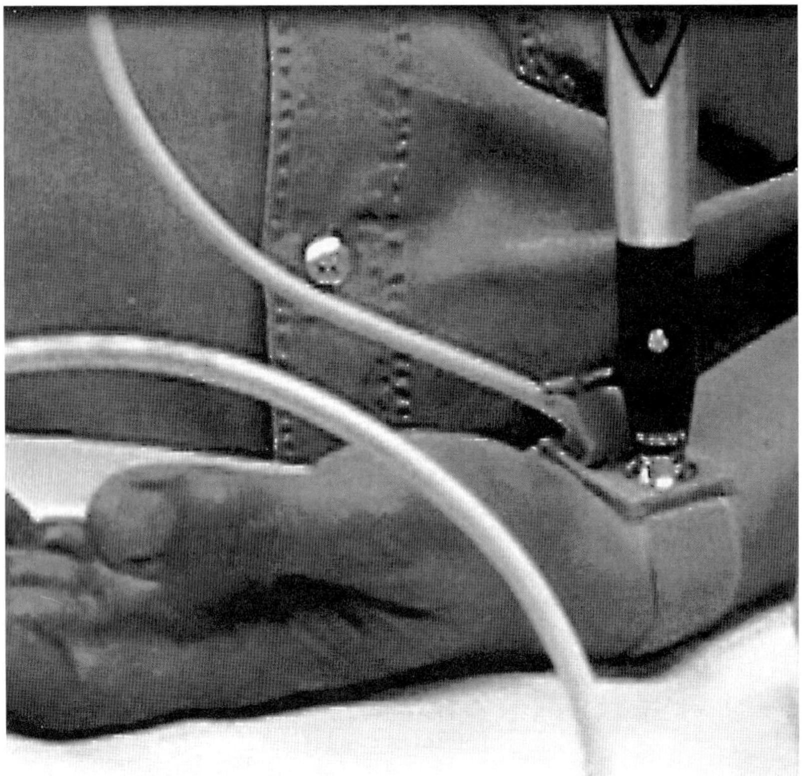

ILIB

Benefícios do ILIB "Intravascular Laser Irradiation Of Blood"

- Doenças do sistema respiratório (Asma, alterações desencadeadas pelo fumo);
- Diabetes e suas complicações;
- Doenças inflamatórias;
- Doenças Cardiovasculares (infarto e angina);
- Doenças do sistema vascular periférico e cicatrização em geral;
- Aumento dos níveis de Soro CD3, CD4, CD8, IgG, IgA, IgM, C3 e C4 em pacientes imunodeprimidos;
- Dentre outros vários benefícios.

Cirurgia Plástica

A laserterapia ameniza e/ou previne todas as intercorrências comuns no pós- operatório relacionado às cirurgias plásticas. Dentre elas, o previsível processo inflamatório e o prematuro restabelecimento do equilíbrio das regiões agredidas.

A técnica é simples, varrer toda a área a ser aplicada com 4 joules/cm^2 antes da cirurgia pelo menos umas 3 aplicações e após a cirurgia o mesmo procedimento na área afetada pela incisão só que agora além da dosimetria de 4 joules/cm^2 utilizar essa carga com frequência de 10 hz.

Queloide e cicatrizes

Ao acelerar o processo de cicatrização, o laser induz um ambiente desfavorável à formação de queloides. Entretanto, se o queloide já está formado, uma outra técnica utilizando a laserterapia, denominada, Terapia fotodinâmica tem se mostrado eficiente na maioria dos casos.

Utilizar nesses casos o LED Azul fazendo varrimento na área, o comprimento de 470 nm que estimula um subproduto metabólico das células (porfirinas) a produzir por oxidação um tipo de Oxigênio extremamente reativo. Este elemento reage fortemente com o hidrogênio presente na membrana citoplasmática das células e produz grande quantidade de água dentro do limite citoplasmático da célula, criando um mecanismo de hiper hidratação e expansão por compressão dos tecidos, além de um efeito fortemente bactericida.

Após a aplicação do LED Azul , fazer varredura pontual com laser infravermelho no perímetro do queloide com carga de 4 a 6 joules/cm2.

Manchas e olheiras

Uma técnica denominada Blue&Red, onde se utiliza as fontes de laser de cores azul e vermelha, tem despigmentado melanoses solares e olheiras.

Aplica-se LED azul sobre a lesão e após isso laser vermelho com carga de 4 joules/cm2.

Acnes

Sem administração de nenhum medicamento, a acne pode ser tratada pela laserterapia na eliminação das bactérias, na cicatrização das feridas, na remoção das manchas e na produção de colágeno nas sequelas dermatológicas inestéticas.

Faça uma aplicação de algas vermelhas na região da acne , enquanto a alga está agindo utilize o LED Azul e faça um varrimento sobre a área, após a retirada da alga e limpeza da região aplique o laser vermelho com 4 joules/cm2 com a frequência de 10 hz.

Micoses

A terapia fotodinâmica além da eficiência no combate de inúmeros microorganismos responsáveis por diversas patologias como a micose de unha (onicomicose), não induz a resistência microbiana, comuns quando se utiliza fármacos.

Lembrando mais uma vez que o LED Azul tem alto poder bactericida, faça varredura com ele sobre a micose depois utilize o Laser vermelho com carga de 4 a 6 joules/cm2 e frequência de 2,5 hz.

Foto rejuvenescimento

O raio laser na dose certa induz a formação de fibras colágenas da pele, conjuntamente à ativação de sua melhor fisiologia, resultando em uma pele jovem e saudável. É sensível a melhora de sua elasticidade, brilho e tenacidade.

Varrimento com laser vermelho sobre a área a ser reparada com carga de 3 a 5 joules/cm2, caso esteja utilizando-se de pontos de acupuntura locais use 7 joules/cm2.

Queda de cabelo

Além de ativar as células do folículo pilo sebáceo pela deposição da energia da radiação luminosa, o laser promove a liberação do NO, um excelente vasodilatador periférico, e também induz a concentração 300 vezes mais de mastócitos, como se sabe, esta célula tem como uma das ações específicas a ativação das células envolvidas no processo capilar. Este processo resulta no impedimento da queda, no crescimento e no nascimento dos mesmos.

Faça uma varredura com LED azul em toda região afetada, após isso uma varredura pontual com Laser vermelho com carga de 4 joules/cm^2 em toda a região.

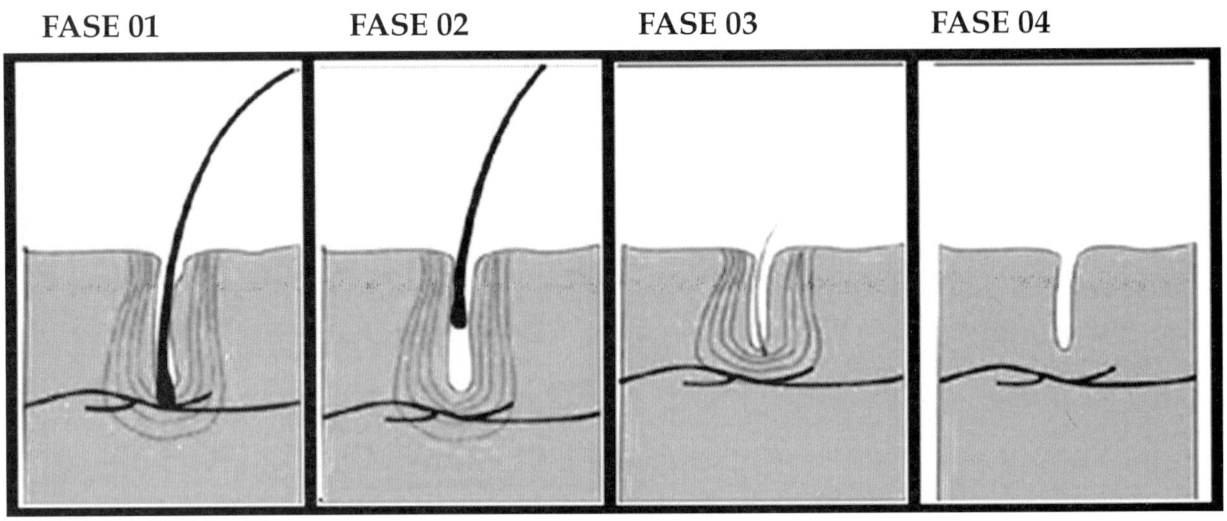

FASE 01 - Pelo em fase anágena (crescimento). O laser atua muito bem nesta fase estimulando o metabolismo da raiz e a vascularização.

FASE 02 - Pelo em fase telógena (queda). O laser atua bem nesta fase, estimulando o crescimento do novo pelo que está por vir.

FASE 03 - Pelo miniaturizado (em fase de atrofia). O laser pode recuperar a vitalidade deste tipo de pelo, fazendo com que ele volte a engrossar parcialmente.

FASE 04 - Não há mais raiz "viva" . O laser não atua. Não há como reativar uma raíz que já não existe mais.

Interação Biofotônica

Consiste na aplicação do LED azul e Laser infravermelho sobre a superfície corporal a ser tratada, em geral o rosto atuando na membrana plasmática das células aumentando a absorção do produto. A estética não invasiva utiliza-se de produtos ricos em aminoácidos, os quais precisam ser absorvidos. O Laser terapêutico infravermelho leva ao aumento da absorção e estimula a drenagem linfática, bem como conferindo um brilho revitalizador ao rosto do paciente.

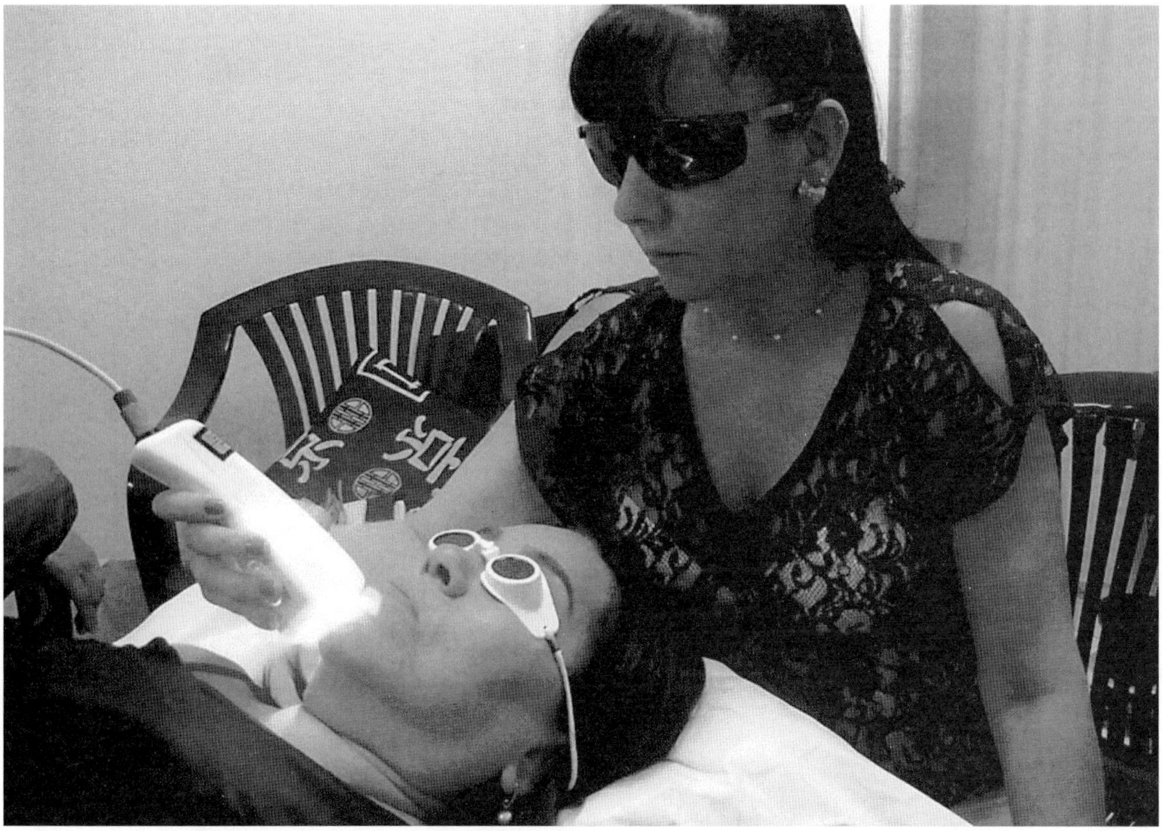

Aplicação do cluster azul

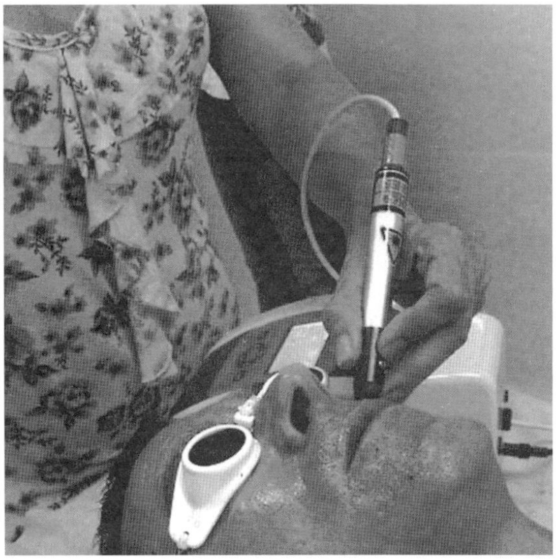

Aplicação de laser vermelho em pontos de Acupuntura facial

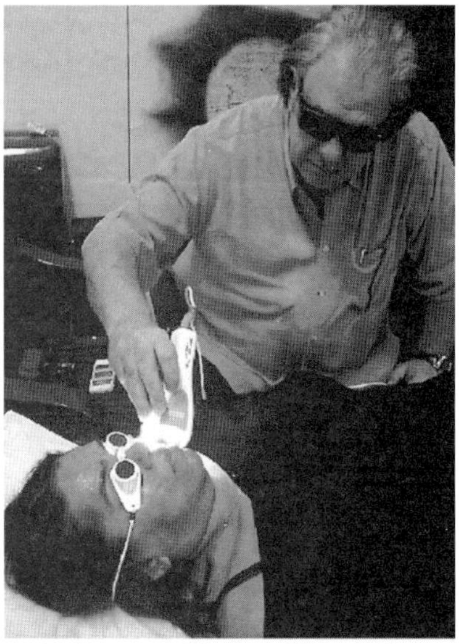

Aplicação Cluster Vermelho

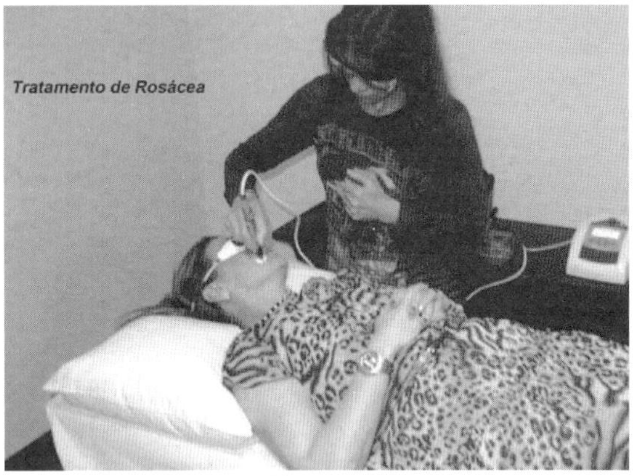

Rosácea

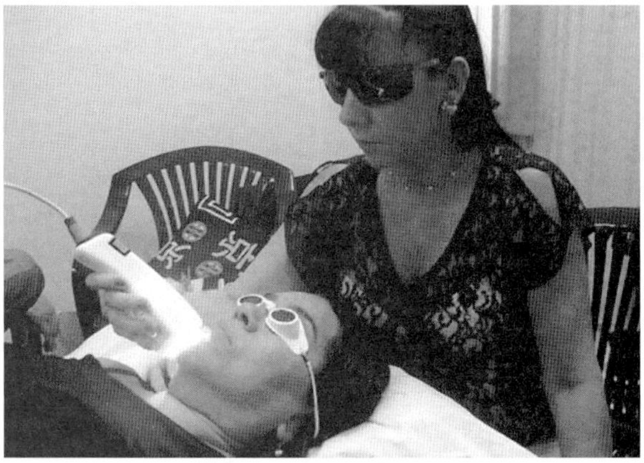

Teleangiectasia

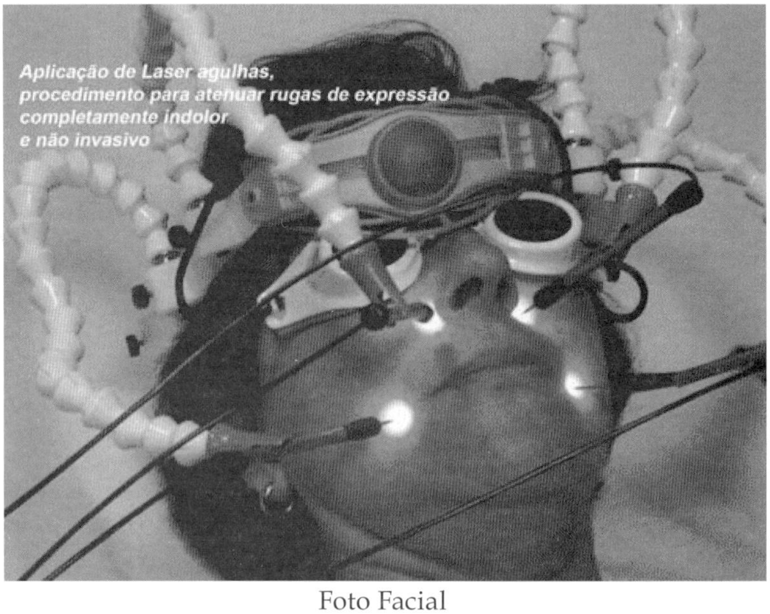

Foto Facial

Como base no efeito biomodulador, o mecanismo de ação ocorre através da penetração da luz gerada pelo laser ou led (fótons) nos tecidos que contêm estruturas que absorvem a luz, conhecidos como cromóforos biológicos podem empregar em vários tratamentos. Desta forma o Laser de Baixa Potência acelera, a curto prazo, a síntese de ATP (Glicólise e Oxidação Fosforilativa) e a longo prazo a transcrição e replicação do DNA. (KARU, 1987).

O grande diferencial e que pode ser utilizado de forma conjunta, o vermelho e o infra-vermelho que aperfeiçoarão tempo e resultado, com excelente eficácia.

- diminuição do processo inflamatório
- redução do edema
- aumento da microcirculação local
- incremento da fagocitose
- proliferação de fibroblastos
- síntese de colágeno
- redução da dor (analgesia)
- ativador do metabolismo celular e tecidual;
- cicatrizante;
- ativador da produção de ATP;

Na terapia fotônica pode ser associada com cosmecêuticos como soluções aquosas, contendo ativos revitalizantes e hidratantes à base de colágeno, Dmae, raffermine, ácido hialurônico e outro, promove excelentes resultados na revitalização cutânea, na cicatrização de acnes, na terapia capilar e na convalescença de pós-cirúrgicos por seus importantes efeitos terapêuticos

Principais aplicações clínicas da Ledterapia

- Drenagem linfática
- Acne
- Alopecias
- Rejuvenescimento (anti-aging, efeito cinderela)
- Queloides
- Olheiras
- Dor pós operatória
- Inflamação pós operatória
- Parestesias, paralisias e hiperestesias pós operatórias
- Hipertrofias
- Em micro pigmentação
- Em micropuntura
- Pós limpeza e hidratação de pele
- Foto envelhecimento
- Pós peelings químicos
- Pós peeling CO_2
- Cicatrização

- Resiliência tecidual
- Fibroses e aderências
- Hematomas
- Hipóxias
- Neuropatias pós operatórias
- Micoses de pele
- Dermatite seborreica
- Tratamento capilar (quedas e micoses)
- Furunculo
- Foliculite
- Psoríase
- hidratação
- iluminação facial
- celulite,
- estrias

Podologia

- Onicomicose
- Onicocriptose
- Granulomas
- Calosidades
- Unhas encravadas
- Granulomas
- Tratamento para pés diabéticos
- Órtese para correção de Unhas
- Micropigmentação sobrancelhas e de lábios (auxilia na ação analgésica e anti- inflamatória, controle da cicatrização, aumenta absorção do pigmento).

Fototerapia na Estética

Led Azul (440 nm)

Tem a sua absorção pelas porfirinas, promovendo uma hidratação imediata. Otimiza os processos superficiais de decapagens, tais como peelings químicos ou físicos.

Formação de Espécies reativas que atuam na melanina, fazendo com que essa molécula fracione-se, tornando-a menos absorvedora de luz com consequente efeito de clareamento em manchas melânicas.

Efeito bactericida em microorganismos que contém porfirina fisiológica (Propyonibacterium acne, dentre vários outros.

Led Ambar (590 nm)

Absorvido pelos ribossomos os quais são responsáveis pela síntese de cadeias de aminoácidos.

Aumenta a velocidade da síntese protêica (fibras colágenas, elásticas, etc...).

Na glicação existe a quebra das ligações de hidrogênio, melhorando consideravelmente a elasticidade da fibras adensadas e consequente prevenção de rupturas das mesmas o que levaria às estrias.

Laser Vermelho (660 nm)

A Absorção da luz vermelha é feita por substâncias presentes na mitocôndria de células superficiais onde é o alcance da luz, (tecido epitelial e tecido conjuntivo subjacente).

A síntese de ATP é aumentada.

Existe um aumento de energia com consequente aumento na produção de colágeno elastina e precursores.

A microcirculação periférica é aumentada, conferindo um maior afluxo de sangue.

Opiáceos endógenos são liberados como as endorfinas , encefalinas e favorecimento da analgesia pela inibição da cicloxigenase.

Luz Infra Vermelha (790 nm)

Absorvido pelas substâncias plasmáticas de células mais profundas como os tecidos cartilaginoso, ósseo, muscular e conjuntivo.

Altera a permeabilidade da membrana com aumento na absorção de nutrientes, água e dermatocosméticos.

Ativa o metabolismo celular.

Aumento na microcirculação periférica profunda, ativa os linfonodos em pré e pós drenagem linfática.

Contra-indicações gerais da utilização de Terapias com Luz

- Histórico de Fotossensibilidade (dermatoses).
- Cliente sendo submetido a tratamentos com ácidos sintetizados a partir da vitamina A (Ácido Retinóico, Retinol A, Vitanol A, Retin, Tretoinina, Isotretoinina, e /ou antibióticos com Tetraciclina).
- Histórico pessoal de Cancer na pele ou na região a ser tratada.
- Gravidez.
- Glaucoma.

Capítulo XVII

Ozonioterapia

O ozônio é um agente único que preserva e restaura a beleza natural e a saúde da pele. A ozonioterapia não mascara os defeitos da pele, mas normaliza suas funções naturais e estimula seu próprio trabalho.

O mecanismo de ação do ozônio pode ser demonstrado pelo exemplo da sua utilização dentro de um programa de rejuvenescimento da pele.

O envelhecimento ao nível da epiderme é induzido pela inibição da divisão celular proliferativa, exaustão da epiderme, aumento da camada de queratina, diminuição da elasticidade e aumento da deformação residual da epiderme ("pé de galinha") e formação de rugas mais profundas.

A pele funciona corretamente e parece jovem apenas no caso de trofismo adequado e divisão das células da epiderme. O mecanismo natural do trofismo celular é realizado por meio de tecido líquido, linfa e plasma sanguíneo.

A eficiência funcional dessa rede e a qualidade do trofismo da epiderme são consideravelmente diminuídas sob a influência de fatores negativos do meio ambiente. O envelhecimento ao nível da derme é induzido por alterações na estrutura das fibras colágenas e elásticas.

Com a exposição do colágeno aos radicais livres a enzima colagenase responsável pela degradação do colágeno em condições normais não é capaz de realizar sua função. Trata-se do acúmulo de fibras colágenas patologicamente modificadas, diminuição da capacidade de retenção de água e do nível total de água na derme. Trata-se de um distúrbio funcional da hialuronidase, a enzima específica que produz um efeito no ácido hialurônico e define a penetração da pele.

Com o envelhecimento ocorre a diminuição da atividade de algumas enzimas-chave da cadeia respiratória e da intensidade da síntese da citocromo oxidase (P450 3A4)(CYP3A4) que leva à deficiência de energia nas células. Trata-se da inibição da regeneração celular da epiderme, exaustão e fragmentação das fibras de elastina, e como resultado de todos esses processos patológicos é a formação de rugas.

O envelhecimento da pele pode ser inibido e a estrutura da pele pode ser restaurada através da neutralização dos processos patológicos mencionados acima, eliminando assim a razão, mas não apenas a consequência - a formação de rugas. Exatamente esse é o objetivo da terapia com ozônio.

O ozônio é uma substância criada pela natureza, produz um efeito complexo e integral no corpo humano. Para o tratamento da pele "problemática" e das rugas, recomenda-se o uso dos métodos de ozonioterapia local e sistêmica: por via local - injeções subcutâneas de ozônio e azeite de oliva ozonizado na forma de compressas faciais e para massagem; por via sistêmica - infusões intravenosas gota a gota (gotas) de soluções ozonizadas, auto-hemoterapia maior e menor com ozônio, insuflações retais de ozônio. A abordagem do tratamento e a escolha dos métodos são estritamente individuais para cada paciente.

O ozônio introduzido por via subcutânea ativa os processos metabólicos nas células macroérgicas, normaliza o transporte ativo da membrana (bomba K-Na), penetrância, deformabilidade, viscosidade e propriedades elétricas das membranas.

Ao mesmo tempo, ocorre um aumento na intensidade dos processos energéticos: por um lado, através do aumento da utilização de oxigênio pelas células devido à ativação da glicólise aeróbia, ciclo de Krebs, B-oxidação dos ácidos graxos e assim por diante por outro lado - por meio da otimização da função de transporte de oxigênio do sangue (na presença de ozônio, os eritrócitos são capazes de se ligar e transferir 10 vezes mais oxigênio e liberá-lo com mais facilidade para os tecidos). Além disso, trata-se da cessação do "estresse oxidativo", ativação do sistema de defesa antioxidante e neutralização do efeito destruidor dos radicais livres. Trata-se da estimulação da síntese de proteínas, incluindo seu próprio colágeno e elastina, um aumento no potencial regenerativo da camada proliferativa da pele. Trata-se de um aumento do volume líquido do tecido em camadas profundas e da restauração da capacidade natural da pele de reter água e, como resultado, ocorre o desaparecimento de "pés de galinha", rugas mais profundas e o efeito de rejuvenescimento é bom manifestado.

No Plasma, existe dois tipos de reação, uma imediata atuando sobre as ROS (H_2O_2) nos eritrócitos aumentando a liberação de O_2 Nos Linfócitos ativando imunidade e na Plaquetas liberação dos fatores de crescimento, já na liberação tardia LOPs , aumento da liberação de Óxido Nítrico, na Medula óssea, geração de eritrócitos diferenciados e mobilização de células tronco e um aumento das enzimas antioxidantes intracelular.

A diferença essencial da terapia com ozônio de outros remédios e procedimentos cosméticos é sua dupla ação externa e interna do organismo que leva à normalização do trofismo, oxigenação, umedecimento, proteção e troca de restauração da pele. Ajuda a conseguir uma limpeza geral, higienização e tonificação, mas não apenas um efeito cosmético temporário.

Assim, a terapia com ozônio é um remédio revolucionário para o rejuvenescimento, permitindo restaurar as funções de barreira, imunológica, retentora de água, reparadora e separativa da pele, bem como melhorar sua estrutura.

Resultados especialmente perceptíveis e rápidos através da terapia com ozônio são observados em pacientes com diagnóstico de "estresse cutâneo".

O método mais frequente de administração de ozônio para o rejuvenescimento é por via intravenosa gota a gota e na forma de banho de ozônio . Isso é conveniente, pois durante a ozonização o terapeuta pode realizar outros procedimentos na face, pescoço, otimizando o tempo do paciente.

Para a limpeza do organismo, eliminação de fibras e toxinas, incluindo toxinas do estresse, produzindo um efeito negativo na pele, o complexo tratamento do desbotamento da pele contém limpeza intestinal global. Ao concluir este procedimento, é recomendável realizar a insuflação retal de ozônio, criando assim condições benéficas para a regeneração da flora intestinal "saudável" e produzindo um efeito benéfico em todo o organismo.

Para correção dos sinais disponíveis da pele após 35 anos, de grande benefício podem ser as aplicações de rejuvenescimento da ozonioterapia na forma de injeções subcutâneas nos locais das rugas e outros locais com presença de lentigos senis e telangiectasias iniciais da pele manifestado nas regiões (queixo, bochechas, pescoço). Após o procedimento recomenda-se a realização de massagem manual ou cosmética para distribuição igualitária da mistura de gás ozônio-oxigênio.

O efeito bem manifestado é observado já após 3-4 procedimentos, o aumento do turgor da pele, diminuição da pastosidade do rosto, melhora da cor, aparecimento de brilho. Os pacientes relatam diminuição do ressecamento da pele, desaparecimento da sensação de constrição cutânea mesmo após a lavagem. Tanto os pacientes quanto os profissionais notam um efeito de elevação nas áreas submaxilar e queixo-mandibular. E o que é muito importante é a melhora do sentimento geral.

Na acne.

A terapia com ozônio é usada na forma de injeções locais de ozônio em áreas inflamatórias (infiltrados, elementos pustulares). Em alguns casos, recomenda-se a realização de higienização focal primária por método LED Azul e/ou de eletrocoagulação, abertura e eliminação do conteúdo purulento e, em seguida, terapia com ozônio. A profundidade e o número de injeções sob um foco dependem do tamanho do elemento inflamatório. Até 5 ml de mistura de gás ozônio-oxigênio são injetados em cada ponto.

Em média, um curso de tratamento consiste em 5-6 procedimentos com um intervalo de 5 dias. Todos os pacientes apresentam melhora clínica após o primeiro procedimento. Isso se manifesta no amolecimento do infiltrado, diminuição do inchaço, exsudação, hiperemia, dor. O tempo de tratamento é reduzido 2-3 vezes em comparação com os métodos tradicionais.

Quaisquer complicações e efeitos colaterais não são observados.

O método difuso mais eficaz é a auto-hemoterapia com ozônio, aumentando consideravelmente a imunidade e produzindo um efeito antibacteriano.

O ozônio também é parte integrante da reabilitação pós-operatória para prevenção de complicações. O ozônio ajuda a intensificar o dreno linfático, restaurar a microcirculação, melhorar o trofismo dos tecidos, estimular processos metabólicos.

O efeito já é perceptível após um ou dois procedimentos: diminuição do edema, espessamento do tecido e dor. Após 4-5 procedimentos chega-se à restauração da sensibilidade da pele, diminuição da hiperemia e desaparecimento da sensação de constrição na área das suturas pós-operatórias. Sensações mais confortáveis do paciente influenciam positivamente em sua avaliação dos resultados das

O sistema redox, que inclui espécies oxidantes reativas (ROS) e antioxidantes (AOs), desempenha um papel único na manutenção e na promoção do bem-estar de todos os tecidos e órgãos, incluindo pele e subcutâneo, sendo relacionados através dos chamados " estresse oxidativo "para todos os processos básicos da vida.

O fluxo de energia e qualquer distúrbio desse sistema pode levar à "síndrome de estresse oxidativo", que se acredita sendo co-responsável não só pelo envelhecimento precoce, mas também por pelo menos uma centena de doenças, incluindo doenças cardiovasculares, neurodegenerativas e câncer .

O estresse oxidativo também está envolvido na fisiopatologia de doenças estéticas e dermatológicas, como fotoenvelhecimento, rugas, celulite e retardo na cicatrização de feridas. Infelizmente, o estresse oxidativo não apresenta nenhum quadro clínico específico, mas só pode ser diagnosticado por meio de testes bioquímicos específicos em fluidos biológicos. Essa abordagem levou ao desenvolvimento de um novo ramo da bioquímica aplicada e do diagnóstico molecular denominado Redoxômica.

A redoxômica é um novo ramo da "bioquímica aplicada" e do "diagnóstico molecular" com os seguintes objetivos: I) analisar a estrutura, o papel fisiológico e a distribuição dos OCS (Organ Care System) e dos sistemas antioxidantes em um organismo vivo; II) identificar as interações recíprocas dos sistemas oxidante e antioxidante - no fluxo geral de informações - em um sistema biológico (célula, tecido, órgão, aparelho, sistema, organismo inteiro) em uma etapa definida de seu desenvolvimento, em condições básicas como bem como após estímulos potencialmente estressantes; III) avaliar as implicações desses achados do ponto de vista epidemiológico, fisiopatológico, clínico, farmacológico e assim por diante.

Com base em um perfil redoxômico, tanto os clínicos quanto os terapêutas podem identificar precocemente essa nova síndrome e combatê-la usando não apenas as estratégias convencionais mais adequadamente, mas também uma nova abordagem baseada em mudanças no estilo de vida. moduladores redox fisiológicos. materiais biocompatíveis (por exemplo, fios) gases (por exemplo, infusão / propulsão de oxigênio, carboxioterapia, ozonioterapia) cuja ação visa modular a função do sistema redox. Na verdade, a manutenção de um equilíbrio oxidativo ideal está se tornando um dos verdadeiros pré-requisitos para "ser bonito por fora e por dentro".

Os efeitos do ozônio medicinal no corpo podem ser encontrados abaixo:

Quebra de substâncias estranhas e promoção e regeneração celular no fígado.

O tratamento com ozônio acelera o processo de fagocitose. Serve para tornar inofensivas substâncias estranhas no organismo.

Regulação e fortalecimento do sistema imunológico

O tratamento com ozônio promove a formação de interleucinas, que servem para regular o sistema imunológico. Fortalece o sistema imunológico, o que reduz o risco de doença e reduz significativamente a duração do ciclo da doença e os seus sintomas, matando vírus, bactérias e fungos.

O ozônio também é eficaz contra vírus causadores de doenças, incluindo vírus influenza. A este respeito, o tratamento é particularmente adequado para grupos de risco com elevada suscetibilidade aos vírus da gripe, por exemplo crianças, doentes crónicos e idosos.

Se o tratamento com ozônio previne a proliferação de células cancerosas é controverso. No entanto, diz-se que ajuda a aliviar os efeitos colaterais da quimioterapia.

Efeito anti-inflamatório

A terapia com ozônio melhora as dores musculares e articulares causadas pela inflamação. Pode reduzir a pressão ocasionada por uma doença do disco intervertebral e promover a cicatrização de uma hérnia de disco na coluna lombar ou na coluna cervical se nenhuma intervenção cirúrgica for planejada.

Redução da sensação de dor

O tratamento ativa a função dos analgésicos do próprio corpo, com o resultado de que a inibição da dor do próprio corpo reduz a dor.

Melhora do fluxo sanguíneo local

A terapia com ozônio estimula a circulação sanguínea para que o fluxo sanguíneo melhore.

Melhor oxigenação em todo o corpo

A terapia com ozônio melhora o fornecimento de oxigênio em todo o corpo. Isso significa que as doenças relacionadas à falta de oxigênio são evitadas.

Redução do estresse

A terapia com ozônio ajuda a reduzir o estresse, quebrando a adrenalina, conhecida como o hormônio do estresse, no corpo.

Ajuda a manter o equilíbrio ácido-base

A terapia com ozônio reduz os lactatos - são sais e ésteres do ácido lático - que se acumulam nos músculos e levam à hiperacidez e à consequente fadiga muscular.

Melhoria do bem-estar geral

O tratamento com ozônio fornece às células e tecidos muita energia. Isso anda de mãos dadas com uma melhoria na funcionalidade das células cerebrais e no desempenho da memória.

Tratamento com ozônio e seus diversos usos

Existem várias maneiras de aplicação com ozônio. As mais comuns são a auto-hemoterapia grande e pequena e a fumigação com bolsa de ozônio.

A grande auto-hemoterapia

A grande auto-hemoterapia também é chamada de lavagem de sangue. Aqui, 50 a 100 mililitros de sangue autólogo venoso são retirados do paciente em condições estéreis. O sangue coletado é enriquecido com ozônio, que é feito de oxigênio medicinal puro, e depois injetado novamente. Você só deve ter este método realizado por um profissional capacitado ou sob a supervisão de um médico para garantir o uso clinicamente correto. O efeito positivo é que todos os órgãos e partes do corpo podem ser alcançados através da administração através da veia.

A pequena auto-hemoterapia

Na auto-hemoterapia pequena, a quantidade de sangue autólogo retirado das veias é reduzida para 3 a 5 mililitros, que também é enriquecido com ozônio feito de oxigênio medicinal puro. Em seguida, é injetado diretamente em um músculo. A pequena hemoterapia autóloga fortalece o sistema imunológico e pode ser usada, entre outras coisas, para suscetibilidade a infecções, alergias e doenças autoimunes.

A fumigação do saco de ozônio

Com este método de tratamento, a pele é gaseificada diretamente com ozônio. Para fazer isso, um saco de vácuo é colocado sobre a parte do corpo a ser tratada, o oxigênio é sugado e o vácuo resultante é preenchido com ozônio medicinal. Este método eficaz tem um efeito desinfetante e promotor da circulação e é usado, entre outras coisas, para feridas externas infectadas e feridas de difícil cicatrização e para distúrbios circulatórios, por exemplo, em pacientes com lesões abertas e diabéticos.

Insuflação retal de ozônio ou gases intestinais

A insuflação retal de ozônio também é chamada de gaseificação intestinal e é uma possível alternativa ao principal tratamento de sangue autólogo. O ozônio medicinal é introduzido no intestino através do ânus, feito com o uso de um cateter de aproximadamente 3 mm para conduzir e soprar ozônio e oxigênio no intestino. O ozônio introduzido é absorvido em 40 seg no máximo pelo organismo.

O tratamento dura cerca de 10 minutos e é indolor. A gaseificação intestinal é usada, entre outras coisas, para doenças inflamatórias intestinais, por exemplo, doença de Crohn e colite ulcerativa.

Tratamentos de ozônio onde a mistura de ozônio-oxigênio é injetada

Existem vários métodos de tratamento em que a mistura de ozônio-oxigênio é injetada na pele, na articulação ou por via intramuscular. Isso se refere à terapia de ozônio intramuscular, injeção de ozônio intra-articular e intracutânea.

O tratamento com ozônio intramuscular auxilia na tensão muscular, dores musculares e cãibras musculares, bem como no tratamento de hérnias de disco na coluna cervical e lombar. A injeção intra-articular de ozônio, na qual a mistura de ozônio-oxigênio é injetada diretamente na articulação afetada, é usada para doenças reumáticas e doenças das articulações. A injeção intracutânea de ozônio ocorre diretamente na pele ou sob a pele e ajuda contra manchas na pele, rugas e celulite.

Alguns exemplos de tratamento

Celulite

A Paniculopatia edemato fibroesclerótica (PEFE) ou celulite é um problema exclusivamente feminino e representa um estado patológico das células adiposas (adipócitos). Entre as razões e fatores de risco que induzem uma alteração do tecido adiposo estão numerados os genéticos, familiares, características regionais, período de puberdade, gravidez e parto, distúrbios hormonais e ingestão de anticoncepcionais, idade e modo de vida.

De acordo com várias fontes, 80% a 95% das mulheres sofrem de celulite. As áreas afetadas são coxas e nádegas, mais raramente - costas e braços.

A fase inicial da celulite é caracterizada por distúrbio da microcirculação, inchaço, estagnação de líquido no tecido subcutâneo. Assim, trata-se da forma edematosa da celulite que, em caso de posterior progressão, se transforma para a forma fibroesclerótica.

O tecido adiposo cumpre uma função de depósito de energia no organismo. Cada célula de gordura está intimamente envolvida por uma rede capilar, portanto, está em contato contínuo e próximo com o sangue. Nos tecidos adiposos saudáveis, os adipócitos recebem uma quantidade suficiente de oxigênio e substâncias nutritivas, e os produtos da atividade celular são removidos pela membrana celular e levados pelo fluxo sanguíneo.

Um distúrbio desse mecanismo leva ao desenvolvimento de hipóxia local, intoxicação e acidose e, posteriormente, à celulite. Em condições de déficit de oxigênio em ambiente ácido, ocorre o crescimento ativo do tecido conjuntivo que envolve as células de gordura pela membrana e forma pequenos nós (micronódulos) de celulite.

As células de gordura degeneram, formam grupos e formam-se no tecido conjuntivo conglomerados espessos (macronódulos) que bloqueiam a circulação e o fluxo linfático, trata-se da calcinação das células de gordura. A paniculopatia edemato-fibrosclerótica é caracterizada pelo desenvolvimento de microangiopatias e distúrbios da estrutura linfática que se manifestam como linfangiectasia e edema linfático. No estágio inicial da celulite, um efeito cosmético na pele se manifesta na forma de ondulações insignificantes, a chamada "casca de laranja" que em caso de progressão posterior se transforma em "cachos de uva".

Assim, o principal mecanismo de desenvolvimento da celulite é o distúrbio da microcirculação que leva ao edema, que por sua vez agrava o fechamento hemodinâmico.

O tratamento da celulite deve ser focado:

- Em primeiro lugar, na remoção da causa da doença;
- Em segundo lugar, na correção dos mecanismos patogenéticos do desenvolvimento da doença;
- Em terceiro lugar, sobre a liquidação de suas aparições e consequências.

Todas essas tarefas podem ser cumpridas com sucesso pelo ozônio. É mais racional iniciar o tratamento da celulite nos estágios iniciais, quando isso representa apenas um problema estético. Neste caso, o ozônio pode ser usado como monoterapia, e são necessários alguns procedimentos na forma de injeções subcutâneas de ozônio para se obter um bom efeito cosmético.

O programa de celulite terapia combina ozonoterapia local (injeções subcutâneas de ozônio, massagem e envolvimento em óleo ozonizado) e ozonoterapia sistêmica (infusão intravenosa de soluções ozonizadas,) que proporciona um resultado mais perceptível e estável. Os métodos parenterais restauram o background hormonal, o metabolismo das proteínas, gorduras e carboidratos, removem rapidamente as consequências do estresse e do cansaço crônico, equilibram os processos de excitação e inibição do sistema nervoso, aumentam o suprimento de oxigênio para todo o organismo.

As variantes do tratamento devem ser determinadas individualmente, dependendo do estágio e forma da celulite, volume da superfície afetada, idade, patologia associada, características individuais do organismo (sensibilidade à dor, etc.).

O curso normal da terapia inclui um certo número de sessões (de 10 a 20) com uma frequência de 1-3 vezes por semana. O gás ozônio é introduzido por via subcutânea por meio de micro agulhas especiais com comprimento de 30 /0,13 mm. Resultados positivos do tratamento são observados já após 3-5 sessões e bem manifestados, os pacientes começam a notar leveza nos membros inferiores e diminuição da pastosidade e edema. No estágio seguinte, trata-se de redução ou desaparecimento completo da "casca de laranja", diminuição dos volumes do tecido subcutâneo.

Por meio da terapia com ozônio, ocorre uma diminuição rápida e progressiva das camadas de gordura, o tecido adiposo se torna mais espesso e compacto. Bons resultados também podem ser alcançados na formação dos contornos corporais , correção de papada, formas de mamas, coxas e nádegas.

O ozônio facilita a eliminação rápida da gordura do estômago, principalmente de sua parte inferior, que sofre pequenas alterações por meio dos métodos tradicionais de correção e praticamente nenhuma alteração por meio de dietoterapia e emagrecimento geral.

A diferença essencial da terapia com ozônio de outras formas de lipólise (mecânica, elétrica, ultrassom, química) é que a ozonolipólise ou ozonólise (destruição do tecido adiposo pelo ozônio) combina um efeito de desintoxicação local e sistêmico, intensifica a divisão e a utilização da gordura. Trata-se de estimulação de processos celulares, um aumento na função de transporte de oxigênio do sangue e, consequentemente, o potencial de oxidação do organismo.

O ozônio introduzido por via parenteral não apenas ativa a troca lipídica, mas também inicia o mecanismo de processamento natural dos próprios recursos energéticos do organismo, ou seja, gordura. O ozônio estimula a B-oxidação dos ácidos graxos, a produção de energia e a atividade dos hepatócitos com foco no processamento das frações lipídicas; desta forma, o fígado não é afetado. Sob a ação do ozônio nos hepatócitos ocorre a ativação de mecanismos estruturais-funcionais de transformação de substratos gordurosos energéticos em carboidratos. A ozonização induz a produção de catalase e peróxidos envolvidos no catabolismo de ácidos graxos e na síntese de glicogênio e glicose a partir de produtos desse catabolismo, isto é, o ozônio desempenha as funções antioxidantes e de desintoxicação.

O efeito anti-celulítico e adelgaçante são realizados sobre um fundo de restauração do tônus, fortalecimento e tonificação de todos os tecidos expostos à ozonioterapia. A pele não fica flácida como depois do emagrecimento habitual e outros métodos de tratamento da celulite, pelo contrário - torna-se mais elástica, melhora a sua aparência. Trata-se da normalização da estrutura do tecido conjuntivo, pois o ozônio tem efeito fibrinolítico, diminuição do nível de adipócitos hipertróficos e restauração do metabolismo no tecido subcutâneo.

Via de regra, a celulite não é uma patologia independente, mas se manifesta em um contexto da doença principal devido à intoxicação do organismo. Portanto, sem remover um motivo, é impossível curar uma consequência.

O ozônio, que produz um efeito complexo no organismo, atua nos níveis molecular, celular, sistêmico e trata tanto as doenças reais quanto suas consequências, ou seja, a celulite. A terapia com ozônio fornece remissão por meio a um ano, mas não apenas por 1-2 meses como o tratamento tradicional. Portanto, o ozônio é usado para tratar a celulite, mas não apenas para obter um efeito cosmético temporário.

Com base nos resultados de numerosas investigações clínicas, pode-se afirmar que, atualmente, a terapia com ozônio é um dos métodos mais eficazes para a prevenção e o tratamento da celulite.. A experiência acumulada permite concluir que a terapia com ozônio se caracteriza pela simplicidade de aplicação, boa tolerância do paciente, ausência praticamente completa de efeitos colaterais, alta eficiência e preços razoáveis para equipamentos adequados. Este é um método de tratamento muito lucrativo.

Assim, a ozonioterapia em uma clínica de estética permite:

- ampliar o espectro de serviços prestados;
- aumentar a imagem da clínica
- atrair novos pacientes, aumento do seu fluxo;
- reduzir o tempo de tratamento;
- melhorar a eficiência dos procedimentos cosméticos;
- alcançar um resultado positivo estável;

Para aumentar a receita da clínica

Led azul e ozônio

A busca por modalidades estéticas cada vez mais duradouras e seguras é uma constante. Por isso, a bioestimulação está encontrando cada vez mais espaço nas clínicas; procedimentos relativamente simples, eficazes e seguros, um procedimento que cumpre o que promete. A bioestimulação nada mais é do que um aumento na produção de colágeno, principalmente do tipo I, com o objetivo de rejuvenescimento facial ou corporal.

Avaliada há alguns anos como notável terapia antimicrobiana, hoje ganha notoriedade por sua versatilidade em outras áreas, uma delas é a fotobioestimulação, que vem crescendo. É uma modalidade terapêutica estética promissora com resultados eficientes e seguros e alta adesão e satisfação do paciente.

Até o momento, os procedimentos de tratamento com ozônio oferecem muitas clínicas, salões de beleza e salas de cosmetologia e estética. Eles são liderados por todos os cosmetologistas e esteticistas importantes e conhecidos. É possível dizer com segurança que em estética esse procedimento atingiu a distribuição mais ampla. Profissionalismo dos especialistas, observância da precisão e esterilidade dos procedimentos, uma pequena quantidade de injeções e agulhas finas têm consequências cosméticas mínimas. A ozonioterapia quase não deixa rastros na forma de inchaços e hematomas, e após o tratamento o período de recuperação não é uma necessidade, embora o procedimento possa ser realizado a qualquer momento, pois não há necessidade de mudar seu estilo de vida. O ozônio em si é um remédio único que preserva e restaura a saúde e a beleza natural da pele. A ozonioterapia não disfarça as imperfeições da pele, mas estimula o trabalho independente e normaliza suas funções naturais. Ou seja, o procedimento afeta a pele desta forma: o ozônio elimina a hipóxia - é um suprimento insuficiente de oxigênio para os tecidos do corpo. E melhora aumentando a quantidade de hemoglobina nos eritrócitos, aumentando seu suprimento de sangue. Na verdade, a hipóxia - é o "inimigo número 1" da pele, pois contribui para o desenvolvimento de infecções, bem como para o envelhecimento. Retardar o envelhecimento da pele é o objetivo e busca a terapia com ozônio em cosmetologia, e os depoimentos de clientes gratos confirmam melhor a realização desse objetivo. O procedimento pode ser realizado localmente e de forma complexa. Localmente, são injeções subcutâneas nas áreas certas, e o procedimento complexo é aquele em que a solução salina ozonizada é injetada por via intravenosa.

Efeito da terapia de ozônio na pele: rejuvenescimento e alívio do estresse

O mecanismo da terapia de ozônio em cosmetologia é baseado em uma atividade química muito alta do oxigênio, quando seus átomos reagem imediatamente com as células dos tecidos. Como resultado, há uma aceleração do metabolismo em nível celular, células danificadas e queratinizadas são eliminadas e novas são sintetizadas. Há também ativação da formação de células de elastina e colágeno, responsáveis por umedecer e tonificar a pele. Esses processos ocorrem no contexto da excreção de radicais livres com os produtos da atividade vital das células e da neutralização de várias toxinas. Assim, a terapia com ozônio não é apenas rejuvenescimento da pele e suavização de rugas, mas também aumenta sua resistência aos efeitos negativos externos. Um resultado tão excelente fica bem demonstrado pela ozonioterapia do rosto: as avaliações dos pacientes falam do aspecto de uma leve vermelhidão, do "brilho" da pele, que fica até aveludada ao toque. Além disso, essas manchas feias como pequenas cicatrizes, pigmentação e asteriscos vasculares desaparecem, e não é apenas uma terapia facial, mas também uma terapia corporal. Dupla ação: da superfície e de dentro do corpo - é o que diferencia este procedimento de outros procedimentos estéticos . Assim, obtemos uma forma revolucionária e ao mesmo tempo acessível de rejuvenescimento, que é a terapia com ozônio - os preços para tal procedimento são bastante aceitáveis. Além disso, as funções de barreira, imunidade, retenção de água, restauradora e excretora da pele são restauradas e sua estrutura melhorada. Tudo isso é passível de terapia de ozônio: avaliações de clientes satisfeitas só confirmam esse efeito. E para corrigir os sinais de envelhecimento da pele após os 35 anos, é possível rejuvenescer com sucesso os tratamentos de ozonioterapia do rosto com injeções subcutâneas onde estão localizadas as rugas e em outras áreas (pescoço, bochechas, queixo). Após esse procedimento, os pacientes são submetidos a massagens manuais - cosméticas ou plastificantes, para que a mistura ozônio-oxigênio seja distribuída uniformemente. O procedimento pode mostrar seu efeito bem pronunciado após três ou quatro procedimentos: a pastosidade diminui, o turgor da pele aumenta, a tez melhora, as rugas finas são suavizadas e aparece o avermelhamento. Na verdade, tais resultados falam da necessidade da terapia com ozônio em cosmetologia e estética - análises de pacientes sobre isso também acrescentam que o ressecamento da pele como um todo é reduzido e o efeito de endurecimento após a lavagem não está mais presente. Além disso, profissionais e pacientes observam o efeito lifting na boca, no queixo e nas regiões submandibulares. E, extremamente importante, a terapia com ozônio melhora o bem-estar geral.

Terapia de ozônio para tratamento capilar

O uso da terapia de ozônio para o cabelo é um dos métodos mais eficazes contra a queda de cabelo. Esta alta eficiência pode ser explicada por um impacto positivo em áreas problemáticas com baixos níveis de oxigênio e processos de microcirculação, bem como suas propriedades antivirais, antiinflamatórias e bactericidas. A terapia de ozônio para o tratamento capilar remove instantaneamente as substâncias nocivas, estimula o crescimento de novos fios e melhora a estrutura do fio de cabelo existente. O procedimento de terapia com ozônio melhora a nutrição geral das raízes do cabelo, bem como o fluxo sanguíneo e linfático. Devo dizer que esse procedimento totalmente indolor - a ozonioterapia - não apresenta efeitos colaterais, ou seja, não causa danos aos cabelos. Além disso, as contra-indicações da terapia de ozônio, também, quase não, exceto que, problemas de coagulação do sangue e doenças da glândula tireoide. Outra vantagem da terapia com ozônio é o preço. Ou seja, esse procedimento para os cabelos tem um custo baixo, o que é apenas uma adição agradável ao excelente efeito geral.

Terapia de ozônio em casa

Para a terapia de ozônio em casa, você pode usar a banheira de hidromassagem com ozonizador doméstico, que tem a função de ozonização. Isso não só melhora o tônus do corpo e melhora a saúde geral, mas também reduz a celulite e os depósitos de gordura. Ozonoterapia em casa - trata-se do uso de uma banheira de hidromassagem com água ozonizada. Assim, são realizados três procedimentos cosméticos em simultâneo: hidroterapia, massagem e ozonioterapia, que eliminam as células mortas da pele, melhoram a sua cor e estrutura, saturam as células de oxigénio, tornam a pele flexível e macia.

Tipos de procedimentos

A terapia com ozônio é dividida em várias técnicas básicas. Existem atualmente 4 métodos de introdução de ozônio no corpo. Este ou aquele método é usado com base nos distúrbios, na idade do paciente e em outras características fisiológicas.

Ozonoterapia intravenosa

Neste método, é administrado por via intravenosa via jato ou gotejamento. A dose necessária de ozônio é previamente diluída com soro fisiológico ou linfa do paciente. O efeito do agente é baseado em sua forte capacidade oxidativa. Interagindo com as membranas celulares, forma-se gás medicinal em sua superfície, especificamente substâncias (ozonídeos) que contribuem para a ativação de funções responsáveis pelo trabalho dos sistemas enzimáticos das células.

Este processo leva a um aumento nos processos metabólicos e energéticos. Ao mesmo tempo, observa-se o efeito do ozônio, destinado a remover vírus e outras floras patogênicas do corpo. Graças a essa ação, o sistema imunológico é fortalecido e todas as células e sistemas do corpo estão saturados de oxigênio.

Método subcutâneo

Com a injeção subcutânea, observa-se uma melhora no fornecimento de sangue aos tecidos locais e um alto efeito antibacteriano. Isso leva a uma melhora no estado geral do corpo, um aumento no humor e a normalização da esfera psicoemocional. Ao introduzir ozônio na área de acupuntura, as sensações de dor são reduzidas e as funções regenerativas locais do tecido são melhoradas.

Os tratamentos ajudam a remover rugas e gordura no abdômen, coxas ou nádegas, pois o produto ajuda a dissolver a celulite e os depósitos de gordura. Ao mesmo tempo, a superfície da pele fica lisa, a elasticidade e o tom geral aumentam. Como a mistura pode ter um efeito benéfico nos vasos sanguíneos, os procedimentos ajudarão a se livrar da rosácea e das varizes.

Administração intradérmica

Este método é frequentemente usado para fins estéticos, pois ajuda a se livrar das rugas no rosto e no pescoço. A essência da técnica é a injeção de ozônio ao longo da dobra. Neste caso, a mistura é introduzida até que se forme uma "casca de limão". Como resultado, as rugas são preenchidas, a pele fica uniforme e suave, as células ficam saturadas de oxigênio, o que dá à pele uma sensação de frescor e umidade.

O efeito do procedimento é mais duradouro e pronunciado, pois o produto estimula a produção de colágeno e elastina.

Técnica sem injeção

Com este método, o impacto é realizado com uma mistura especial (ozonida), que permite eliminar defeitos e imperfeições na área das mãos, nádegas, rosto ou decote. As sessões permitem melhorar o estado geral da pele e eliminar pequenas rugas.

A técnica sem injeção pode ser usada na presença de demodex (carrapato subcutâneo), pústulas ou infecções fúngicas. Em alguns casos, vários óleos essenciais podem ser adicionados à mistura de base para aumentar os efeitos do gás medicinal.

Preparando-se para a Sessão

Antes de iniciar a terapia, você precisa se preparar. Antes de tudo, deve-se ter certeza que não há contraindicações para as sessões. Exames de sangue para coagulação e níveis de plaquetas podem ser feitos, se necessário. Alguns dias antes da terapia, recomenda-se abster-se de bebidas alcoólicas e fumar, deve considerar os dias do ciclo menstrual.

Execução:

- injeções. A mistura é injetada com uma seringa e uma agulha fina. Nesse caso, a substância é injetada no tecido adiposo subcutâneo, pois esse método é o mais eficaz e ajuda a lidar com vários defeitos no rosto.

O procedimento permite saturar não apenas as camadas superficiais, mas também as células epidérmicas mais profundas com ozônio. Na maioria dos casos, a agulha é inserida meio centímetro. No entanto, uma introdução mais profunda também pode ser aplicada. Uma bolha se forma na superfície da pele após a injeção, o que é uma norma aceitável. Assim, a mistura é injetada em todas as áreas problemáticas, após o que o especialista realiza uma massagem facial para uma distribuição mais completa do gás medicinal em todos os tecidos. A duração da sessão é de 30 minutos até 1 hora.

Esfregando com misturas de ozônio. Esta técnica permite eliminar pequenos defeitos e pode ser usada como profilático. Para o procedimento, aplica-se uma mistura pré-selecionada em um cotonete e espalha suavemente a composição por todo o rosto. Esfrega suavemente o coquetel nas áreas problemáticas com ações de massagem. Após a sessão, o especialista aplica um creme nutritivo ou calmante na pele.

O tratamento facial é feito com coquetéis de ozônio. No entanto, antes da aplicação, um especialista aplica cosméticos especiais na pele, que incluem gás medicinal. Depois disso, a superfície da pele é desinfetada com soluções especiais. Em seguida, o próprio coquetel é aplicado diretamente e realiza-se ações de massagem e tratando as áreas problemáticas.

Possíveis intercorrências da terapia com Ozonio:

- Sensações dolorosas nos locais de injeção. Essa complicação geralmente desaparece sozinha dentro de 2-3 dias.
- A formação de inchaço e pequenas contusões. Esses sintomas desaparecem por conta própria dentro de uma semana.
- Reação alérgica. Esses sintomas podem aparecer nas primeiras 12 horas após a sessão. Recomenda-se consultar um especialista.
- Formação de pus nos locais de punção. A complicação decorre de uma violação das regras de procedimento, pois o especialista não usou antissépticos no tratamento do rosto.
- Agravamento de algumas doenças não relatadas com antecedência.
- neoplasias. Eles requerem atenção médica imediata.
- O desenvolvimento de convulsões.
- Dor de cabeça.
- Estados depressivos.
- Com um curso prolongado desses sintomas ou o desenvolvimento de outras reações, você deve consultar imediatamente um especialista.

Dosimetria a ser utilizada nos procedimentos:-

Contra-indicações

Os benefícios da terapia com ozônio são óbvios. Mas, apesar de todas as vantagens visíveis que o tratamento com ozônio tem, esse método tem suas próprias contra-indicações.

Portanto, se houver uma deficiência da enzima G6PD- favismo (ruptura das membranas dos eritrócitos levando à anemia hemolítica) Hipertiroidismo , Anemias graves, Gravidez, ou suspeita, Hemorragia, Caquexia, e Patologias com alto stress oxidativo esse procedimento não é recomendado de forma alguma.

Alguns cuidados são interessantes, tais como:

Fazer aplicação com pacientes em jejum, portadores de Diabetes , interessante manter o soro glicosado a 5% disponível, Vitamina C inibe consideravelmente possíveis efeitos adversos.

Nota do autor:-

Os parâmetros utilizados para cada procedimento sistêmico, facial ou corporal, poderá ser encontrado em diversas publicações de nível internacional divulgado pelo consenso obtido pela classe de Ozônio terapeutas no mundo, tais como:

- Protocolo de Cuba
- Sociedade Brasileira de Ozonioterapia Médica (SOBOM)
- Declaração de Madrid
- ABOS Associação Brasileira de Ozonioterapia

Cada conselho de classe da área da saúde preconiza um numero de horas de treinamento para que o profissional atue com segurança e bases sólidas, consulte o seu conselho e se habilite.

Capítulo XVIII

Moxaterapia

No Ocidente foi adotado o termo Acupuntura para traduzir o termo chinês TCHEN-KIOU. Esta palavra foi utilizada pela primeira vez na Europa pelo inglês W. Tem Rhyne, em 1683, no título de sua obra: Dissertatio de Arthritide, de Acupuntura (Dissertação sobre Reumatismos, com a Acupuntura).

Paradoxalmente, em seu tratado de 1683, Tem Rhyne dissertava sobre toda a técnica das moxas em detrimento da técnica das agulhas. Na realidade, a palavra chinesa correta que designa esse método de cauterização é "Kao". E às vezes dizemos, entre especialistas, que fizemos um ou vários "Kaos" sobre determinado ponto. Porém, esse termo japonês "moxa", introduzido na Europa por Kaemfer (1651-1716), é o que prevalece até hoje para falar de cauterização.

No Ocidente, durante muito tempo, esta técnica de moxabustão tem sido considerada como uma técnica complementar à das agulhas. No entanto, deve ser colocada com relação a Acupuntura em plano de estrita igualdade.

Acupuntura e Moxabustão são, pois, chamadas Tchen-Kiou e os chineses antigos diziam que "como a mulher suporta a metade do céu, a moxabustão suporta a metade das enfermidades".

Encontramos hoje com certa facilidade a Artemísia, que é a matéria-prima básica da moxa em duas apresentações, em lã já preparada, desfiada e solta ou enrolada e compactada em forma de bastão.

Qualquer que seja a forma utilizada, seu efeito sobre uma ruga é tão bom quanto o uso da agulha.

O tempo médio de aplicação sobre um ponto é de aproximadamente três minutos e pode ser reduzido à metade quando se tem muitos pontos a tratar; porém poderá ser utilizado em áreas definidas, como, por exemplo, as rugas perioculares denominadas de pés-de-galinha.

Deveremos manter uma certa prudência com as pessoas portadoras de pele sensível e frágil ou com dificuldades de cicatrização.

O único efeito secundário importante que pode se observar na prática assídua do uso da moxa é a possibilidade rara e teórica de hipertensão e o desconforto para alguns indivíduos do odor emanado pela Artemísia quando em chama.

Moxa

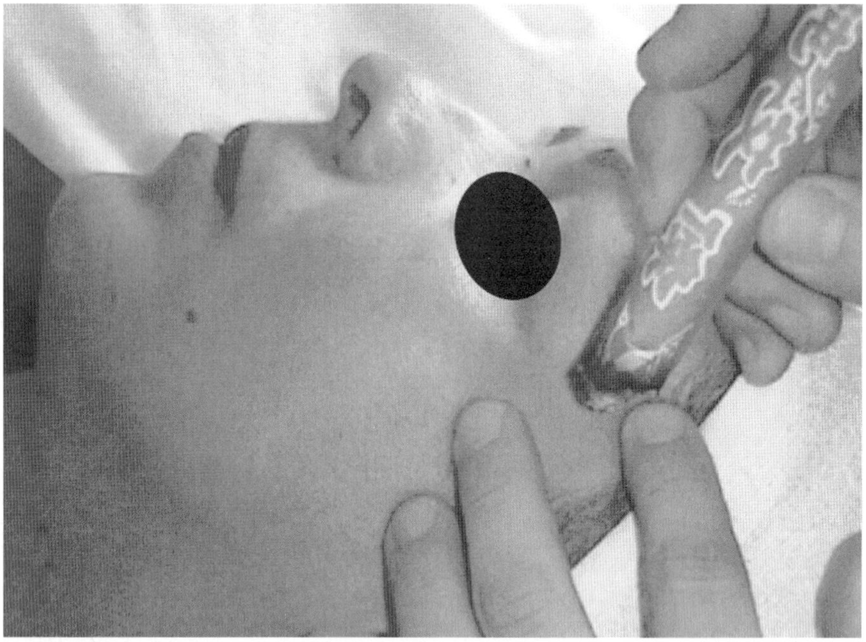

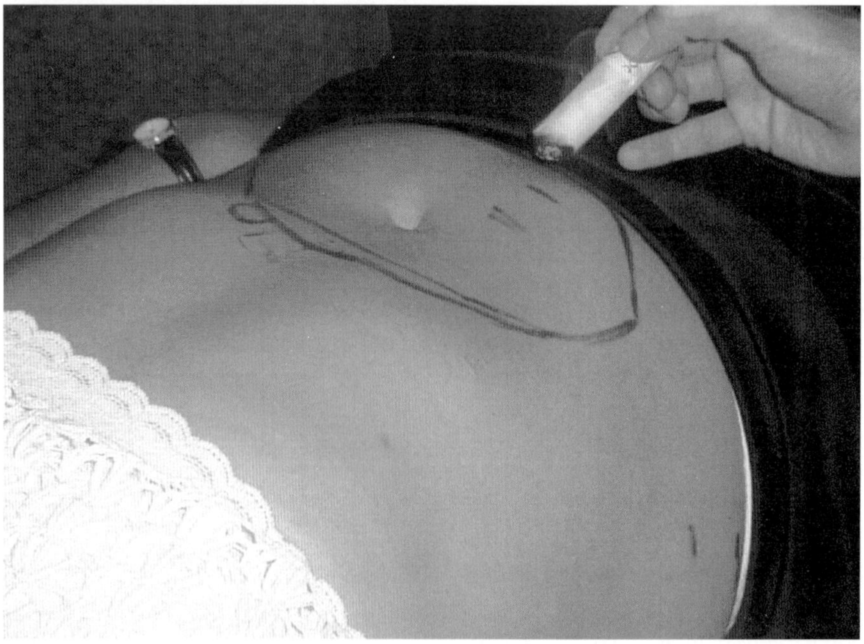

Terminado o procedimento com qualquer dos métodos apresentados, é fundamental proceder uma massagem facial para "acalmar" a região trabalhada.

Poderão ser utilizados cremes, preferencialmente à base de pó de pérola ou então que contenham calmantes como o azuleno, por exemplo, que é um subproduto da camomila.

Alguns exemplos

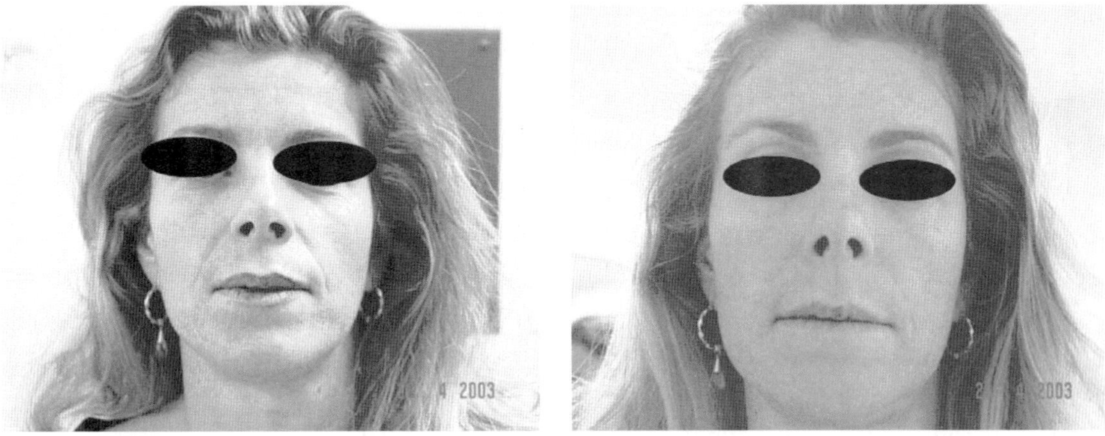

Aula de Estética em Belo Horizonte, antes e depois de uma única aplicação.

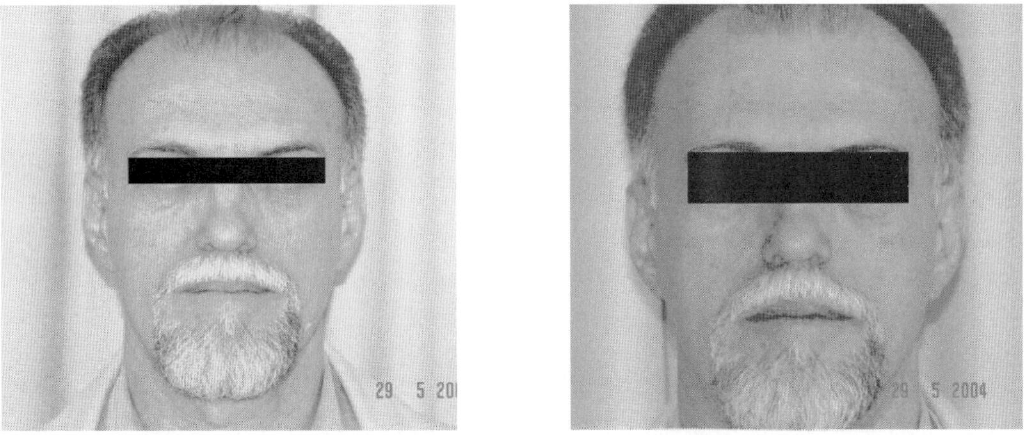

Aula em Ribeirão Preto, antes e depois de uma única aplicação.

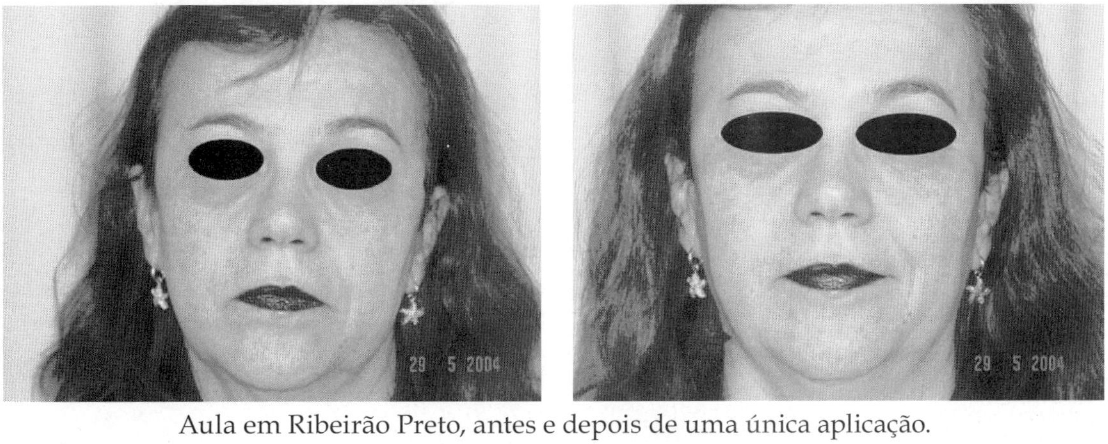

Aula em Ribeirão Preto, antes e depois de uma única aplicação.

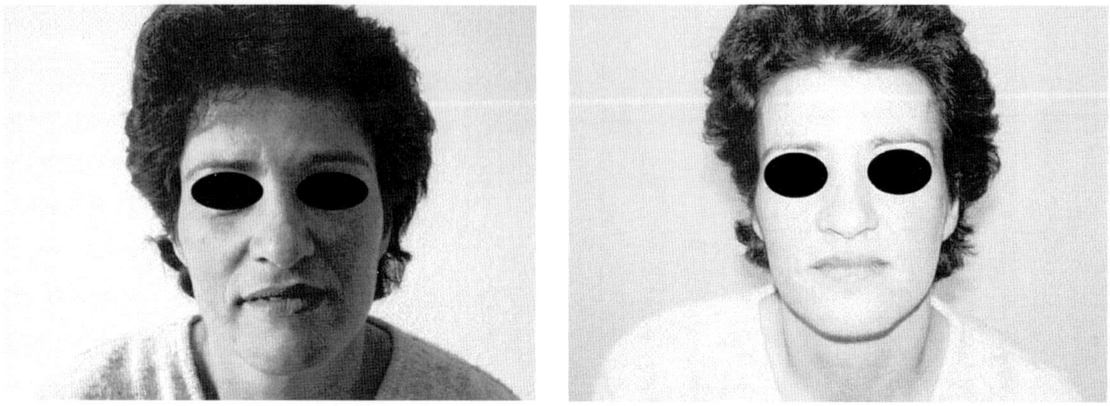

Aula em Santo Amaro da Imperatriz, antes e depois de uma aplicação.

Capítulo XIX

Talassoterapia

São encontradas em todos os oceanos da Terra, algas úteis tanto para a alimentação como para fins terapêuticos. Quando corretamente desidratadas, podem preservar todos os seus elementos naturais, como minerais e oligoelementos, além dos componentes energéticos. Indicadas para tratamentos de flacidez e celulite, rejuvenescimento tecidual, alívio de dores e fadiga muscular, recuperação da vitalidade capilar, tratamento de dermatite seborreica, coadjuvante no tratamento da acne, aliviam dores provocadas por queimaduras solares, ação bactericida e hidratante, suavizam e cicatrizam rachaduras nos pés, tratamentos de micoses, limpeza e nutrição da pele, prevenção de estrias e rugas.

Preparação das algas

As folhas de algas devem ser reidratadas para uso, tomando-se 1/2 copo de água morna para cada folha média das algas, deixadas de molho por 15 minutos, podendo depois ser usada inteira ou triturada no liquidificador. Nos tratamentos capilares ou solução ionizável, acrescentar mais água.

Creme de algas vermelhas: Coloque no liquidificador 12 folhas de algas vermelhas com 1/2 litro de água fervente e bata por 10 min. Guarde na geladeira. Dura 15 dias.

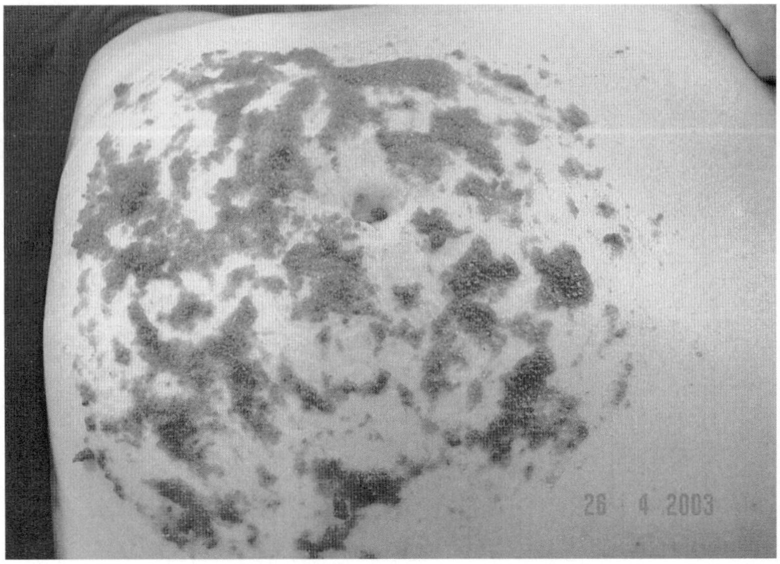

Aula em Belo Horizonte. Aplicação de alga vermelha liofilizada, após reidratação.

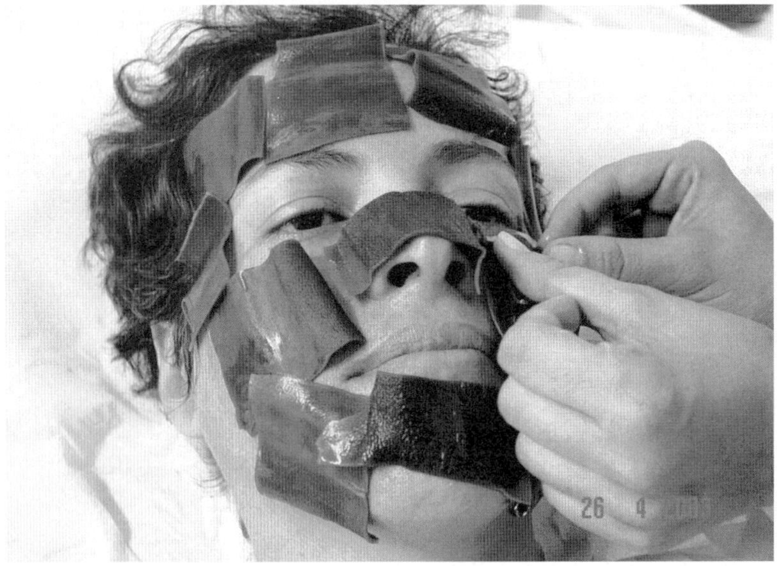

Aula em Belo Horizonte. Aluna treinando aplicação de máscara facial usando alga Kombu.

Peeling Facial: Misture 1 colher de chá de algas pardas em ½ xícara de água morna e deixe repousar por 15 minutos. Aplique a seguir em todo o rosto e deixe por 10 minutos. A seguir esfolie e retire o excesso com água pura.

Bandagens: Coloque 1 colher de chá de algas pardas em 1 litro de água quente e embeba as faixas de fita crepe na solução. Enfaixe a paciente. Coloque o aparelho de drenagem linfática sobre as faixas e deixe por 30-40 minutos. Remova as faixas e proceda a drenagem linfática manual, de preferência com gel de algas marinhas.

Emagrecimento: Após o peeling, aplicar creme de algas vermelhas e envolver com saco transparente. Cobrir com manta e deixar por 30 minutos. Remover e massagear com creme próprio. Aplicar aparelho de isometria por 20 minutos.

Em todos esses casos, testar a sensibilidade do paciente para o elemento Iodo (I).

As receitas aqui apresentadas são do Dr. Celso Yamamoto.

Capítulo XX

Acne

Conceito

Erupção folicular, papilar ou pustulosa resultante de inflamação com acúmulo de secreção, que afeta as glândulas sebáceas. Começa com uma pequena pústula irritativa que, aos poucos, se transforma em uma pústula. Sua cor varia de vermelha até arroxeada e sua consistência é dura, principalmente na base, sendo, em geral, dolorosa. Localiza-se na face, preferencialmente, nas regiões oleosas, no tórax anterior até a altura dos mamilos e até a mesma altura nas costas e nas partes proximais dos ombros superiores e inferiores.

É uma patologia cutânea que se relaciona intimamente com reações hormonais, com hormônios do tipo andrógenos (testosterona, cortisol); geralmente melhora com os hormônios femininos tipo estrógeno. Portanto, seu início ocorre na puberdade podendo se prolongar por toda adolescência. Na Medicina Ocidental, o aparecimento da acne para as meninas é em torno de 13 anos e dos meninos aos 15, estendendo-se até aos 21 anos e não raro podendo chegar aos 25 anos. O hormônio masculino relaciona-se com os Rins e o hormônio feminino com o Fígado.

A acne surge por conta do desequilíbrio hormonal transitório pelo estímulo aumentado ao nível da glândula sebácea (a enzima 5 alfa redutase, que transforma testosterona livre em Dehidrotestosterona que age perifericamente levando à hipersecreção sebácea).

Transtornos digestivos ou alimentação desregrada, típico dos adolescentes, vai levar a um desgaste do Baço, gerando umidade no aquecedor médio, ou então, as funções do Baço de subida e a do Pulmão de descida estão comprometidas. Observamos o Yin turvo acima, Yin turvo sobe à superfície prejudicando a função de purificação e de descida do

Pulmão e do Fogo do Coração, impedindo que a água dos rins possa subir. Frequentemente, observamos o rosto vermelho acompanhado de Acne. E por fim, distúrbios psicossomáticos. O estresse é capaz de desencadear acne nas pessoas que têm tendência ao problema.

A recomendação é relaxar!

Os momentos de estresse vividos durante o período pré-vestibular ou mesmo no dia-a-dia de trabalho, familiar e dos relacionamentos podem ser literalmente refletidos na pele.

Até pouco tempo atrás, faltavam provas científicas de que uma coisa estava vinculada à outra. Mas pesquisadores da Faculdade Livre de Berlim, na Alemanha, detectaram mais indícios de que o estresse e a acne, assim como outras condições da pele, estão relacionadas entre si.

O estudo alemão não confirma se o estresse tem o poder de provocar acne por si só ou apenas agravar o problema nas pessoas que já têm tendência a ele. "As lesões da acne podem ser desencadeadas ou até pioradas pelo estresse, mas não aparecem única e exclusivamente em função dele."

Os estudos mostram que as situações difíceis elevam os níveis de testosterona e androgênios, hormônios masculinos que estimulam uma maior produção de oleosidade, criando condições favoráveis para a acne. Pior, uma vez instalada, a acne reduz a auto-estima, deixando a pessoa ainda mais estressada. "Esse processo costuma ocorrer principalmente entre adolescentes, devido às várias mudanças hormonais, e nas pessoas mais sensíveis, ansiosas e deprimidas."

O primeiro passo para quebrar esse ciclo vicioso é tentar diminuir o estresse. Praticar uma atividade física, fazer ioga e massagem, além de reservar horários na agenda para diversão são excelentes medidas.

"O equilíbrio é o melhor remédio."

Acne comedoniana (grau I)

Sua forma mais comum: comedão significa "poro fechado" ou mais conhecido como cravo, poro que não conseguiu eliminar o sebo do folículo pilossebáceo, embora não apresente inflamação. Diferentemente da espinha, que já apresenta inflamação, ponto com pus, geralmente dolorido.

É o tipo de acne para o qual a moxaterapia melhor se apresenta.

Acne inflamatória (graus II, III, IV)

É uma acne evoluída de um processo inflamatório de grau I, apresentando pápulas e pústulas (as espinhas) também chamada de acne pápulo-pustulosa.

As de grau III aparecem, além das lesões anteriores, com nódulos e cistos.

Na Acupuntura, além do uso da moxa, pode ser utilizada a técnica das três agulhas, cercando o perímetro externo da lesão com agulhas 0,7 ou 0,8 por 15 durante 10 minutos, sendo que a cada minuto deve ser promovido um estímulo manual nas agulhas.

Limpar a pele com Hidrolato de Cyrtophodium pela noite após o banho e pela manhã antes de sair de casa contribui muito para a melhora.

Lembre-se de que a acne é comum em 85% dos adolescentes e em 25% dos adultos entre 25 e 44 anos e se apresenta em 85% dos casos na sua forma mais simples, ou seja, sem inflamação bacteriana ocasionada pela *Propionibacterium acnes*, que intensifica a doença.

Acne grau IV

Rara, o quadro da acne conglobata surge acompanhado de febre, poliartralgia, leucocitose, eritema, necrose e hemorragia, podendo se espalhar pelo rosto, pescoço, colo, tórax e nádegas e costuma deixar cicatrizes por onde passa.

A geografia da acne

Dependendo de onde a acne está situada, sabemos a que órgão interno ela pertence:
Testa: área intestinal
Malar: pulmões
Nariz: área do Coração Mento: área dos Rins Ombro: aparelho digestivo
Peito: área dos Pulmões e do Coração
Parte superior das costas: área dos Pulmões Redor da boca: aparelho reprodutor

Prevenção da acne

- Mantenha a pele limpa.
- Tenha um estilo de vida equilibrado (dormindo, se alimentando adequadamente e fazendo exercícios com regularidade).
- Mantenha seu intestino regulado; ele remove o excesso de toxinas.
- Use sabonetes à base de enxofre produzido especificamente para uso no rosto.
- Lave frequentemente a pele, mas não esfregue a área afetada, pois poderá agravar as lesões.
- Evite cosméticos, use produtos à base de água.
- Não use barbeadores elétricos, pois podem agravar a acne. Evite o estresse, ele facilmente cria acne.
- Tente tomar pequenos banhos de sol diariamente. Não esprema a acne em nenhuma hipótese.

Tratamento alternativo

Vitaminas usadas no tratamento da acne:
- Vitamina A
- Complexo B

- Vitamina C
- Vitamina D
- Vitamina E
- Zinco

Tratamento dietético para acne

Tente ingerir mais: fibras, alimentos crus, amêndoas, derivados de soja, semente de girassol, iogurte desnatado, manjericão, erva-doce, alho, gengibre, hortelã. A semente de linhaça, que é rica em ácidos graxos e excelente reparador de tecidos. Alho, antibiótico natural. Lecitina de soja.

Coma menos: espinafre, laticínios e açúcares.

Não coma: manteiga, cafeína, queijos, chocolate, amendoim, cacau, ovos, frituras, gorduras, condimentos, margarina, açúcar e embutidos.

Tratamento fitoterápico em MTC para acne

- Nome: Acne Pills

Descrição: fórmula natural chinesa composta de ervas medicinais que tiram o excesso de calor interno, principalmente no nível do estômago, regulariza a parte hormonal, acalma a mente e as emoções. Desintoxica e favorece a limpeza intestinal.

- Nome: Huang Lian Su Gao

Descrição: alivia o prurido e a dor, cicatriza, regenera os tecidos, elimina fungos, bactérias e vírus (anti-séptico). Síndromes cutâneas devidas ao calor ou à umidade-calor, psoríase, acne, dermatite supurante, infecções cutâneas, queimadura solar, furúnculos, abscesso, pele seca, eczema-ferida que não cicatriza, micoses, pé-de-atleta, queimaduras de 1º e 2º graus, erisipela, dermatite e vitiligo.

Tratamento com acupuntura

Podemos utilizar pontos locais. Pontos faciais como:

VC 24 , Yin Tang, E 3, E 5, E 6, VG 26 para quase todos os casos de acne.

Para acne localizada na lateral da face: Canal Unitário Tai Yang, ID 3 com B 62.

No queixo P 7 e R 6.

Pontos gerais: IG 4, IG 11, F 3, E 36.

E 44 e VG 25 podem ser usados para acne tipo rosácea, onde se observa a região malar e o dorso nasal avermelhados.

É importante que a função Yang Ming esteja regularizada.

Combinação de pontos para acne

Na região da testa: tonificar pontos 1 (extra) e TA 23; sedando pontos VB 14 e 7 (extra).

Na região do rosto: tonificar pontos IG 19 e E 4; sedar pontos IG 20 e E 2.
Pontos Complementares: ponto 8 (extra) - tonificar.

Uso da moxa em acne

As erupções no rosto, frequentes em jovens e em adultos jovens, são uma das melhores indicações das moxas. O calor aplicado sobre as erupções é reduzido de forma muito eficaz e com rapidez.

Devemos utilizar os pontos descritos abaixo, porém devemos corrigir também os desvios alimentares de nossos pacientes, quanto ao consumo de chocolates, açúcar, laticínios, queijos, iogurtes e amanteigados em geral.

O ponto IG 4 é bastante ativo, como também o ponto F 3 e o ponto P 9.

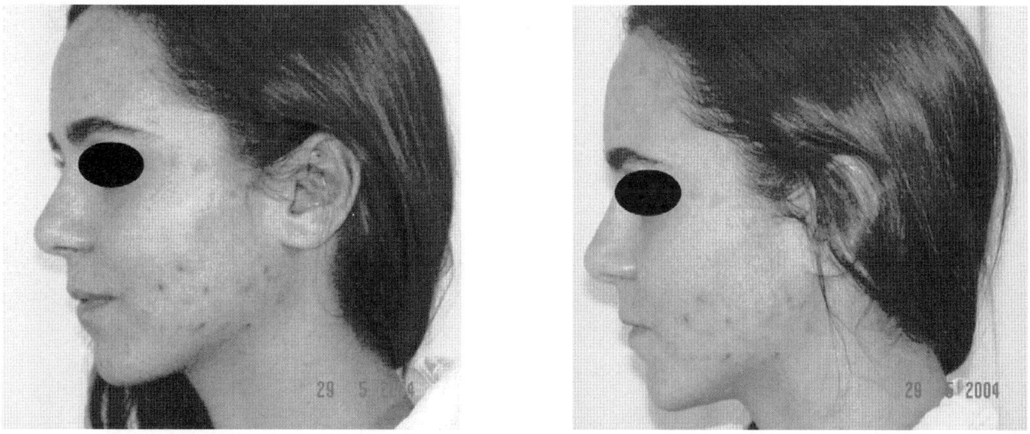

Aula em Ribeirão Preto, antes e depois da aplicação de moxa na acne.

Acne rosácea

Caracteriza-se por eritema, telangiectasias, edema e pápulas, que podem ser acompanhados por pústulas e nódulos. Ocorre principalmente em adultos entre 30 e 50 anos de idade. É mais frequente em mulheres de forma moderada e nos homens de maneira mais localizada e severa. Raramente é observado o diagnóstico em negros.

Fatores predisponentes

Existe uma predisposição constitucional, doenças do trato gastrintestinal, fatores neuropsicogênicos, hipertensão, e também fatores agravantes como bebidas alcoólicas, vento, medicação vasodilatadora e fatores ocasionados por desajuste do mental.

Estudos mostram que peles mais claras têm maior incidência; assim, a genética parece desempenhar um papel importante.

Tratamento por hervas chinesas

Calor de Pulmão, Estômago e no Sangue.

Rosto vermelho, compleição quente e gorduroso, agravado por alimentos quentes e bebida alcoólica.

Xie Bai San

Rosto vermelho permanentemente com erupções, áreas inchadas, quentes com gosto amargo na boca e constipação intestinal.

Wu Wei Xiao Du Yin

Calor do Estômago com estase de Sangue. Área afetada dolorosa quente e ardente.

Fu Feng Dan Shen, Da Huang Zhe Chong Wan Evite bebida alcoólica e frituras.

Acupuntura

Pontos Gerais: IG 4, IG 11, F 3, E 36.

E 44 e VG 25, onde se observa a região malar e o dorso nasal avermelhados. É importante que a função Yang Ming esteja regularizada.

Óleos essenciais

Limpar toxinas

Gerânio, junípero, laranja, lavanda, limão.

Esfoliação

Lavanda, néroli, olíbano e tangerina.

Promover o crescimento de novas células

Gerânio, lavanda, lemongrass, néroli, olíbano, palmarosa, pau-rosa, patchouli.

Balancear e reduzir a oleosidade

Cipreste, elemi, gerânio, lavanda, lemongrass, olíbano, sálvia, esclaréia, ylang-ylang.

Anti-séptico e adstringente

Bergamota, cedro, mirra, yarrow.

Suavizar inflamações

Camomila, romana, yarrow.

Capítulo XXI

Melasma

A mancha cutânea que mais se relaciona com a estética é a mancha conhecida por melasma ou cloasma gravídica. Nome oriundo da frequente associação do estado gestacional e o surgimento de manchas faciais, as quais também podem ser associadas ao uso de anticoncepcionais, alteração hepática e/ou tireoideanas. A alteração de cunho energético não pode mensurá-las, mas podemos observá-las e senti-las. O que mais chama a atenção é que essas manchas possuem uma forte exacerbação quando em exposição solar.

Uma vez que tenha se iniciado, pode ser muito difícil seu tratamento. Observamos que uma pequena parcela da população feminina é portadora de melasma, que é uma hiperpigmentação da pele, que geralmente acomete o sexo feminino e acomete regiões específicas como malar, glabela, pescoço mandibular e supralabial.

Frequentemente, observamos o acometimento facial das manchas nos pontos do Estômago situados na face, as quais podemos associar aos vasos curiosos Chong Mai e Ren Mai. O Chong Mai por se relacionar com o Baço (tendo seu ponto de abertura no BP 4) e a região malar regida pelo Intestino Delgado que é a parte Yang do meridiano do Coração.

Ling Shu observa que uma mancha escura é uma estagnação prolongada.

Na realidade, existe microvascularizações às quais acompanham manchas, podendo dizer que realmente existe uma estase local. A estase está relacionada com o eixo Shao Yin e Tai Yin, podendo ser oriunda tanto do Fígado quanto do Coração.

Ao estudar os eixos Shao Yin e Tai Yin sob a ótica de Yves Requena, observamos que múltiplos são os fatores emocionais predominantes nesses eixos. Normalmente, as emoções predominantes são o medo, insegurança, mas com uma camuflagem de não se querer revelar esses sentimentos; manchas essas relacionadas com o Rim, pela própria coloração cianosada ou escurecida, e tem fortes relações com o Fígado; por relacionar-se com os hormônios femininos, por estarem relacionadas com emoções, relaciona-se com o Coração, e por acometer a pele, relaciona-se com o Pulmão.

Existe uma relação miológica entre o SNC (sistema nervoso central) e a pele, por possuírem a mesma origem embrionária, onde a pele passa a ter o atributo de ser uma extensão externa do SNC e, relacionado de maneira direta com as emoções e os melanócitos, originam-se da crista neural, juntamente com o SNA – sistema nervoso autonômico. Isto faz com que os pontos shu dorsais e os pontos da segunda linha da bexiga relacionados aos órgãos, tais como B 42... até o B 54 são interessantes em todos os casos de pigmentação e de acometimento geral de pele.

Por se tratar de eixos (Shao Yin e Tai Yin) eixos fortemente propensos a múltiplos fatores emocionais, o tratamento do mental desses pacientes passa a ser fundamental.

Os pontos indicados para tratamento local são: E 3, E 4, E 5, E 6, ID 18, VB 14, Yin Tang, podendo ser utilizado também os pontos do VC e VG pertencentes à face.

O raciocínio para tratamentos de manchas obedece ao critério dos meridianos que passam por elas, assim sendo, mancha na mandíbula: ID 17.

Manchas localizadas no meio da região malar, E 30, BP 12, E 9. Pontos de tonificação da essência, VC 4

Pontos do Eixo F/CS e R/C

Devemos fortalecer o Jing Imaterial, fazendo moxa na linha externa da bexiga nos pontos correspondentes aos órgãos.

Devemos promover a conexão alto-baixo (Y. Yamamura) IG 4, IG 11, F 3, E 36.

Podemos orientar nossos pacientes em como evitar o problema:

1. Lave o rosto, seque-o e aplique um bloqueador que contenha avobenzona.
2. Espere secar, aplique sobre ele um outro bloqueador contendo dióxido de zinco, isto forma uma boa proteção.
3. Coloque o FPS ideal para a sua pele.
4. Utilize bloqueadores a prova d'água.
5. Na maquiagem use um produto com FPS no mínimo 30 na base.

Capítulo XXII

Olheiras: tire esse peso dos olhos

Apesar de não trazerem nenhum desconforto físico e nem ser indicativo de alguma doença, só quem convive com elas é que sabe o quanto é desagradável expor os olhos.

Em geral, seus possuidores podem estar contidos em dois grupos. No primeiro, estão os que são resultado de cansaço, estresse físico ou emocional e poucas horas de sono. No segundo caso, estão as olheiras crônicas, em geral por determinantes genéticos.

Se prestarmos atenção ao povo dos Emirados Árabes, por exemplo, observaremos que é uma marca étnica, todos carregam.

As pessoas de pele clara apresentam bem mais rugas nesta região do que as de pele morena.

As olheiras, junto com as rugas das pálpebras e as rugas chamadas de "pés-de- galinha", são os efeitos que mais contribuem para dar um ar de cansaço, pesado e envelhecido ao rosto.

Quem apresenta fator predisponente para o distúrbio deve evitar bebida alcoólica, cigarro e sal, pois esses fatores intensificam o congestionamento dos vasos sanguíneos.

As olheiras se agravam com o passar dos anos, devido à diminuição de circulação sanguínea na região das pálpebras.

Em acupuntura

Tonificar TA 23 e E 2.

Complementares: ponto 8 (extra), com massagens de movimentos circulares. Pontos sistêmicos: R 1 – na sola do pé. E o ponto E 36.

Capítulo XXIII

Acabando com a celulite

A celulite não é privilégio só seu. Das mais magras às gordinhas ela está instalada; 90% das mulheres carregam-na consigo e quando ela aparece, torna-se uma doença crônica que só tende a agravar.

Ela é formada na camada profunda da pele, no tecido gorduroso entre a derme e os músculos, tecido esse formado por milhares de células gordurosas envoltas por uma espécie de gel e banhadas pela corrente sanguínea.

O que é a celulite?

Clinicamente falando, é um processo não inflamatório das capas subepidérmicas, às vezes doloroso, que se manifesta em forma de nódulos ou placas de variada extensão e localização. Por essa razão denomina-se esse processo de fibro-edema gelóide, que acomete cerca de 85% das mulheres. Manifesta-se especialmente na região das coxas, culotes e nádegas, na forma de ondulações e "furinhos".

Em Medicina Chinesa, existem duas formas básicas para seu aparecimento:

- Celulite por Estagnação do QI do Fígado.
- Celulite por Deficiência de Yang do Baço e do Rim.

Celulite por estagnação do Qi do Fígado

É a forma mais infiltrada e dolorosa que tende a piorar no período pré-menstrual. Está relacionada com a TPM, podendo estar associada com estagnação do QI, aparecendo sintomas como edema de mamas, baixo-ventre, mãos e tornozelos.

Celulite por deficiência de Yang do Baço e do Rim

Flácida na forma, não há queixa de dor, mas sim de flacidez. Relaciona-se com o frio, regras abundantes, fezes soltas e acomete pacientes mais idosas.

- As células de gordura aumentam de tamanho e quantidade;
- As fibras elásticas se rompem e as de colágeno endurecem;
- O líquido entre as células retém água;
- O organismo não drena bem toxinas e água, facilitando o aparecimento de inchaço;
- Os vasos sanguíneos são comprimidos pelos nódulos de gordura e pelo inchaço.

Os diversos vilões dessa história

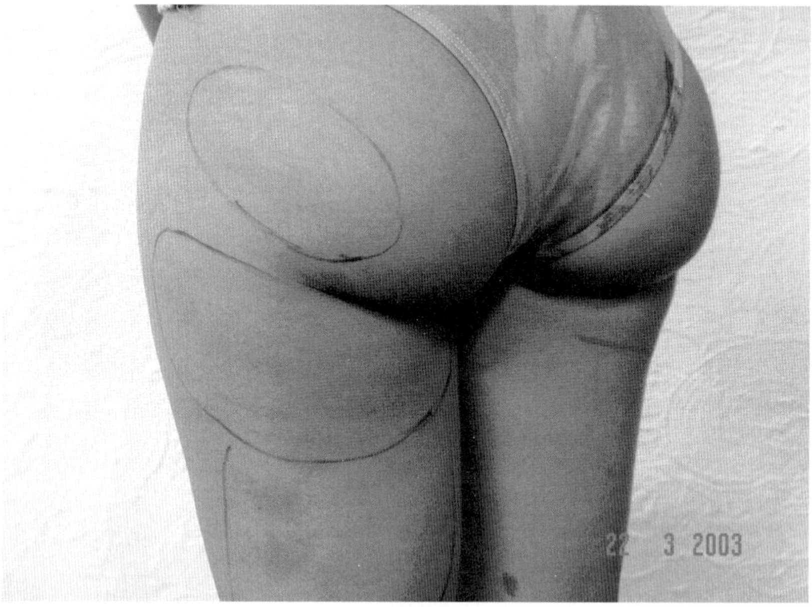

Aula em São Paulo. Marcação de áreas a serem trabalhadas para retirada de celulite.

Os sete suspeitos

Eles acentuam a celulite

1. Má alimentação: pode fazer você engordar ou dificultar o funcionamento de órgãos que eliminam toxinas.
2. Vida sedentária: sem exercícios regulares, a circulação sanguínea se torna deficiente, podendo gerar ou agravar a celulite.
3. Obesidade: as células de gordura aumentam e comprimem as veias. O sangue e seus nutrientes têm dificuldade em chegar às células e a drenagem das toxinas fica com- prometida.
4. Estresse: tensão e cansaço causam um descontrole geral no corpo.
5. Cigarro e outras toxinas: fumar diminui a oxigenação das células e prejudica a circulação sanguínea.

6. Roupas justas: jeans, leggins, calças e meias apertadas dificultam a circulação sanguínea, fazendo com que a perna inche e favoreça a celulite.
7. Cuidado com remédios: drogas à base de cortisona causam desequilíbrios hormonais e facilitam o ataque.

De que tipo é a sua?

1. Hereditariedade: os genes também decidem se você vai ter ou não uma propensão à celulite.
2. Problemas circulatórios: se você tem tendência a ter vasos superficiais, que se rompem com facilidade, tem mais predisposição à celulite.
3. Alterações hormonais: toda mudança nos níveis de hormônios interfere no metabolismo. Pode ocorrer pelo uso de medicamentos, por doenças ou em fases da vida (como gravidez).

Como tratá-la pelo conceito da MTC?

Eletroacupuntura

A eletroestimulação no tecido adiposo, tem ação anti-inflamatória, que, ao modificar a permeabilidade celular, corrige as retenções hídricas, uma ação vasodilatadora que ativa a microcirculação local, facilitando a eliminação das toxinas e dos produtos de degradação das gorduras com uma ação hidrolipolítica; ação mecânica, pela contração das fibras do tecido conjuntivo e combate flacidez muscular regenerando o tecido da área aplicada.
Drenar o Fígado: F 3, VB 34, F 14, B 18. Transformar os fluidos do TA e mover o Qi: TA 6.
Dispersar umidade e calor, harmonizar o caminho das Águas e o Qi do TA inferior: VC 5, VC 6. Aliviar edemas: VC 9.
Dispersão de muco, acalmar o Shen e harmonizar o Qi do TA: CS 6.

Estagnação do Qi do Fígado

O princípio terapêutico é de drenar o Fígado para mover o Qi e promover a transformação dos fluidos no TA.

Principais pontos: F 3, F 14, VB 34, B 18, TA 6, VC 5, VC 6, VC 9, CS 6.

Deficiência de Yang do Baço e Rins

Princípio terapêutico: promover transporte, transformação e eliminação dos fluidos.
VC 12, R 7, E 36, VC 9, E 28, BP 9, VC 5, P 7,
Moxa em B 20, B 22, B 23, B 52, B 50.
Protocolo:
F 1 = F 2 10 Hz
LP = 150 a 200 us
Tempo= 15 min.
Pulso Bidirecional Simétrico Triangular (PBST).

Tratamento local

Delimitamos a área da lesão, introduzimos em média oito agulhas no seu perímetro, de maneira que as correntes se cruzem, observando um ângulo de inserção aproximado de 20° (graus) e uma colocada no centro da lesão com a polaridade catódica ou o preto e no perímetro externo intercalamos os terminais anódicos vermelhos com o preto. Uma agulha deverá estar no ponto E 36 ou BP 6, com o terminal vermelho par da agulha central.

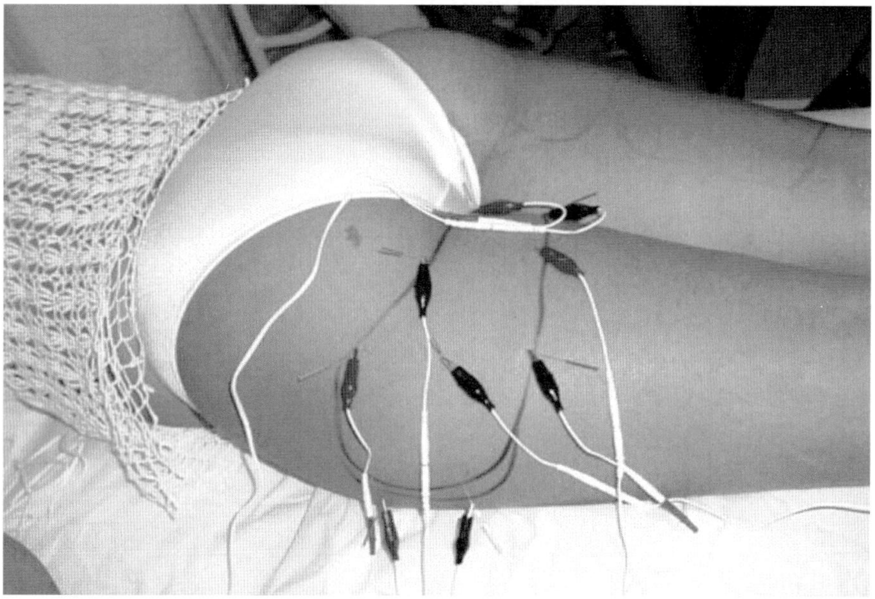

Aula em Goiânia. Exemplo de aplicação de agulhas para celulite.

Protocolo

F1 = F2 de 50 até 400 Hz.
LP = 500
Tempo = 30 min.
Pulso PBST

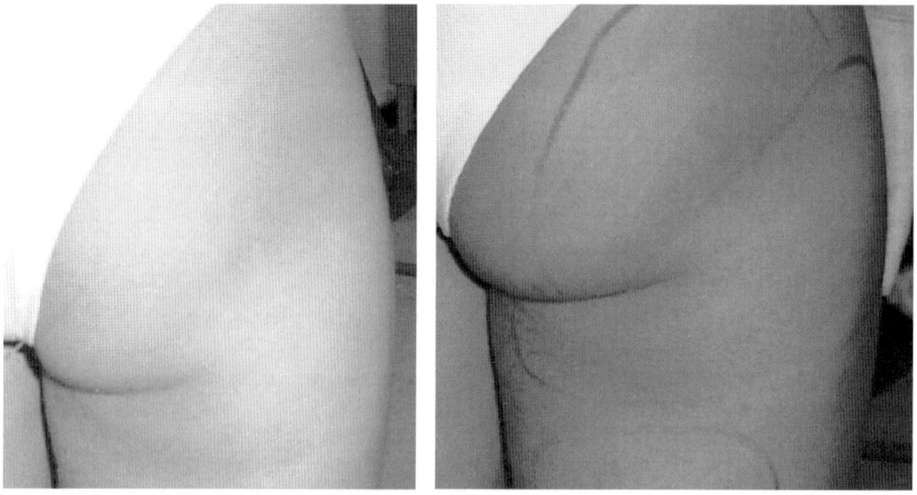

Aula em Porto Alegre. Celulite após uma aplicação.

Eletroterapia para tonificação

O uso de correntes elétricas tem um papel bastante importante no tratamento para tonificação muscular.

Duração dos tratamentos

Cada sessão dura em média de 15 a 30 minutos. Pode ter duração maior no caso de pacientes idosos: com hipossensibilidade quando submetidos a um número excessivo de aplicações, pacientes sob sedação, sob uso de corticóides, quimioterapias, álcool ou drogas. O número recomendado de sessões seria de 10 a 15, com intervalos de no máximo 15 dias antes de se iniciar uma nova série.

Contra-indicações

Reações alérgicas ao uso do gel condutor ou ao esparadrapo, reação alérgica à eletricidade, portador de marcapasso cardíaco, próteses metálicas, sobre as artérias carótidas, em mulheres grávidas.

Laserterapia na celulite

O uso de laser com potência de 400 m W de 810 à 904 nm demonstrou-se muito bom na redução do quadro de celulite e de microvascularização da região afetada com 135 joules/cm^2.

Óleos essenciais

Retenção de líquidos

Cipreste, erva-doce, grapefruit, junípero, limão, lemongrass, sândalo.

Estimular a circulação e desintoxicar o sistema linfático

Benjoin, cedro, cipreste, erva-doce, gengibre, laranja, manjericão.

Balancear os hormônios

Camomila, romana, gerânio, lavanda, sálvia, esclaréia.

Alimentação e dieta alimentar

A nutrição é fator essencial na manutenção da saúde. Os hábitos alimentares, ou seja, os tipos de alimentos escolhidos pelas pessoas para fazer parte de sua dieta usual, bem como o modo de preparar esses alimentos, variam muito de um povo para outro. Encontramos essa variedade até dentro de um mesmo país, que pode apresentar diferenças regionais quanto à alimentação.

Apesar disso, é indispensável que os nutrientes essenciais sejam ingeridos diariamente em quantidades adequadas.

Os nutrientes presentes nos alimentos podem ser enquadrados em três grupos, de acordo com suas funções: plásticos ou estruturais, energéticos e reguladores.

Os nutrientes plásticos são representados principalmente pelas proteínas, que entram na construção de diversas partes da célula. Já os açúcares (carboidratos) e as gorduras (lipídios) são predominantemente nutrientes energéticos, uma vez que fornecem a maior parte da energia do corpo. Essa divisão, porém, não é rigorosa: nosso organismo pode queimar proteínas ingeridas em excesso para obter energia, caso a dieta seja pobre em açúcares e gorduras; por outro lado, os açúcares e as gorduras também tomam parte na formação de certas estruturas do corpo.

Para manter o bom funcionamento de nosso organismo não basta apenas ingerir quantidades adequadas de nutrientes plásticos e energéticos. Para que nosso corpo trabalhe em harmonia, são necessários nutrientes reguladores, como as vitaminas, que controlam a queima de açúcares, as produções de proteínas, a formação dos ossos etc.

Já os sais minerais desempenham tanto funções reguladoras quanto funções plásticas.

Portanto:

- Vigie o que vai para a mesa. Uma alimentação saudável em 70% das refeições, durante toda a vida, faz seu corpo funcionar equilibrado e diminui as chances de você ter celulite. Alimentos nutritivos, sim; calóricos, não.
- Prefira fazer várias pequenas refeições ao longo do dia. Dessa forma, você garante que seu metabolismo estará sempre ativado, queimando calorias.
- Beba em média 2 litros de água por dia. Ela ativa o funcionamento dos rins e da bexiga, ajudando na eliminação das toxinas. Frutas como melancia e melão têm muita água.
- Aumente a ingestão de fibras, que também ajudam a limpar o organismo de toxinas porque fazem o intestino funcionar melhor. Elas estão presentes nos cereais integrais, nos grãos, nas verduras e nas frutas.
- Varie alimentos o máximo que puder, para garantir a ingestão dos mais diferentes nutrientes.
- Em todas as refeições, coma um pouco de cada grupo de alimentos: carboidratos (leguminosas, massas, pães), proteínas (carnes, ovos, leite), vitaminas e sais minerais (frutas, verduras, legumes).
- Se você tem uma vida estressante, acrescente alimentos energéticos: pães e massas integrais, leguminosas (grãos) e sementes (linhaça, papoula, girassol). De quebra, eles também melhoram o funcionamento do intestino.

Sugestão de dieta

Café da manhã

1 fruta fresca

1 ou 2 ovos pochê

Café das 10 horas

1 fruta fresca ou 1 copo de suco de frutas.

Almoço

Salada crua com legumes tipo cenoura, salsão, pepino japonês, rabanete, nabo, diversas folhas tipo alface crespa, rúcula, queijo tipo ricota e um iogurte.

Lanche da tarde

1 fruta ou 1 copo de suco natural de frutas.

Jantar

Legumes crus como no almoço
Carne, peixe ou frango cozido ou assado
Legumes cozidos, salada de folhas
Frutas frescas

Evite o sal, ele pode contribuir para a formação de celulite. Quando menos ele estiver presente, melhor é a eliminação dos líquidos.-

Um grande aliado na luta contra a celulite é o iodo, matéria-prima da tireoide, que determina o processo metabólico que queima o alimento para transformá-lo em energia. É encontrado na alcachofra, agrião, alface, alho, aspargo, arroz integral, banana, batata, cenoura, ervilha, espinafre, frutos do mar, gema de ovo, morango, nabo, pêra, tomate, uva, vagem.

Bumbum lisinho sem celulite

Ataque com cosméticos poderosos

- Alta tecnologia, novas substâncias e pesquisas fazem dos cosméticos atuais uma opção válida no combate à celulite. Aplique duas vezes ao dia nas regiões críticas, principalmente no bumbum, fazendo massagens circulares. Assim você ativa a circulação e faz o produto penetrar melhor.
- Importante: é fundamental que a pele sofra uma ligeira descamação antes da aplicação dos cosméticos. Dessa forma, saem as células mortas e o princípio ativo do creme penetra com mais intensidade. Use uma ou duas vezes por semana.

Pratique uma atividade física

Ao ouvir a palavra "exercício", você provavelmente a associa a trabalho muscular. Mas, além dos resultados estéticos, você emagrece e fica com músculos definidos. A ginástica pode representar um verdadeiro tônico para o funcionamento do corpo. E, se ele está trabalhando melhor, menores as chances de ter celulite.

Você pode classificar os exercícios em dois tipos, os aeróbicos e os anaeróbicos. Para se livrar de vez da celulite, o ideal é fazer uma atividade física de cada tipo - natação (aeróbica) e musculação (anaeróbica), por exemplo. Assim você afasta as gordurinhas do corpo de uma vez...

Tomar água ajuda, mas cuidado!

O recomendável é que se tome em média oito copos de água ao longo do dia. O excesso de água pode levar à perda de eletrólitos via urina.

Caso você só tome água mineral, procure esporadicamente trocar de marca de fornecedor, pois água mineral contém uma fórmula típica da região de onde ela é proveniente e eventualmente poderá ser deficiente em algum componente importante para o organismo e o hábito de variar de marcas equilibra isso.

Algumas dicas úteis

1. Beber em torno de oito copos d'água por dia.
2. Ingerir verduras, legumes e frutas diariamente.
3. Evite refrigerantes, doces, massas, frituras e sal.
4. Evite ficar sentado por longos períodos.
5. Evite o consumo de bebida alcoólica.
6. Não coma fast-food.
7. Roupas muito justas dificultam a circulação (jeans).
8. Se exercite 2 a 3 vezes por semana.
9. Não fume.
10. Evite o estresse, ele causa celulite.

Capítulo XXIV

Drenagem linfática

Após a aplicação de tratamento com eletroacupuntura.

Esta técnica caracteriza-se por uns movimentos muito suaves e precisos, todos em forma circular e espiral e por um trabalho intensivo realizado nos centros de gânglios linfáticos.

Hoje em dia, a drenagem linfática manual é usada na estimulação da circulação linfática que ajuda o corpo a eliminar toxinas e na nutrição dos tecidos.

Estimula a circulação linfática nos vasos linfáticos ao acelerar a absorção de líquidos e das macromoléculas do tecido intersticial, pela ativação da capacidade peristáltica destes vasos. Por isso, a Drenagem Linfática Manual faz *absorver* inúmeras formas de edemas.

A estagnação dos gânglios linfáticos pode causar dor. Embora todos os tipos de massagem estimulem a corrente linfática, a técnica de Vodder é focada na drenagem do excesso linfático. É fundamental que pelo menos uma vez por semana o paciente seja submetido a uma seção completa de Drenagem Linfática.

Ao contrário do fluxo sanguíneo, a linfa circula sempre em direção ao tórax e abdômen; assim sendo, liberadas as regiões de convergência dos membros e pescoço, todos os movimentos devem ter orientação centrípeta, isto é, para tronco e abdômen.

Inicie os movimentos a partir dos pés, pois devido à nossa postura ereta e sedentarismo, os líquidos do corpo tendem a se depositar nos membros inferiores. Os movimentos devem ser leves e envolventes, levando-se em conta que, além de se promover um bombeamento da linfa, também se efetua uma ação nos canais de energia. Na massagem em mulheres, inicie massageando a sola do pé direito no ponto Rim 1. Esta recomendação é baseada na Massagem de *Keiraku Beauty*, desenvolvida no Japão, respeitando-se as estruturas físicas, orgânicas e energéticas das mulheres, que apresentam mais energia vital de natureza Yin, do que os homens, cuja energia vital é predominantemente Yang.

Prossiga massageando toda a sola dos pés em movimentos circundantes e relaxantes, liberando toda a energia que neles se depositam durante um dia normal. A sola dos pés e palma das mãos contêm a soma de muitas de nossas energias e por isso devem ser trabalhadas com atenção. Nos tornozelos e punhos iniciam-se os tratamentos que devem ser dados às articulações.

Os chineses consideram fundamental que se liberem as Nove Dobras ou Mares de Energia "para que se tenha uma vida longa e saudável. Através de movimentos de rotação dos braços e pernas dos pacientes pode-se fazer esta liberação de energias, ao mesmo tempo em que provoca a remoção de detritos acumulados nas regiões ganglionares, tais como nas axilas e virilha, eliminando o desconforto que algumas pessoas têm ao serem tocadas nestas regiões".

Lembre-se que todos os movimentos devem começar nas extremidades em direção ao tronco para que se possa ter o melhor de seus efeitos. Na cabeça, a região articular que deve ser trabalhada é o pescoço. Aqui, além de se drenar a linfa, encontramos uma associação muito útil com o Shiatsu. Através de movimentos de rotação e alongamentos suaves, trabalhamos toda a coluna cervical, dissolvendo pontos de tensões físicas e emocionais, além de melhorarmos o aporte sanguíneo para o cérebro. Deve-se ter cuidado ao pressionar o músculo esternoclidomastóideo, devido a sua proximidade com a artéria carótida.

Na região do colo, efetuar movimentos circulares e de deslizamento em direção ao tórax, ou manobra de descompressão respiratória, sendo que esta é a que produz melhores resultados, mas que deve ser evitada em pacientes que se submeteram a cirurgias mamárias. Nas mamas, os movimentos devem ser semicirculares, partindo de baixo da região areolar em sentido *medial* à linha média do corpo e *laterais* em direção às axilas. Após cirurgias, evitar promover deslizamentos iniciais a partir da linha cicatricial, evitando seu alargamento. Em todos os quadros pós-operatórios, deve-se ter cuidado com a higiene pessoal e assepsia da região manuseada.

A região abdominal é considerada pelos orientais como sendo um grande Mar de Energia onde se moldam as forças de sustentação da vida. As manobras desta região devem ser feitas de modo a drenar os líquidos e detritos do corpo, estimular a *atividade* intestinal e renal, bem como propiciar uma *perfeita* circulação das energias pelos meridianos. Realizam- se movimentos circulares e periumbelicais, além de movimentos suaves em direção à pelve. Nas costas deve-se massagear os músculos que sustentam a coluna, permitindo a liberação da passagem energética e dos fluidos orgânicos.

Nos pacientes pós-cirúrgicos, deve-se ter cuidado para não se efetuar movimentos rudes na proximidade das cicatrizes enquanto estas ainda são recentes. Nunca realizar massagens antes do quinto dia pós-operatório. O ideal é que se aguarde este período antes de se iniciar um tratamento seja qual for o motivo da cirurgia.

Em pacientes em pré-operatório, recomenda-se que a drenagem linfática anteceda a mesma em 7 sessões a cada 2 dias, encerrando-se 4 dias antes da intervenção cirúrgica. Nos pós-operatórios é contraindicada a massagem nos casos em que se observam dores fortes acompanhadas de *sinais inflamatórios* como vermelhidão, edema e secreções; nos casos de febre alta, presença de linfoadenopatias (ínguas) e grandes áreas de hematomas ou lesões.

Óleos essenciais

Cipreste, erva-doce, junípero, pimenta preta.

Capítulo XXV

Obesidade

O que se considera excesso de peso?

Índice de Massa Corpórea: IMC = kg/altura2
Normal = abaixo de 25
Pesado = entre 25 e 29,9
Obeso = de 30 a 39,9
Obeso grave = acima de 40

A obesidade, de acordo com a Medicina Chinesa, é vista como uma alteração da forma e está associada ao elemento Terra.

O Baço/Pâncreas depende do Jing (líquidos corporais) e do Jin (saliva), metabolizado na derme. Quando existe uma queda da energia do Baço/Pâncreas, este acarreta um aumento ou estagnação de umidade a qual se transforma em mucosidade, fazendo com que não circule adequadamente nem o Jing e nem o Jin formando o quadro de obesidade.

Alopaticamente falando...

Fatores causais

- genética
- nutrição irregular
- angústia

Genética

A genética evidencia que existe uma tendência familiar muito forte para a obesidade, pois filhos de pais obesos têm 80 a 90% de probabilidade de serem obesos.

Nutrição irregular

A nutrição tem importância no aspecto de que uma criança superalimentada será provavelmente um adulto obeso.

O excesso de alimentação, nos primeiros anos de vida, aumenta o número de células adiposas, um processo irreversível, que é a causa principal de obesidade para toda a vida.

Fonte de angústia

- Meio-ambiente.
- Sociedade, que cada vez mais dá importância ao ato de emagrecer.

Seus perigos...

- Afecções cardiovasculares
- Afecção pulmonar
- Diabetes
- Complicações reumáticas
- Afecções renais
- Complicações hepáticas
- Cirurgias

Na medicina energética...

Papel do Baço-Pâncreas

- Metabolizar umidade em energia chamada secura. Se o BP não funcionar adequadamente e não trabalhar a umidade, a umidade não se transforma em secura e vai materializar-se em UMIDADE.

Umidade materializada é igual à Mucosidade.

Tipos de mucosidade

- Mucosidade frio
- Mucosidade calor
- Mucosidade fogo (tem movimento)
- Tosse (umidade com expectoração)
- Cérebro (neurológica, crise epilética, hemiplegia)
- Tecido Conjuntivo (dermatose, edema, celulite, obesidade)

O que perturba o BP

- Causas alimentares (comer rápido, depressa e frio)

Obs.: frio aqui se refere a alimentos que não têm calor de acordo com a MTC.

- Baço converte em umidade

- A umidade em OBESIDADE
- Contrariedade, cólera, perturbação psíquica inibem a polaridade Yin do Fígado, levando a uma compressão do Yin do Fígado, liberando o Fogo do Fígado

Essa liberação de Yang do Fígado, de acordo com a lei dos cinco movimentos, inibe a polaridade Yang do BP, ou seja: Hipofunção do BP.

Insuficiência da energia do Rim

O Rim nos permite a filtração e a excreção e é fonte do Yin e do Yang.

Hipofunção do BP devido à insuficiência de Rim é SEMPRE do Rim Yang (do calor que é levado pelo Rim Yang o qual permite que o BP funcione adequadamente).

Tratamento alopático

- Anorexígenos
- Regime
- Cirurgia

Tratamento pela M.T.C

Princípio: mobilizar o fogo para dissolver a umidade e a mucosidade.

- Técnica SHU/MO

20 B (BP)
21 B (E)

- Ponto Mo de E e BP

12 VC
13 F
(aumentam a função do BP e do E)

- Pontos Yuan (fonte)

3 BP
42 E

- Estimular aquecedor médio

12 VC
25 E

- Shu do T.A.

22 B (aumenta o calor no sistema BP/E para favorecer a metabolização)

- Metabolizar Fogo Ministerial (Circ/Sexo)

13 B

14 B
15 B
42 B
43 B
44 B
14 VG

- Ativar o sistema Yang Ming

4 IG
36 E
6 BP

Uso do laser em auriculoterapia
SNV, Shen Men, Pulmão, Ponto da fome, Estômago.

Protocolo do laser para aurículo
4 joules/cm^2 em cada ponto no máximo 10 segundos
(Estímulo manual) com agulhas de ouro e prata.
SNV, Shen Men, pulmão, ponto da fome, estômago.

Protocolo de eletro para aurículo
F1 = F2 6 Hz LP = 150 a 200
Tempo = 12 min.
Pulso Bidirecional Simétrico Triangular (PBST).
Obs.: Não se utiliza agulhas de ouro e prata com eletroestimulador. Pode ocorrer eletrólise.

Fitoterápicos que podem ser utilizados

FAN XIE WAN
(Obstipação crônica)

Uso clínico: normaliza a função intestinal, elimina sensação de distensão abdominal, resolve problemas digestivos com náusea e dores nos flancos, edemas, elimina gorduras (colesterol e triglicérides), excesso de calor nos intestinos.

Componentes: *Ligustrum lucidum, Crataegus pinnatifida, Alisma plantago, Mirabilitum, Garcinia.*

Dosagem: 1 a 2 cápsulas em jejum, outra ao dormir ou 30 gotas três vezes ao dia.

FEY YAN CHÁ
Chá regulador da obesidade

Funções: para as funções digestivas, regulariza os intestinos, normaliza o apetite, efeito diurético e regulador do sono e da ansiedade.

Uso clínico: obesidade simples, colesterol elevado, má digestão com flatulências e empachamento, boca amarga.

Componentes: *Crataegus, Echinodorus, Taraxacum, Bacharis, Citrus aurantium, Coix lacryma jobi, Commiphora myrrha, Plantago, Melissa off, Epedra, Cássia angustifólia, Cynara scolynus.*

Dosagem: 2 colheres de sopa em meio a um litro de água, ferver em fogo baixo por 10 minutos, esfriar, coar e tomar 1 copo antes das refeições.

HORN BÚFALO (Calor e umidade)

Tipo Yang

Uso clínico: excesso de apetite, uso de bebidas e fumo, rubor facial e cianose, boca amarga, fezes secas, palpitações, insônia, menstruação irregular, dor nos flancos, urinária e abdominal, cefaleias, urina amarela.

Componentes: *Ligustrum lucidum, Alisma plantago, Artemísia capilaris, Scutellaria baicalensis, Gardênia jasminóides, Gentiana scabra, Taraxacum off,* Alga Marinha.

Dosagem: 2 cápsulas, 30 minutos antes das refeições com ½ copo ou mais d'água.

Contra-indicação: na gravidez.

JOBI WAN (frio e umidade)

Tipo Yin

Uso clínico: transforma o fleuma frio do Baço e Estômago, seca a umidade, regula a energia, pára vômitos, distensão abdominal, dores abdominais, edemas, excesso de gordura corporal, friagem excessiva.

Componentes: *Pinellia ternata, Poria cocos, Alisma plantago, Citrus reticulata, Atractiloides lancea, Coix lacryma jobi, Glycyrrhiza, Talcum, Ephedra sinica.*

Dosagem: 2 cápsulas 30 minutos antes das refeições com água morna.

OBESITY REDUCING ALL

(Emagrece o gordo bonito)

Todos os tipos de obesos

Funções: tonifica a energia, seca umidade, dissipa estagnação.

Uso clínico: obesidade simples, ativa a circulação de sangue e remove o sangue estagnado, dispersa estagnação no peito, ativa o baço, obesidade com complicações cardíacas, diabéticas, hipertensivas e hiperlipodermia.

Componentes: *Bacharis, Plantago, Cynara scolynus, Centella, Fucus, Phytollaca, Succinum, Rhamnus, Valeriana.*

Dosagem: 2 cápsulas antes das refeições com d'água.

Capítulo XXVI

Falando de alimentação

Nutrição e saúde

A nutrição é fator essencial na manutenção da saúde. Os hábitos alimentares, ou seja, os tipos de alimentos escolhidos pelas pessoas para fazer parte de sua dieta usual, bem como o modo de preparar esses alimentos, variam muito de um povo para o outro. Encontramos essa variedade até dentro de um mesmo país, que pode apresentar diferenças regionais quanto à alimentação.

Apesar disso, é indispensável que os nutrientes essenciais sejam ingeridos diariamente em quantidades adequadas.

Os nutrientes presentes nos alimentos podem ser enquadrados em três grupos, de acordo com suas funções: plásticos ou estruturais, energéticos e reguladores.

Os nutrientes plásticos são representados principalmente pelas **proteínas**, que entram na construção de diversas partes da célula. Já os açúcares (carboidratos) e as gorduras (lipídios) são predominantemente *nutrientes energéticos*, uma vez que fornecem a maior parte da energia do corpo. Essa divisão, porém, não é rigorosa: nosso organismo pode queimar proteínas ingeridas em excesso para obter energia, caso a dieta seja pobre em açúcares e gorduras; por outro lado, os açúcares e as gorduras também tomam parte na formação de certas estruturas do corpo.

Para manter o bom funcionamento de nosso organismo não basta apenas ingerir quantidades adequadas de nutrientes plásticos e energéticos. Para que nosso corpo trabalhe em harmonia, são necessários nutrientes reguladores, como as vitaminas, que controlam a queima de açúcares, as produções de proteínas, a formação dos ossos etc.

Já os sais minerais desempenham tanto funções *reguladoras* quanto funções *plásticas*.

Nutrição e equilíbrio do corpo

Todos os sistemas de um organismo trabalham em conjunto no sentido de manter suas condições internas compatíveis com a vida (homeostase). Uma falha nesse controle pode determinar uma doença ou até mesmo a morte do organismo. Todos os processos vitais, por mais variados que possam ser, têm apenas uma única finalidade, que é a de manter constantes as condições de vida do ambiente interno do corpo. Essa capacidade de autorregulação presente em todas as formas de vida foi denominada homeostase.

Sais minerais

Quem tem uma dieta equilibrada entre carnes, vegetais, ovos e leite não precisa se preocupar com a falta desses ingredientes químicos. Alguns estão presentes em maior quantidade nos vegetais verdes, outros na carne, mas todos são comuns na maioria dos alimentos. Vários elementos químicos, como selênio, zinco e cobre são importantes para o bom funcionamento do organismo, apesar das quantidades diárias necessárias serem pequenas: inferiores a 20 mg por dia; por isso, são considerados micronutrientes (nutrientes necessários em pequenas quantidades, mas essenciais ao bom funcionamento do organismo). Outros elementos, como cálcio, fósforo, enxofre, potássio, sódio, cloro e magnésio, são necessários em quantidades relativamente altas, que ultrapassam os 100 mg por dia – são os macronutrientes.

O homem necessita de cerca de 21 elementos químicos diferentes. Desses, a matéria viva se constitui principalmente de carbono, hidrogênio, oxigênio e nitrogênio. Por isso, os quatro são chamados de elementos de constituição. O carbono forma a estrutura básica de todas as moléculas orgânicas.

Os sais minerais podem ser encontrados sob forma não-solúvel, como constituintes estruturais de certas partes do corpo (ossos), ou sob a forma solúvel em água, sendo, nesse caso, dissociados em seus íons constituintes. É sob a forma de íons que exercem importante papel no metabolismo.

1. Flúor: combina-se com o fosfato de cálcio presente nos dentes, formando fluoropatia, muito mais resistente. Com isso os dentes ficam protegidos da ação corrosiva dos ácidos produzidos pela fermentação de bactérias da boca, evitando a cárie. É encontrado na água fluorada. A ingestão excessiva favorece o aparecimento de manchas nos dentes.
2. Potássio: influencia a contração muscular e a atividade dos nervos, sendo o principal cátion (íon positivo) intracelular. Participa, juntamente com o sódio e o cloro, da manutenção do equilíbrio osmótico celular, ajudando a eliminar água em excesso do corpo e regulando o pH do sangue. Atua no metabolismo de carboidratos e proteínas. É encontrado em carnes, leites e muitos tipos de frutas, verduras e legumes.

Estudos demonstram que dietas ricas em potássio previnem a hipertensão e doenças cardiovasculares; sua deficiência ou excesso pode levar a problemas cardíacos.

3. Sódio: principal cátion (íon positivo) do líquido extracelular. Importante no balanço de líquidos do corpo (atua na retenção de líquidos corporais); essencial para a condução do impulso nervoso. É encontrado no sal de cozinha, em alimentos marinhos, os de origem animal e industrializados. O consumo excessivo predispõe à hipertensão e sobrecarrega os rins.
4. Cobre: atua na integridade cardiovascular e na saúde do SNC, funcionando em equilíbrio com o zinco e a vitamina C na formação da elastina, uma proteína da pele. Componente de muitas enzimas, dentre elas, enzimas respiratórias e enzimas que participam da síntese da hemoglobina. Encontrado no fígado, ovos, peixe, mariscos, chocolate, trigo integral e feijão. Se o consumo de vitamina C ou ferro for muito alto, há interferência no metabolismo do cobre.
5. Manganês: necessário para a ativação de diversas enzimas; importante no mecanismo de amadurecimento celular; ajuda o selênio a eliminar os radicais livres. Encontrado em cereais integrais, gema de ovo e vegetais verdes.
6. Cálcio: é o mineral mais abundante no corpo humano, sendo componente importante dos ossos e dos dentes. É essencial para a coagulação do sangue e necessário ao funcionamento normal de nervos e músculos, inclusive o cardíaco, bem como ao funcionamento normal da membrana plasmática (permeabilidade seletiva). Previne a osteoporose (degeneração óssea que ocorre principalmente em mulheres na idade pré e pós-menopausa, devido à redução drástica do estrógeno, hormônio sexual feminino responsável, entre outras funções, pela fixação de cálcio nos ossos), coágulos e ajuda a reduzir a pressão arterial. Participa da estrutura protéica dos ácidos nucléicos (histonas). É encontrado em vegetais verdes e soja. Os sinais de deficiência incluem cãibras, nervosismo, palpitações e unhas quebradiças.
7. Selênio: faz parte das enzimas destruidoras de radicais livres (glutadiona peroxidase, uma enzima antioxidante), moléculas instáveis liberadas durante a produção de energia, que estão prontas para se ligarem a quaisquer moléculas que encontram pela frente, para roubar elétrons. Os radicais são acusados de causar o envelhecimento e várias doenças, como problemas no coração e câncer. Está associado ao metabolismo de gorduras e vitamina E. Encontrado na cebola, na castanha-do-pará, na carne, no peixe e em frutos do mar em geral, em grãos, no leite e na água.
8. Molibdênio: ajuda na eliminação de radicais livres e na conversão das gorduras ingeridas em outras facilmente metabolizáveis pelo organismo. Indispensável para que o organismo processe o nitrogênio, sendo essencial para o funcionamento normal das células. É encontrado em folhas verdes, legumes e cereais.
9. Ferro: componente da hemoglobina (proteína encontrada nas hemácias, responsável pelo transporte de oxigênio), mioglobina e enzimas respiratórias; fundamental para a respiração celular. Associado a proteínas e zinco, é essencial durante a fase de crescimento e na gravidez. A vitamina C pode aumentar a absorção de ferro em até 30%. Encontrado no fígado, coração, ostras, feijão, carnes, gema de ovo, legumes e vegetais verdes. Quantidades excessivas de zinco ou ingestão conjunta com cálcio

interferem na absorção de ferro. Ferro em excesso aumenta a produção de radicais livres e está associado a doenças cardíacas. Sua deficiência provoca anemia, hemorragia intestinal e fluxo menstrual excessivo.

10. Zinco: componente de muitas enzimas, atua em várias funções metabólicas vitais, como digestão, síntese de proteínas e de ácidos nucléicos, estando relacionado à multiplicação celular; mantém os níveis sanguíneos de vitamina A; auxilia na cicatrização de ferimentos; faz parte da molécula de muitas enzimas antioxidantes. Encontrado em carne, ovos, peixe, crustáceos, leite e legumes, farelo de trigo.
11. Iodo: componente dos hormônios da glândula tireoide, que estimulam o metabolismo do corpo e controlam o fluxo de energia; ajuda no metabolismo de gorduras. Encontrado em frutos do mar, sal de cozinha iodado e laticínios. Sua carência pode acarretar bócio (papo formado pelo crescimento da glândula tireoide), falta de memória, dificuldade de aprender a ler, cansaço diário e retardamento físico e mental (em crianças).
12. Fósforo: indispensável para a formação do ATP, sendo essencial para o armazenamento e transferência de energia nas células, componente importante dos ácidos nucléicos, sendo indispensável à multiplicação celular. Componente dos ossos e dos dentes. Desempenha papel importante no metabolismo de gorduras, carboidratos e proteínas. Mantém a integridade do sistema nervoso central e dos rins. Auxilia o corpo na utilização de vitaminas. Encontrado em leite e derivados, carne, peixe, ovos, nozes e cereais. Tanto o excesso quanto a deficiência interfere na absorção de cálcio e no metabolismo.
13. Cobalto: componente da vitamina B12, essencial para a produção das hemácias. Sua falta leva à anemia perniciosa. Encontrado em carnes e laticínios.
14. Enxofre: componente de muitas proteínas, essencial para a atividade metabólica normal; importante na conversão de alguns metais pesados tóxicos em compostos solúveis em água, ajudando na sua eliminação. Encontrado em carnes e legumes.
15. Magnésio: é vital para a estrutura dos ossos. Componente de muitas coenzimas, sendo essencial para a síntese de ATP; necessário para o funcionamento normal de nervos e músculos. Ativa diversas enzimas que atuam no processo digestivo. Juntamente com o cálcio, atua na permeabilidade das membranas. Participa, nas plantas, da molécula de clorofila, indispensável para o processo de fotossíntese. Atua como protetor do músculo cardíaco. Encontrado em cereais integrais, amêndoa, castanha de caju, milho, ervilha, soja, vegetais verdes e alimentos marinhos.
16. Cromo: seu papel não é totalmente conhecido, mas sabe-se que ele participa, junto com a insulina na metabolização de açúcares dentro do organismo, mantendo os níveis ideais de açúcar no sangue. Reduz os níveis de colesterol. Encontrado em carne, queijos e laticínios, cereais integrais, batata, fígado, levedo de cerveja, frutas e legumes verdes.
17. Cloro: principal ânion (íon negativo) do líquido extracelular. Importante no balanço de líquidos do corpo e na manutenção do pH. Encontrado no sal de cozinha e muitos tipos de alimentos.

Descobriu-se, recentemente, que o germânio tem ação antioxidante em tubos de ensaio. Encontrados na babosa, confrei, alho, ginseng, cogumelo shitake e cebola.

Vitaminas

A descoberta das vitaminas e seu papel no metabolismo foi um dos grandes feitos científicos do século XX. Vitaminas são substâncias orgânicas essenciais, que têm de ser obtidas do alimento, uma vez que o organismo não consegue fabricá-las. Atuam como coenzimas em diversas reações enzimáticas, sendo fundamentais ao bom funcionamento do organismo. Na ausência de uma determinada vitamina, não se forma a holoenzima correspondente, o que altera o metabolismo das células.

O ritmo da vida moderna é um notório ladrão de nutrientes. Em primeiro lugar, porque quase ninguém tem tempo para fazer uma refeição adequada. Em segundo, porque o estressante corre-corre se traduz no corpo como uma descarga de hormônios que atrapalham a ação das vitaminas; sem contar outros hábitos que prejudicam essas substâncias. Um comprimido de aspirina faz com que a vitamina C de um suco de laranja tenha um prazo três vezes menor para agir, antes de ser eliminada pela urina. Os componentes das pílulas anticoncepcionais acabam com boa parte das moléculas de vitamina B disponíveis no sangue.

O alcoolismo é a maior causa de deficiência vitamínica no país, pois o álcool interfere na sua absorção e as vitaminas B estocadas no corpo são usadas para degradar a bebida no fígado.

A molécula de vitamina C termina aniquilada pela nicotina do cigarro, quando as duas se esbarram na corrente sanguínea. De 1/3 a 100% de toda a vitamina ingerida pode terminar inutilizada desse jeito.

A falta de vitamina C é uma das explicações para a incidência de aterosclerose - as placas de gordura nas artérias, comuns nos fumantes. Dentro dos vasos sanguíneos, a vitamina C, a E e uma família de moléculas protetoras chamadas fenóis (presentes nas uvas vermelhas), formam uma barreira para impedir a reação dos radicais livres com o colesterol que, depois da reação, se depositam com facilidade nas paredes das artérias, criando placas que crescem até o sangue não conseguir passar.

Os atletas também não se encontram fora de risco: ao suar a camisa, o esportista está perdendo muitas moléculas de vitamina B12. Na verdade, ele perde todas as do complexo B e a C, que se dissolvem na água do suor.

As refeições do nosso dia-a-dia já são desvitaminadas: na preparação dos alimentos são perdidas muitas vitaminas: algumas vitaminas dissolvem-se rapidamente na água, usada na preparação de ensopados e vegetais cozidos, como as vitaminas do complexo B e vitamina C.

As vitaminas A, D, E e K, como são lipossolúveis, dissolvem-se facilmente no óleo usado na preparação dos alimentos. Além disso, a alta temperatura usada no preparo das refeições estraga as moléculas de muitas vitaminas.

Existe uma larga faixa de pessoas com a chamada deficiência marginal: elas têm vitamina a menos, mas não chegaram a ponto de apresentarem sintomas específicos de doença. Sentem coisas diversas como cansaço, falta de apetite e irritação constantes, sintomas que geralmente são rotulados como estresse. Outras manifestam os sintomas da avitaminose, apresentados no quadro a seguir.

VITAMINA	USO NO CORPO	AVITAMINOSE (DEFICIÊNCIA)	PRINCIPAIS FONTES
A (retinol)	Componente de pigmentos visuais, importante na manutenção e integri- dade dos epitélios; combate os radi- cais livres; evita a "cegueira noturna".	Cegueira noturna, xeroftalmia (olhos secos); es- pessamento da córnea, lesões de pele.	Vegetais amarelos (cenoura, abóbora, batata doce, milho), pêssego, nectarina, ovo, leite e derivados.
B1 (tiamina)	Auxilia na oxidação dos carboidratos (coenzima da respiração celular); es- timula o apetite, mantém o tônus muscular e o bom funcionamento do sistema nervoso, previne o beribéri (enfraquecimento dos músculos que pode levar a uma total paralisia).	Perda de apetite, fadiga muscular, nervosismo, beribéri (deficiência cardíaca, neurite).	Cereais integrais, feijão, fígado, carnes, ovos, fermento de padaria , vegetais folhosos.
B2 (riboflavina)	Auxilia a oxidação dos alimentos (componente do FAD e de outras coenzimas do metabolismo energéti- co). Essencial à respiração celular; mantém a tonalidade saudável da pele. Atua na coordenação motora.	Lesões de epitélios: ruptura da mucosa da boca, dos lábios, da língua e das bochechas.	Vegetais folhosos (couve, repolho, espinafre etc.), carnes magras, ovos, fermento de padaria, fígado, leite.
B3 (niacina ou ácido nicotínico)	Mantém o tônus nervoso e muscular e o bom funcionamento do aparelho digestivo. Componente do NAD e do NADP, importantes na respiração celular e fotossíntese, respectivamente.	Inércia e falta de energia, nervosismo extremo, dis- túrbios digestivos, pelagra (diarreia crônica, dermatite e alterações neurológicas).	Fermento de padaria, carnes magras, ovos, fígado, leite, cereais integrais, legumes.
B6 (piridoxina)	Auxilia a oxidação dos alimentos, mantém a pele saudável; coenzima do metabolismo dos aminoácidos.	Doenças de pele, distúrbios nervosos, inércia e extrema apatia, cálculos renais.	Fermento de padaria, cereais integrais, fígado, carnes magras, leite, peixe, cereais integrais e verduras.

B12 (ciano-cobalamina)	Importante na fabricação dos glóbu- los vermelhos do sangue e no bom funcionamento das células do corpo (coenzima do metabolismo dos ácidos nucléicos; importante na divisão celular).	Anemia perniciosa, hemácias malformadas, alterações neurológicas.	Fígado, peixe, carne, ovos.
Ácido fólico (*)	Coenzima do metabolismo dos ácidos nucléicos e dos aminoácidos.	Anemia, diarreia.	Folhas verdes, cerais integrais, fígado.
Ácido pantotênico	Componente da coenzima A, sendo importante na respiração celular.	Fadiga, distúrbios do sono, incoordenação motora.	Amplamente distribuído na dieta.
Biotina	Coenzima do metabolismo dos aminoácidos.	Fadiga, depressão, náusea, dermatite, dor muscular.	Verduras, legumes e carnes.
C (*) (ácido ascórbico)	Mantém a integridade dos vasos sanguíneos e a saúde dos dentes. Importante na cicatrização de feridas e queimaduras, na absorção de ferro e no combate aos radicais livres. Previne infecções e o escorbuto (hemorragias espontâneas nas mucosas, redução na ossificação e deficiência nos processos de cicatrização).	Inércia e fadiga em adultos, insônia e nervosismo em crianças, sangramento das gengivas, dores nas juntas, dentes alterados, escorbuto.	Frutas cítricas (limão, lima, laranja), tomate, couve, repolho e outros vegetais folhosos, pimentão.
D (**) (calciferol)	Atua no metabolismo do cálcio e do fósforo; mantém os ossos e os dentes em bom estado; previne o raquitismo (alterações e deformidades do esqueleto) em crianças e a osteomalácia (amolecimento dos ossos) nos adultos.	Problemas nos dentes, ossos fracos, contribui para os sintomas de artrite, raquitismo.	Óleo de fígado de bacalhau, fígado, ovos, leite e derivados, cereais.

E (tocoferol)	Promove a fertilidade, previne o aborto; atua no sistema nervoso involuntário, no sistema muscular e nos músculos involuntários; previne danos à membrana celular; ajuda a combater os radicais livres.	Esterilidade em homens, aborto.	Óleo de gérmen de trigo, carnes magras, laticínios, alface, óleo de amendoim, peixes, folhas verdes.
K (naftoquinona)	Atua na coagulação do sangue (produção de fatores de coagulação pelo fígado), previne hemorragias	Hemorragias graves, sangramentos internos.	Vegetais verdes, tomates, castanha, sementes oleaginosas.

(*) As vitaminas assinaladas não resistem ao cozimento; são termolábeis.

(**) A vitamina D não é encontrada pronta na maioria dos alimentos; estes contêm, em geral, um precursor que se transforma na vitamina, quando exposto aos raios ultravioleta da luz sol.

Gordo Yin x Gordo Yang

Gordo Yin – é o gordo frio, que engorda pelo resfriamento energético de seus processos metabólicos. Seu gasto calórico é pequeno em função de seu metabolismo, que é lento. Seus pés e mãos vivem frios. O rosto costuma ser pálido ou amarelado, os cabelos fracos e quebradiços, as unhas frágeis. São gordos, mas são frágeis; sentem mais preguiça e cansaço; cochilam facilmente e despertam com vontade de doce ou café com leite. Costumam fazer uso de biscoitinhos, torradinhas, geleinhas, lanchinhos, tudo no diminutivo.

Dieta: o objetivo é aquecer e dar dinamismo, por isso é composta por alimentos neutros, mornos, quentes e frescos – aquecidos e temperados com ervas e condimentos de sabores fortes.

Gordo Yang – ele traz em sua energia ancestral (ligada à genética) a marca de uma grande dose de fogo e dinamismo. É líder nato, desde criança é mais forte, fala mais alto, impõe-se pela força e absorve mais todas as formas de energia que a ele chegam pelos nutrientes que come e pelo ar que respira. Ele engorda porque come muito e tem um organismo que absorve bem estes nutrientes formando tecidos fortes; é bem disposto e ativo; suas mãos, pés e região genital são quentes e a face pode ser avermelhada.

Dieta: o objetivo é acalmar, sedar o dinamismo acelerado e refrescar. A dieta acalma, absorve os excessos de energia geral e localizada, harmoniza os músculos e com isso melhora processos de dores e tensões em todos os níveis do corpo.

Magro Yang – é quente, dinâmico, que gosta de esportes, tem facilidade de comunicação, come bem e absorve pouco. Gosta de bebidas e alimentos estimulantes. É magro elétrico, agitado, forte em seus poucos músculos; transpira nas axilas e nas costas; sua energia sexual é ativa.

Dieta: o objetivo é nutrir o corpo, umedecer pele e mucosas ressecadas, drenar o excesso de calor e diminuir a agitação interna.

Magro Yin – tem como deficiência básica a baixa de energia do rim, que segundo os chineses é a sede de nossa vitalidade e dinamismo. O frio da temperatura do corpo, das mãos e dos pés é reflexo do frio metabólico que compromete todo o funcionamento e construção do corpo. Gosta de doces, açúcar, beliscos. Não sente fome nas refeições e se sacia com facilidade; não se comunica com facilidade, é mais inseguro e tende a ser mais temeroso.

Dieta: o objetivo é aquecer e dinamizar o corpo Yin. Estão indicadas refeições que aqueçam o corpo e tragam fartura de nutrientes imprescindíveis para o corpo.

Instável Yang – a base do seu desequilíbrio é a deficiência de energia do fígado, que gera manifestações de calor. A predominância do quadro é de dinamismo, mas a essência é fraca, na base, por isso a energia não se mantém e se torna instável. Trata-se de alguém atlético, dinâmico na primeira parte do dia. À medida que o dia passa, a sua energia cai e ele sente vontade de cochilar.

Dieta: o objetivo é refrescar e corrigir as instabilidades de quem vive esse perfil. São indicados sobretudo alimentos neutros e frescos.

Instável Yin – tem corpo normal, não é gordo, não é magro – talvez fora de forma e barrigudo, mais por flacidez muscular e má postura do que por gordura. É ansioso, fechado, temeroso, chegando a ser pessimista. Tem dificuldade para concluir; traz pouca energia e é comum vê-lo com aparência cansada; falta vigor a seus músculos e calor à sua pele.

Dieta: o objetivo é estimular progressivamente a revitalização e circulação de energia com alimentos que gerem calor, mas não fogo.

Dieta do Yin × Yang

A dieta do Yin

Hortaliças

Brócolis, abobrinha, pimentão, couve-flor, cenoura, chuchu, espinafre, chicória, cebolinha, aipo, algas marinhas, broto de feijão e cogumelos. Não se esqueça de temperá-las com condimentos fortes, como cebolinha, cheiro-verde, gengibre e pimenta-do-reino.

Proteínas animais

Carne bovina, peixe, peru, frango, camarão, cordeiro e ovos de codorna cozidos. Prepare-as assadas, grelhadas ou cozidas com temperos de sabor forte. Evite as gorduras da carne bovina e a pele de aves e peixes.

Frutas

Maçã, mamão, pêssego, damasco, ameixa, figo, morango e pêra (cozida ou assada).

Elas podem ser comidas após as refeições, sem carnes. Evite ao máximo o melão e a melancia, pois são frutas de natureza fria.

Amidos

Arroz, batata, massas, polenta cozida, feijão, milho, grão-de-bico, soja, lentilha, ervilha e inhame. Escolha apenas um desses alimentos e combine com até três hortaliças.

A dieta do Yang

Hortaliças

Abobrinha, agrião, alface, rúcula, palmito, tomate, beterraba, aspargos, alfafa, espinafre, jiló, maxixe, repolho e chuchu. Liberadas à vontade, devem ser temperadas com limão, azeite, shoyu ou vinagre, que são condimentos menos ardidos.

Proteínas animais

Peixe, pato, frango, ovos cozidos moles, marisco, siri e coelho. Não misture esses alimentos. E, com exceção dos ovos, que não devem ultrapassar quatro por semana, o resto está liberado. Retire as gorduras.

Frutas

Mamão, abacaxi, melancia, melão, maçã, tangerina, manga, morango, pêra, nectarina, kiwi e ameixa fresca. Prefira comer as frutas no café da manhã e entre as refeições.

Amidos

Mandioca (aipim), batata-inglesa, batata-doce, ervilha, milho, lentilha, grão-de-bico, soja, arroz, massas, aveia, trigo e polenta cozida. Todos esses carboidratos combinam muito bem com frutas e hortaliças.

Cardápio Yin

Café da manhã

- 1 copo de água para quebrar o jejum.
- 1 copo de suco ou 1 fruta das indicadas.
- 2 fatias de pão integral ou de aveia (diet/light) com peito de peru fatiado.

Almoço

- Hortaliças aquecidas com temperos picantes e um tipo de proteína animal ou as mesmas hortaliças e um tipo de amido (arroz, massa etc.).

Lanche

- 2 colheres (sopa) de granola.
- 1 pacotinho de biscoitos diet de fibras.
- 1 barrinha de cereais.
- 1 sanduíche de peito de peru ou atum com pão integral.

Jantar

- Hortaliças aquecidas (em forma de sopa ou refogadas) com temperos picantes e uma proteína animal ou sopa de hortaliças.
- 1 sanduíche de peito de peru ou atum

Cardápio Yang

Café da manhã

- 1 copo de água à temperatura ambiente e 1 fruta entre as indicadas.
- 2 fatias de pão integral com geléia de fruta ou queijo-de-minas.

Almoço

- Salada crua de hortaliças e carne branca ou hortaliças.
- 1 tipo de amido (arroz com vegetais, massa com brócolis etc.).

Lanche

- 1 copo de suco ou 1 fruta das indicadas.

Jantar

- Salada de hortaliças e carne branca ou salada e sanduíche de frios magros.

Capítulo XXVII

Gordura localizada

O tratamento local consiste no uso da eletroterapia em dispersão podendo ser usado de 30 a 400 Hz de frequência durante 30 min. nos locais de nódulos bem definidos e gordura localizada, como mostra a imagem.

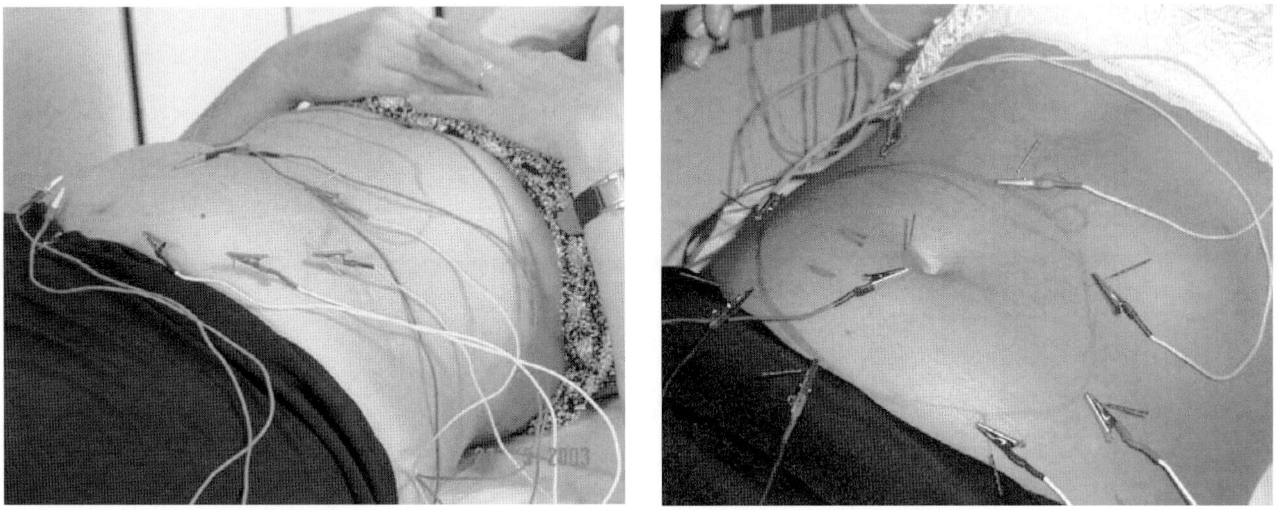

Exemplos de aplicação de agulhas para gordura localizada.

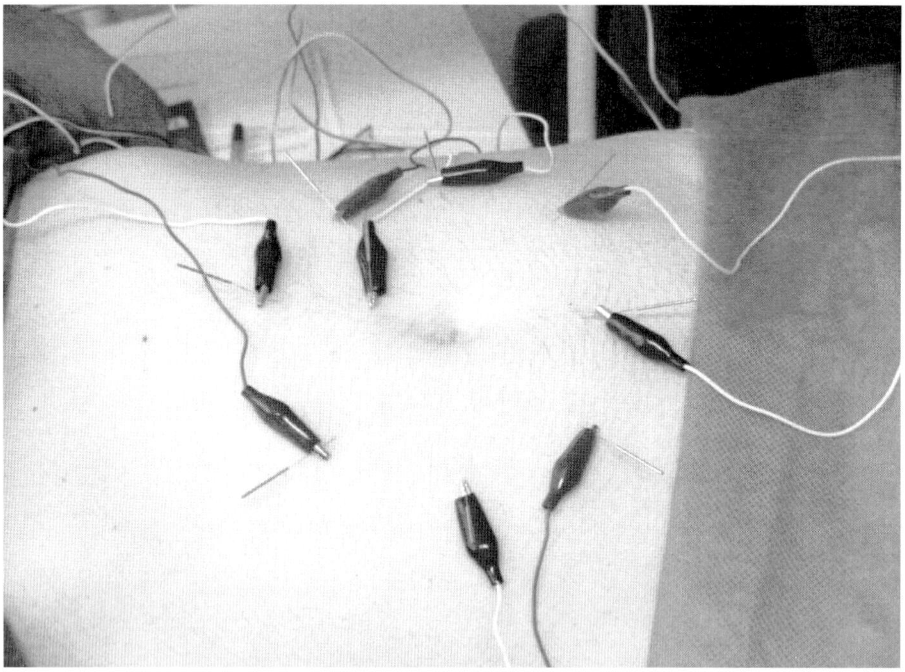

Eletroacupuntura

O protocolo a ser utilizado

Delimitamos a área a ser trabalhada com um máximo de dez agulhas. A inserção é feita de forma oblíqua respeitando um ângulo estimado de 20°, no centro, uma agulha perpendicular com o terminal preto do eletroestimulador (negativo) e no perímetro externo intercalamos nas dez agulhas os terminais positivo e negativo, (vermelhos e pretos). Uma agulha deverá ser colocada no ponto E 36 ou no ponto BP 6 ou VB 34, com o terminal positivo (vermelho) a qual fará par com o terminal que abastece a agulha que ficou no centro da área a ser trabalhada.

Capítulo XXVIII

Ventosa

Ventosaterapia

O uso das ventosas em estética é indicado nos tratamentos de gorduras localizadas, celulites iniciais e como *tratamento* de relaxamento. O método mais usado para estes casos é o das ventosas associados ao uso de óleos essenciais aromaterápicos, que são usados numa técnica de massagem. Esta técnica é diferente da aplicação direta das ventosas, quando podem se formar hematomas e equimoses, as quais não são aceitas num tratamento estético. Nesta outra forma de tratamento podem ser obtidos excelentes resultados, os quais inclusive são mais apreciados quando seguidos de uma massagem de drenagem linfática sobre o local onde foram aplicadas as ventosas.

As ventosas devem ser de vidro, sendo que as *melhores* neste caso são as ventosas chinesas ou coreanas, de formato esférico. Algumas pessoas costumam usar copos comuns neste tratamento, os quais não são os mais indicados, pois podem trincar ferindo o paciente.

No local em que a ventosa irá ser aplicada é colocada uma pequena quantidade do óleo *essencial* aromático. No caso de um tratamento para celulite pode ser usada uma mistura de óleos essenciais. Misturadas a uma cerca de 5 ml de um óleo veículo, como de copaíba, semente de uva ou amêndoas.

Mistura de óleos essenciais:
laranja (15 gotas) + gerânio (5 gotas) + grapefruit (10 gotas)
jasmim (20 gotas) + tangerina (15 gotas)+ limão (5 gotas)

laranja (5 gotas) + tangerina (5 gotas) + ylang-ylang (7 gotas)
alecrim (5 gotas) + ylang-ylang (5 gotas) + néroli (10 gotas)

Cuidado para apenas umedecer o algodão. Se ele encharcar ficará pingando pela sala e sobre o paciente. E se ele estiver encharcado e você acendê-lo, o álcool poderá respingar aceso e queimar sua maca ou, pior ainda, seu paciente.

O copo de ventosa de vidro deve sempre ser verificado na busca de rachaduras na superfície e se a borda está íntegra, antes de se iniciar o tratamento. Pequenas quebras nas bordas podem ferir o paciente durante o deslizamento da massagem.

- A boca da ventosa deve sempre ser mantida para baixo, seja na ocasião de se colocar a chama dentro da ventosa, seja na hora de ser colocada sobre o paciente.
- Quando colocar a chama na ventosa, cuide para que ela seja posta no interior da mesma, e não fique "lambendo" as bordas da ventosa com a língua da chama. Se apenas as bordas forem aquecidas, irão queimar o paciente. Por isso a boca da ventosa deve estar sempre virada para baixo, para que a chama seja conduzida até o fundo do copo.
- Ao colocar a ventosa sobre o paciente, verifique através da parede da ventosa se a pele não está sendo muito sugada para o seu interior. Se estiver sendo muito sugada, a pele estará entrando muito para dentro do copo e ficará muito vermelha, assim como o paciente poderá dizer que sente um incômodo. Caso você deslizar o copo com uma aspiração muito grande, o paciente reclamará que está doendo, pois você estará praticamente descolando a pele do corpo. Se isso acontecer, poderão surgir hematomas que irão desaparecer. Mas claro que você não irá querer que isso aconteça.
- Coloque a ventosa, rode-a como se fosse uma maçaneta e inicie a seguir a massagem. Se ficar com o copo parado fica mais fácil acumular a circulação local e formar uma equimose.
- Não faça este tratamento sobre pacientes que apresentam problemas circulatórios como varizes ou microvarizes, lesões de pele, alergias de pele, gestantes, pacientes debilitados ou em jejum.
- Este método exige treino. Por isso treine muito bem antes de praticá-lo. Ele não é difícil, mas dependerá muito de sua habilidade para que não surjam problemas na sua aplicação. Por isso, treine, e por último: se tiver dúvidas quanto à aplicação deste tipo de tratamento, não o faça. Aliás, aconselho que todos os que se interessarem por este método, que é extre- mamente eficaz, busquem ensinamento específico para pedirem maiores esclarecimentos sobre como realizá-lo.

A aplicação das ventosas pode ser feita sobre os locais onde se encontram o acúmulo de gorduras localizadas ou sobre as regiões de celulites. As massagens devem ser realizadas com intervalos de até 7 a 14 dias, para permitir que o sangue e energias mobilizados sejam mais facilmente assimilados pelos tecidos.

Caso se deseje fazer esta massagem com fins de relaxamento, sugiro que seja aplicada em toda região das costas, em movimentos circulares no sentido horário, em toda a região dorsal. A mesma massagem pode ser aplicada na região abdominal para tratamento de constipação ou de cólicas.

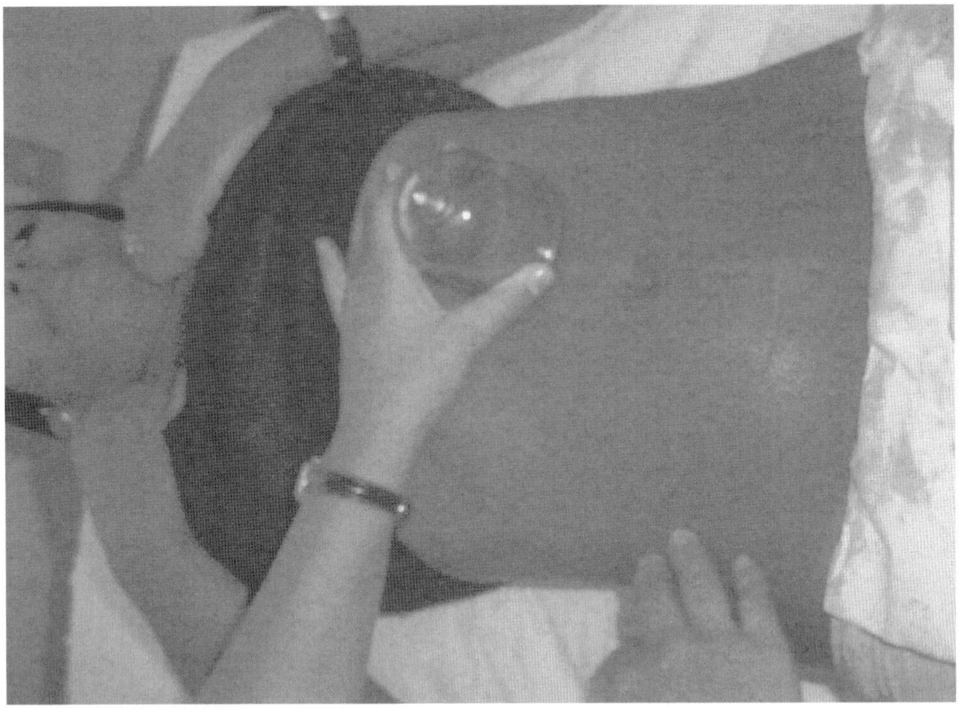

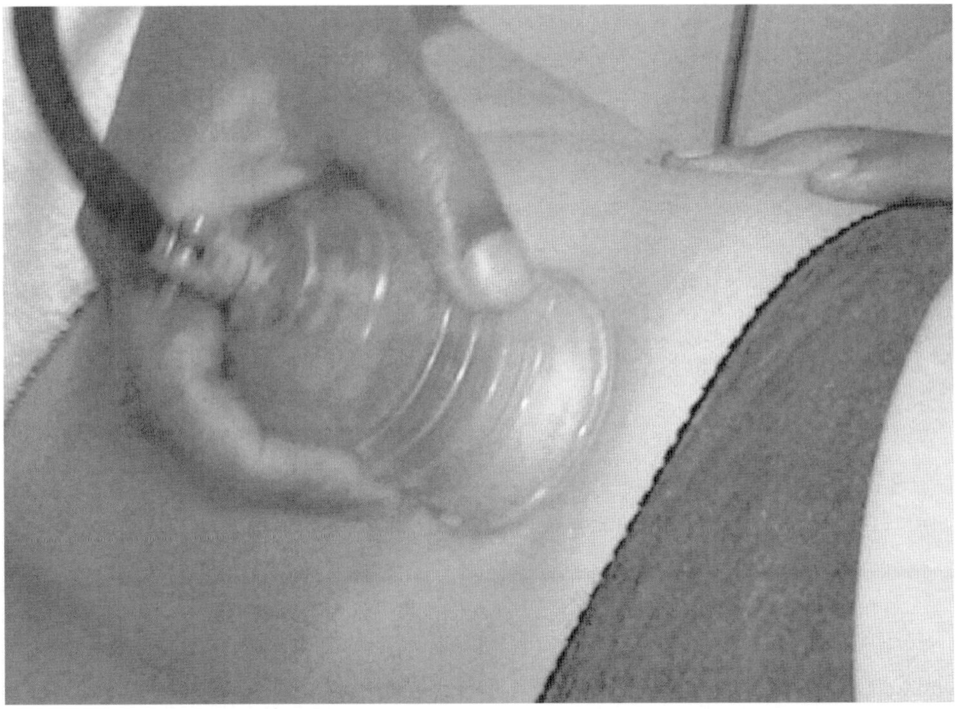

Capítulo XXIX

Estrias, cicatrizes e queloides

As estrias, cicatrizes e queloides ocorrem quando a pele estica demais, causadas pelo rompimento das fibras elásticas e colágenas da pele, aparecendo geralmente nos seios, barriga, glúteo, região interna da coxa, entre outras partes. Ocorrem em um momento de gravidez ou de adolescência onde existe um descontrole hormonal ou um aumento de peso.

Pessoas que praticam musculação também estão sujeitas, principalmente na área aumentada, geralmente os braços. Não existe cura.

A associação da moxa com eletroacupuntura tem obtido excelentes resultados nas estrias e cicatrizes.

A tentativa é de aumentar o aporte de sangue e líquidos na região afetada para que haja uma restauração local, aumentando o aporte de fibroblastos jovens e favorecendo a uma neovascularização após algumas seções.

É feito estria por estria. Pega-se a agulha e aplica-se sub epidermicamente no trajeto da mesma, sendo uma em cada extremo da estria. Haverá a formação de edema e eritema no trajeto da estria.

Eletroestimula-se com o seguinte protocolo:

Hz = até 40

LP de 150 a 200 us

Tempo = 12 min.

F1 = F2

Durante o tempo de ação do eletroestimulador, faz-se varredura na estria com moxa (bastão de artemísia).

Após a aplicação, massagear bem a região de maneira a percorrer toda extensão da estria.

Um resultado muito favorável ocorre com uma máscara de algas vermelhas (da costa do Chile) no local das estrias.

Aplicação de alga vermelha em estrias no culote de chevaux.

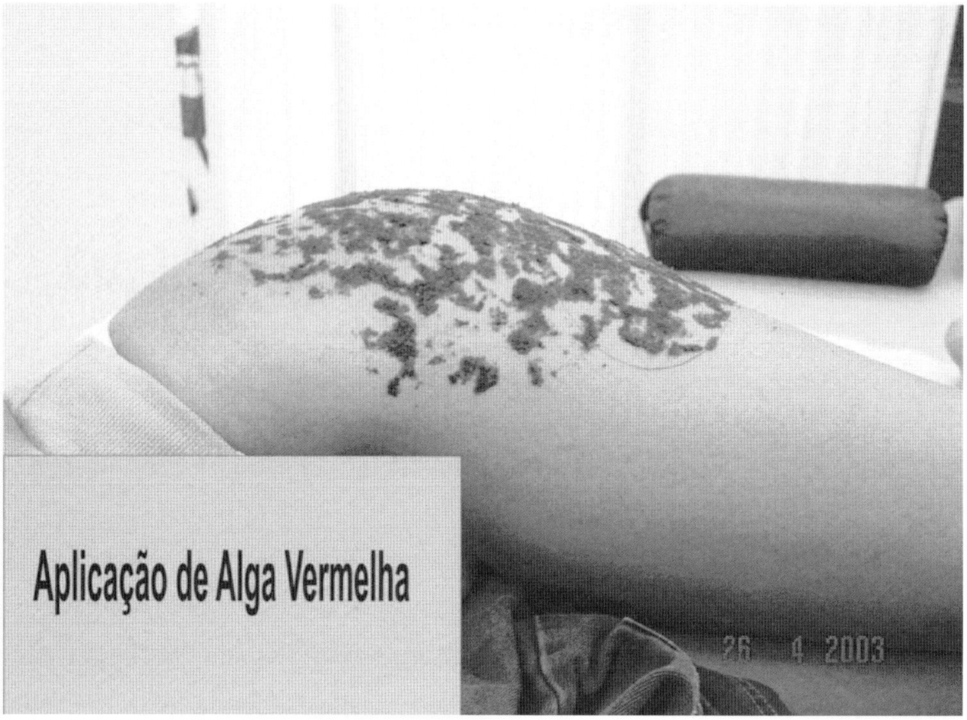

Aula de Estética em Santa Catarina. Aplicação de alga vermelha em estrias no culote de chevaux.

Quanto às cicatrizes hipertróficas e ou queloides, usar a técnica da espinha de peixe, colocando-se agulhas de cada lado ao longo da lesão e uma em cada extremidade.

A moxa é um coadjuvante importante nesse processo, pode ser aplicada em conjunto com eletroestimulação.

Eletroestimular com o seguinte protocolo:

Hz = até 250

LP de 150 a 200 us

Tempo = 15 min.

F1 = F2

Capítulo XXX

Enrijecimento de mama

A Acupuntura é uma técnica bastante útil para minorar determinados casos de ptose mamária.

Nos casos mais insipientes e/ou como medida profilática, a Acupuntura é bastante efetiva.

Na região peitoral e no seu entorno existe uma somatória muito grande de pontos de Acupuntura e são esses os pontos que nós iremos utilizar para o tratamento.

Aplica-se uma quantidade de agulha que seja suficiente para cobrir pelo menos 60% dos pontos existentes no entorno da mama bilateralmente.

De 12 agulhas as quais iremos eletroestimular, duas, necessariamente têm de estar na seguinte disposição: uma no BP 21 ligada a um terminal (preto), fazendo par com outra terminal (vermelho) ligada ao E 18 e as restantes em pontos escolhidos pelo profissional onde melhor se adeque o protocolo.

Protocolo de eletroacupuntura

F1 = F2 Hz = 6
LP = 100 a 200
Tempo = 15 min.
Deverá ser feito uma mama de cada vez.

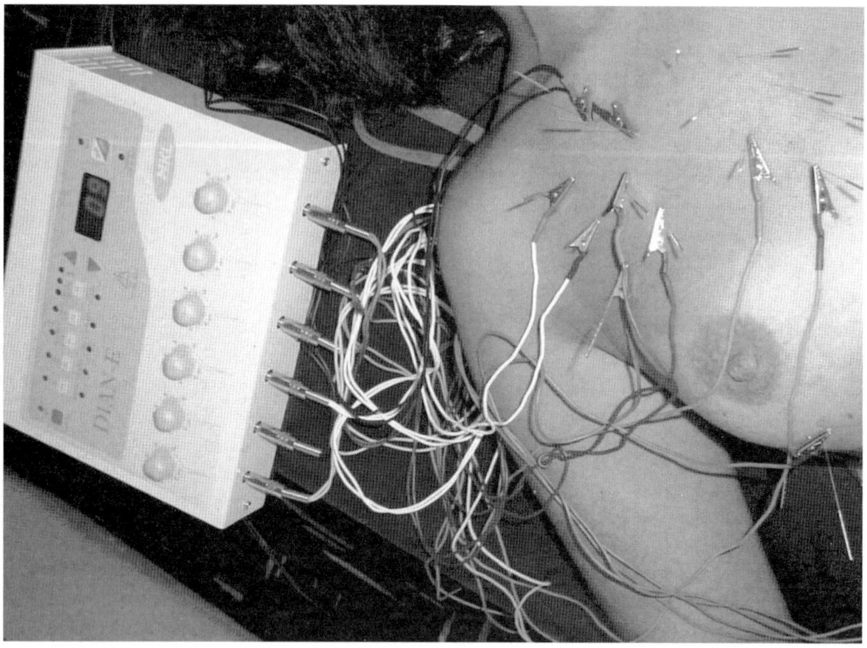

Aula no Rio de Janeiro. Exemplo de aplicação.

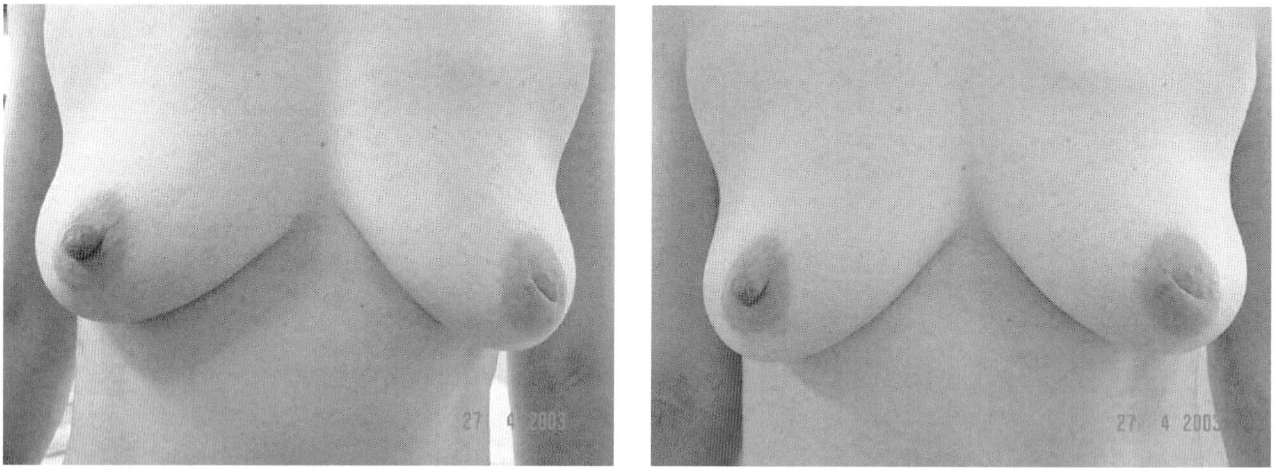

Aula em Belo Horizonte, antes e depois de uma única aplicação.

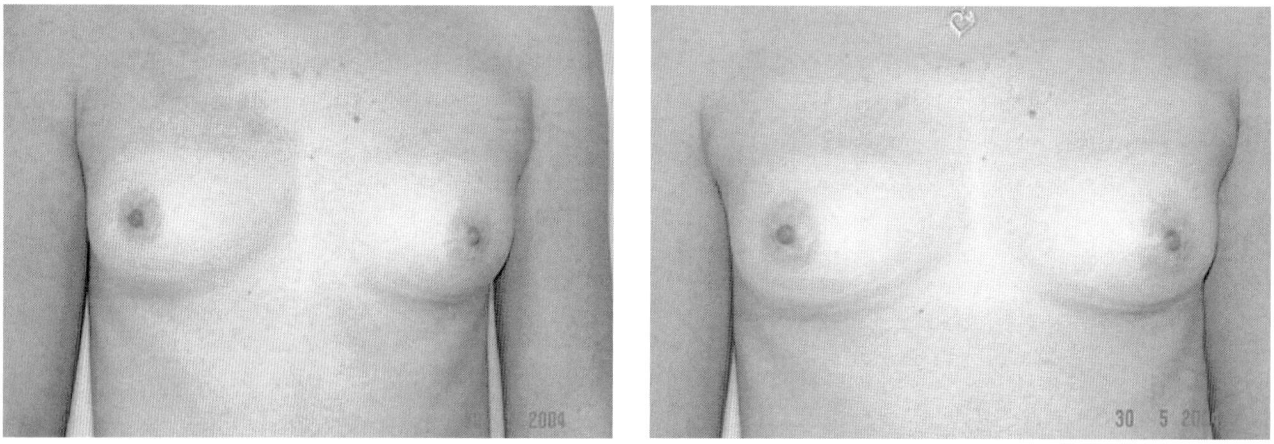

Aula em Ribeirão Preto, antes e depois de uma única aplicação.

Capítulo XXXI

Alopecia

Alopecia androgênica

Esta enfermidade consiste na perda do cabelo em lugares definidos. Seu curso pode ser influenciado por fatores hormonais, focos de infecção etc.

Em geral, aparece subitamente, produzindo-se uma ou muitas placas simultaneamente, ainda que, em algumas ocasiões, seu começo seja gradual e logo vá se estendendo.

Pode afetar só ao couro cabeludo, em várias placas ou em uma só que cubra a totalidade do mesmo, ou ao mesmo tempo pode atacar o pelo da barba, do bigode, das sobrancelhas, dos cílios, das axilas e do púbis.

As placas de *alopecia areata* são de pele normal, sem pelo algum ou com pelos muito finos e brancos. Algumas vezes a afecção evolui durante meses e posteriormente, as lesões se cobrem espontaneamente de pelos e voltam à normalidade, em outros casos, as placas se mantêm estacionárias e aumentam seu tamanho e número, perdurando durante longos anos.

Etiopatogenia da alopecia areata

- Imunológicos - Descreveu-se a associação desta alopecia, com o estado atópico (asma, eczema) em uns 18% dos casos. Também, se reportou a formação de anticorpos contra a célula matriz do pelo.
- Endócrino - Também se assinalou a possível influência destes fatores no desen-

volvimento desta enfermidade. Um estudo realizado recentemente, durante a gravidez, parece assinalar que se faz comum a recuperação da região afetada durante a gestação.

- Psicológicos - Alguns autores dão a este fator uma grande importância que a consideram como causa desencadeante do processo.

Medicina Tradicional Chinesa

Considera-se esta enfermidade causada, principalmente, pela deficiência de sangue e a deficiência de Yin do fígado e rim, que por sua vez, podem ser provocadas por fatores emocionais, atividade sexual excessiva, entre outros que consumam a essência do rim.

Tratamento auricular

Pontos principais

- Zona correspondente, Rim.
- Pulmão.
- Baço.
- Endócrino. Supra-renal. Subcórtex.
- Fígado.

Pontos secundários

- Vesícula biliar.
- Bexiga.
- Intestino grosso.

Explicação dos pontos

- *Zona* correspondente - Reflete a região afetada. Assim caso esteja situada no vértex, selecionar-se-á este ponto etc.
- A utilização do ponto da zona correspondente ativa a circulação do sangue e da energia, desobstruindo os canais e colaterais, nutrindo o couro cabeludo e favorecendo o nascimento do cabelo.
- *Rim, fígado, baço e pulmão* - O nascimento do cabelo e seu crescimento depende da qualidade da essência vital e do sangue. O rim armazena a essência e o fígado o sangue. Se a função de ambos é adequada, o pelo será forte e com brilho, mas se a essência do rim é débil e o sangue no fígado insuficiente, o cabelo será fraco e cairá com facilidade. No NEI JING se declara: "o rim controla a qualidade do cabelo, o fígado armazena o sangue e o cabelo é um broto do sangue".
- Compreende-se que a utilização dos pontos do fígado e rim é vital no tratamento desta enfermidade. Por outra parte, sabemos que o pulmão mantém a nutrição dos tegumentos, a partir de sua correta função de descendência e dispersão com o qual transporta as essências obtidas do baço para nutrir os mesmos.

- Assim temos que o baço é a fonte de desenvolvimento e nutrição da energia nutritiva, da energia defensiva e do sangue. De sua correta função de transporte e transformação dependerá a boa função destas energias e o fortalecimento do Qi do pulmão.
- *Supra-renal e endócrino* – A Medicina moderna considera que a *alopecia areata* pode estar relacionada com enfermidades autoimunes ou transtornos hormonais. Mediante a seleção destes pontos se restabelecem os transtornos endócrinos e se eleva a capacidade imunológica.

Capítulo XXXII

Fitoterapia

Fitoterápicos que desentoxicam o corpo

Bardana (Gobô): raiz longa e delgada usada na culinária japonesa e chinesa, sendo geralmente servida em refogados. Possui uma casca marrom que não deve ser retirada, mas bem limpa com uma escova. No Japão costuma ser indicado para evitar cálculos renais, reumatismo e problemas da vesícula. Seu uso tópico é indicado para limpeza de pele, misturada com outras ervas e vegetais. Atua também no tratamento de furúnculos e queda de cabelo, mas com controle médico. Segundo a tradição médica oriental, a bardana age nos Rins, Fígado, Vesícula Biliar, Sistema Digestivo e nas Articulações. Desintoxica o corpo e elimina o Vento-e-Calor, além de revigorar as funções sexuais e o Yang dos Rins.

Banchá: mistura de partes da planta de chá, indicada após cada refeição, facilita a digestão. Contém vitaminas C e E.

Umeboshi: conserva salgada de um fruto, o *Prunus mume,* da família das ameixas e damascos, consumida na China e Japão. Possui características Yang, sendo que previne anemia, acne, prisão de ventre, mau hálito, inflamações, ressaca, enjôos, gripes e resfria- dos. Fortalece gestantes e convalescentes de cirurgias; auxilia na absorção de nutrientes; tem ação desintoxicante e revigorante. Na dieta macrobiótica recomenda-se a ingestão de um fruto por dia para tonificar o organismo e limpar as impurezas do sangue. Por conter muito sal usado em sua conservação, é contra-indicado em pacientes que sofram de hipertensão arterial.

Bardana: 5 gotas por dia em jejum ou 2 a 6 cápsulas antes das refeições.
Banchá: tomar 1 xícara após as refeições.
Umeboshi: um fruto por dia nas refeições.

Fitoterápicos que estimulam o organismo

Ginseng: (Jen Shen - "Raiz Homem") indicado como tônico do metabolismo, sendo usado em tratamentos de cansaço, esgotamento físico e mental, perda da energia vital. Seu uso prolongado dá vigor ao corpo e prolonga a vida. Os melhores são a variedade coreana.

Shiitake: cogumelo grande, com chapéu de até 5 cm de diâmetro. É rico em vitaminas e proteínas. Tem coloração marrom na parte de cima do chapéu e esbranquiçado embaixo.

Algas marinhas: existem diversas espécies usadas na culinária oriental. As mais conhecidas são as da variedade Kombu e Wakame.

Zedoária (Gaiitsu): originária da Ásia, esta raiz com odor semelhante a cânfora e de sabor semelhante ao gengibre, apresenta uma cor azulada quando está em condições ideais de utilização. Entre seus efeitos encontramos que é carminativa (elimina gases); eupéptica (facilita a digestão); protege o fígado e misturada à comida é saciedógena, sendo um excelente coadjuvante no tratamento da obesidade. Além disso, contém várias das principais vitaminas essenciais ao organismo.

Oolong chá: chá chinês com propriedades rejuvenescedoras e energizantes.
Ginseng: 2 cápsulas ao dia.
Zedoária: 2 a 4 cápsulas ao dia, antes das refeições.
Oolong chá: 1 xícara de chá, à noite.
Algas marinhas e shiitake: esporadicamente nas refeições.

Fitoterápicos que favorecem o emagrecimento

Kitosan: fibras extraídas de crustáceos, que têm a capacidade de reter gorduras e ajudar em sua eliminação.

Clorela: alga verde microscópica unicelular, que apresenta uma composição de 65% de proteínas e um alto teor de triptofano. Atua ao nível do sistema nervoso central do cérebro em uma área específica onde se localiza o centro de saciedade, que nos diz se já comemos o suficiente, é acionado lentamente, enquanto a boca e o estômago trabalham rapidamente. Assim, antes que o cérebro nos diga que já comemos o suficiente, o estômago está acumulando muito mais alimentos do que o necessário. O triptofano da clorela ajuda o cérebro a responder antes, fazendo com que o centro de saciedade cerebral dispare antes mesmo que o estômago tenha tempo de se empanturrar de comida que não será devidamente aproveitada pelo corpo, sendo armazenada na forma de gorduras.

Centelha asiática: planta presente na farmacopéia oriental a milênios, sendo que existem registros de seu uso há mais de 3.000 anos na Índia. É conhecida também como "Erva do Tigre", pois estes animais costumavam comer dela quando estavam feridos. Seus princípios ativos, entre eles, o asiaticoside tem ação principalmente na circulação venosa; porém é nos tratamentos de estética, como na celulite e gorduras localizadas, que seus efeitos são mais conhecidos, sendo que costuma ser usada nos tratamentos destes estados através da mesoterapia.

Gingko biloba: existe na China há mais de 180 milhões de anos, o que a faz contemporânea aos dinossauros. No Japão é conhecida como "Yin Kuo" que significa "fruto de prata". Quando a bomba atômica explodiu sobre as cidades de Hiroshima e Nagasaki, esta planta foi a única a sobreviver. É um potente vasodilatador, aumentando a circulação sanguínea e tem uma excelente ação antioxidante. Possibilita o aumento de neurorreceptores e conexões entre células nervosas, melhorando performance intelectual, em idosos e jovens. Costuma ser indicada nos tratamentos de zumbidos, vertigens e labirintite. É conhecida também por ter ação nos casos de impotência, sendo muitas vezes indicada como afrodisíaco. Em cosmética, preserva estruturas moleculares e aumenta a absorção de cremes pela pele.

Agar-Agar (Kanten): obtida pelo cozimento prolongado de certas algas, como a *Gelidillm cartikagineum* e Gracilia confercoides, é encontrada na forma de cápsulas ou em pó, com a qual pode-se preparar uma espécie de gelatina. É rica em vitaminas além de vários oligoelementos importantes. Um de seus principais usos é como auxiliar nos tratamentos de obesidade, por induzir a sensação de saciedade, além de apresentar um baixo teor calórico.

Clorela: 2 cápsulas, 30 a 60 minutos antes das refeições.

Kitosan: 2 cápsulas antes das refeições.

Agar-Agar: 2 a 6 cápsulas antes das refeições.

Gingko biloba: 2 a 4 cápsulas ao dia.

Centelha asiática: 2 a 4 cápsulas ao dia.

Bibliografia

Adams, R. & Victor, M. *Principles of Neurology*. McGraw-HiII Book Company, International Edition, 1985.

Amber & Babey-Brook. *The pulse in Occident and Orient*. Aurora Press, NY, 1986.

American Journal of Chinese Medicine (Vol. 2, No. 2, April 1974) Frederick F. Kao, Garden City, N.Y.

Amestoy, Roberto Daniel Fernandez. *Eletroterapia e Eletroacupuntura*: princípios básicos e algo mais. Florianópolis: Bristol 1998.

An Explanatory Book of the Newest Illustrations of Acupuncture Points, Medicine & Health Publishing Co., Hong Kong, July 1973.

Auteroche P. Navailh H. *Le Diagnostic en médecine chinoise*, Éd. Maloine, Paris 1983.

Azambuja R. D. *Dermatologia integrativa*: a pele em novo contexto. An Brás Dermatologia, 2000:75(4):393-420.

Bastos, Sohaku R. C. *Tratado de eletroacupuntura*: teoria e prática. Rio de Janeiro: Numen Ed., 1993.

Berlewi, Miriam. *Dictionnaire des Symboles 1973*, Ed. Seghers & Ed. Jupiter, Paris. Bodhidharma Dharma. Dharma on Five Senses. Afio 400.

Bossy I., Manuel I.C. *Acupuncture*, Éd. Masson, Paris, 1976.

Maloine S.A. Editeur, Paris. Castro, D. J.; Albergel, R. P.;Johnston, K. J.; Adomian, G. E.; Dwyer, R. M.; Uitto & Lesa Voy, Cariel. *La Cellulite et son Traitment dans la Pratique Medicale Courante.*

M.A. *Wound Healing*: Biological Effects of Nd:YAG Laser on Collagen.

Centrell, C.D.; Freund, S.M. & Lyman, J.L. *Laser Handbook.*, Amsterdam, Nonh-Holland, 1979, vol. 3.

Chamfrault A. *Traíté de médecine chinoise*, Éd. Coquemard, Angouléme 1964.

Chen, Meng-Iei. *Shen hsiang chuan pien (Colección completa de la fisiognomía divina*). Taipei, Taiwan: National Press, 1959.

Chen Nong: Pen Tsao King (*Classique des Herbes Médicinales*). Edition « Hygiene du Peuple » - Pékin, 1955.

Chen Tuan. *Fisiognomía divina de Ma Yi* (en China). Hong Kong: Hsing Sheng Publications, 1948.

Cheng, Xinnong. *Chinese Acupuncture and Moxabustion*. Foreign Languages Press, Beijing, 1987.

Chen Zhao. *Principias verdaderos de la Fjisiognomía*, 1788.

Cisneros Vela, J.L. *Láser en Dermatología y Estética*. I Symposium Internacional de Laserterapia, Barcelona, noviembre, 1983.

___________ & Trelles, M.A. *Laser Treatment of the Relapsing single herpes and Herpes Zoster.* Invest. y Clín. Láser, 1:25-28, 1984.

___________. *Láser en Estética.* Nueva Est. 4, 1984.

___________ & Marti Roses, M. *Alopecia areata*: láser He Ne. y Farmacoterapia. lnvest. ClinLáser, 1:24, 1984.

___________. *Posibles alteraciones cutáneas debidas raios láser infrarrojos.* lnvest. ClinLáser, 1(4): 28, 1984.

___________. *Terapia láser en el envejacimiento cutáneo.* Med. Estética, 1:5, 1985.

___________ & Marti Roses, M. *La terapia láser en las alopecias.* Med. Estética, 3:26, 1986.

Cochrd, J. *Laser Mid en Dermatologia y Estética.* I Congresso Nacional de Laserterapia. Torremolinos. Junio, 1983.

Colin D., Guillaume G., Kiener E. *Colección completa de la fisiognomía divina* (en China), 1950. Del corazón y la cara, 1130.

Colls, J. La *Terapia Láser,* hoy. C.D.L. 2ª Ed., 1985.

Conn, H.F. *Terapéutica*. Barcelona, Salvar, 1977.

Daniel, F. Acné. *Med. Chir.* Dermatologie, Paris, 1975. Delbarre, F. La sc!erodermie. Paris, Masson, 1972.

Dumitrescu, I. F. *Acupuntura Científica Moderna*. Editora Andrei. São Paulo, 1996.

Dzinic, M. *Investigaciones sobre 105 efectos biológicos del láser.* Investigo Clín. Láser, 2(4):143, 1985.

*Ear Illustration showing Acupuncture Poi*nts, East Wind Medical Instruments Co., Ltd. Hong Kong.

Evans, Elizabeth Cometia. *Physiognomics in lhe Ancient World. Philadelphia*: American Philosophical Society, 1969.

Farber, E.M. & COX, A. *Psoriasis*. Proc. Fins. int. Symp. Stanford. Univ. California, 1971. Farber, E.M. Psoriasis. 1:1, 1974.

Favre. M. *L'angiodermite pigmentee er purpurique.* Nouv. Prato Derm., 5:412, 1936. Fitzpatrick, T. B. Hipomelanosis. Souh Med J 57:995, 1964.

Dermatology in General Medicine. New York, McGrawhill. 1979, p. 598.

Disorder on Hair. New York, Derm. Gener. Medicine McGrawhill. 1971.

Fornazieri, L.C. *Laser em Acupuntura – Teoria e Prática.* São Paulo: Roca, 2011.

Fox, E.J & Melzack, R. *Transcutaneous eletrical estimulation and acupuncture.* Compairison at treatment for low--back pain. Toronto, 1976.

Fuye, R. *Traité d'acupuncture.* Le François, Paris, 1956.

Golik, Vera. *Tudo que você precisa saber para vencer a celulite e ficar de bem com o seu corpo.* São Paulo: Editora SENAC, São Paulo, 1995.

Guirro E, Guirro R. *Fisioterapia em estética fundamentos, recursos e patologias.* 2ª edição, Editora Manole, 1996.

Guyton, A. *Tratado de fisiologia médica.* Interamericana, RJ, 1981. Imaizumi, K. Compêndio de eletroacupuntura médica. Eajs, Tóquio, 1968.

I National Symposia of Acupuncture and Moxabustion and Acupuncture Anaesthesia. Beijing, Foreign Languages Press, China, 1979.

Kubista & Kucera, H. *Elektro-akupunktur.* Selecta, Alemanha, 1974. Langman, J. Embriologia médica. Interamericana, México, 1973.

Lavier I. *Médecine chinoise, médecine totale.* Éd. Grasset, Paris.

Lee, Siow Mong. *The Chinese Art of Studying The Head, Face and Hands.* Malasia: Pelanduk Publications, 1989.

Leprince. *L'acupuncture chinoise.* Métode Française, Paris, 1935.

Lianza, Sergei. *Medicina de Reabilitação.* Guanabara Koogan, RJ, 1985.

Li Che Tchen: Pen Tsao Kang Mou (*Compendium de la Matiere Médicale*). Edition « Hygiene du Peuple » - Pékin, 1956.

Ling-Shu. *Base da Acupuntura Tradicional Chinesa.* Tradução e Comentário de Ming Wong. Editora Andrei, São Paulo, 1995.

Lowe, William. *Introduction to Acupuncture Anesthesia,* Hans Huber Publishers, Bern, Stuttgart, Vienna. 1973.

Lu Dongbin. *Fisiognomía divina de Lu Dongbin.* Afio 850.

Manaka, Yoshio. *L'acupuncture a vol d'oiseau.* Japão, 1960.

Manaka & Urquhart, A. *The Layman's guide to Acupuncture.* Weatherhill, Tóquio, 1972.

Manzanare, S., Ferreiro, J. *Laser um rayo de belleza.* Manual práctico de laserterapia y laserpuntura aplicadas a la estética.

Massa, Bruno. *Scacco alia cellulite.* San Paolo, Cinisello Balsamo, Milão, 1993.

Mensato Filho, L. *Acupuntura eletrônica.* Ave Maria, SP. 1977.

Moore, K. L. *Embriologia Clínica.* Editora Interamericana, 33ª Edição, Canadá, 1984.

Mosher, D. B., Fitzpatrick, T. B., Porter, J. *Abnormalities in pigmentation.*

Mussat, M. *Energétique des systémes vivants,* Medsi, Paris 1982.

Nair, B., Auteroche, B., Navailh, P. *O diagnóstico na Medicina Chinesa.* Editora Andrei. São Paulo, 1992.

Nakatani & Yamashita. *Acupuntura Ryodoraku.* IMAR, AC., México, 1980.

Nanking army ear acupuncture team, *Ear Acupuncture,* RodalePress, Inc. Book Division, Emmaus, PenDo 18049, 1974.

Newman Turner R., Toyston H. Low. *The principles and practice in Moxibustion,* Thorsons publish. lim., Wellingborough 1981.

Nguyen Van Nghi: *Pathogénie et PathoJogie énergétiques en Médecine Chinoise.* lmprimerie «Don Bosco» - Marseille 1971.

Tran Viet Dzung, Nguyen-Recours C. *Art et pratique de l'acupuncture et de la moxibustion.* Éd. NVN, 1982. et Mai Van Dong: *Sémiologie et thérapeutique en Médecine Energétique Chinoise.* lmprimerie A. Robert. Marseille, 1981.

Théorie et pratique de l'Analgésie par l'Acupuncture, SOCEDIM, 1974. Marseille, France.

Niboyet J.E.H. *Anesthésie par l' acupuncture Maisonneuve,* Paris, 1973.

Nogier, P.F.M. *Traité d'Auriculothérapie,* Maisonneuve, 1969. Paris, France (in English as Treatise of Auriculotherapy, 1972).

O'Connor I. and Bensky D. *Acupuncture, a comprehensive text Eastland press,* Seattle (Washing.) USA, 1984.

Pereira de Souza, M. *Tratado de Auriculoterapia.* Porto Seguro, Brasília,1991.

Phan Van Dieu: Dông Y Duoc (Pharmacologie Orientare). Edition «Saigon», 1957. Pruniéras M. *Manual de Cosmetologia Dermatológica.* 2ª edição, Editora Andrei, 1994.

Réquéna Y. *Acupuncture et psychologie.* Éd. Maloine, Paris, 1982.

Revista Médico Científica de Acupuntura AMBA. Ano 1, nº 2, abril, 1996, pp. 9 -12.

Robbins. *Patologia.* Interamericana, México, 1969.

Roustan, C. *Traité d'acupuncture.* Éd. Masson, Paris, 1978.

Sampaio, S.A.P., Castro, R.M., Rivitti E.A. *Discromias.Vitiligo.* Dermatologia Básica. 3ª edição. São Paulo. Livraria Editora Artes Médicas. 1987:215.

Santaro, M. *L'Acupuncture par l'Oreille,* Maloine, Paris, 1974.

Sarlandiere. *Mémoire sur l'electropuncture,* Paris, 1825.

Schvallinger, C. *Acupuncture et életronique,* Maloine, Paris, 1986.

Scott, P.M. (Clayton's) *Electroterapia y Actinoterapia.* Editorial Jims, Barcelona, 1972.

Simó, E.A. *Tratado de acupuntura.* Maisonneuve, Paris, 1973.

Singla Vilanova, R. & Ferrer Bascunana, P. *Nueva técnica para el tratamiento de las alopecias.* Tiempos Médicos, 20:(11), 231.

Soulié de Morant, G. *L'Acupuncture Chinoise,* Maloine S.A. Ed., Paris 1972.

Sussamann, D. *Acupuntura: teoria e prática.* Kier, Buenos Aires, 1973.

Tchao Yuan Fang: Tchou Ping Yuan Heou Louan (*Traité de Pathogénie et Symptomatologie*). Edition « Hygiene du Peuple » Pékin, 1958.

Voisin, Id. *L'acupuncture du praticien,* Mailoue, Paris, 1966.

Wetireich, W. *As bases terapêuticas da medicina física.* Geigy, R.J., 1966.

Wen, T.S. *Acupuntura clássica chinesa.* Cultrix. S.P., 1985.

White, J.C. *Sistema nervoso autônomo.* Artécnica, Buenos Aires, 1960.

Wong, Ming. *Chinese acupuncture and moxabustion.* Foreign Languages Press, Beijing, China, 1987.

Xi Wen Bu/tradutor. *Tratado de medicina chinesa.* Roca, S.P., 1993.

Yang Qinglin. *Acupunture treatment of 139 cases of Neurodermatitis.* J.Tradicional Chinese Med. 1997; 17(1):65- 72.

Zhang Jun & Zhen Jing / tradutores. *Fundamentos de acupuntura y moxabustión de China.* Foreign Languages Press, Beijing, China, 1984.

Conheça também:

www.iconeeditora.com.br

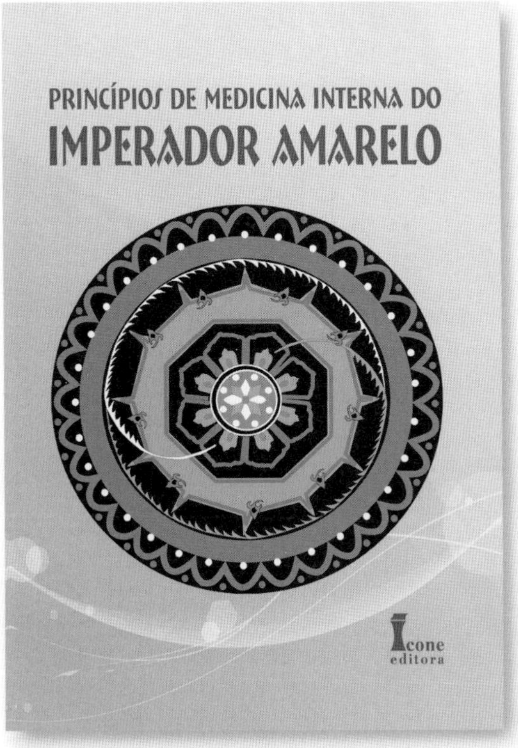

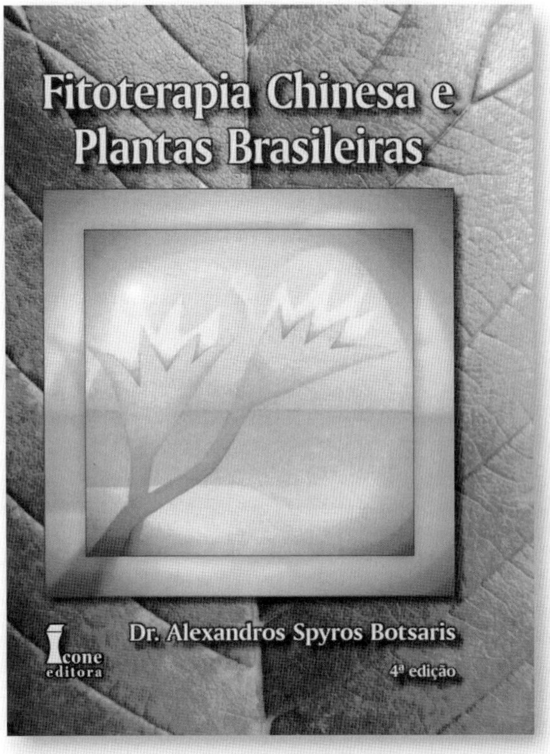

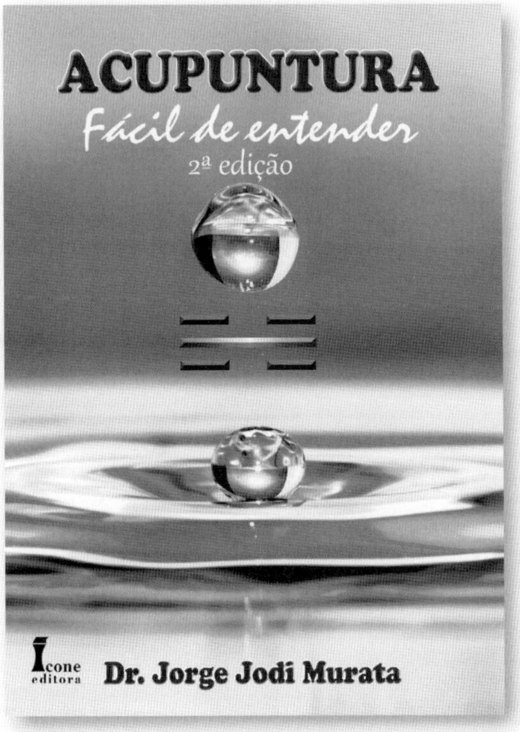

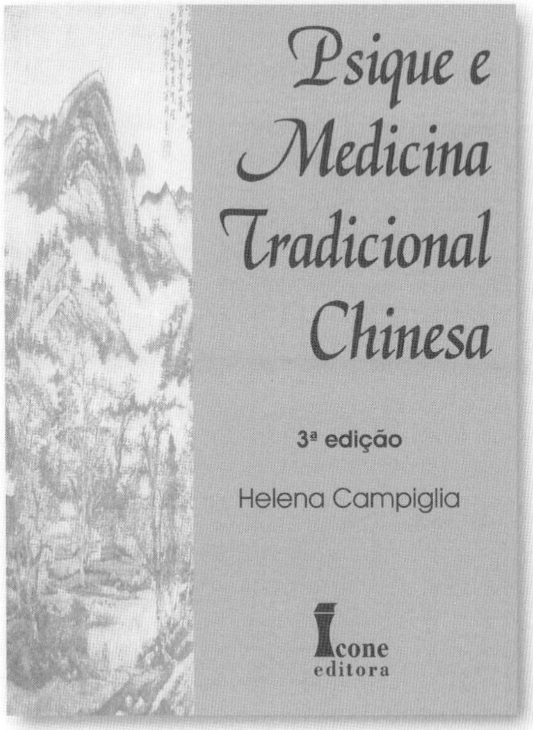

Conheça também:

www.iconeeditora.com.br

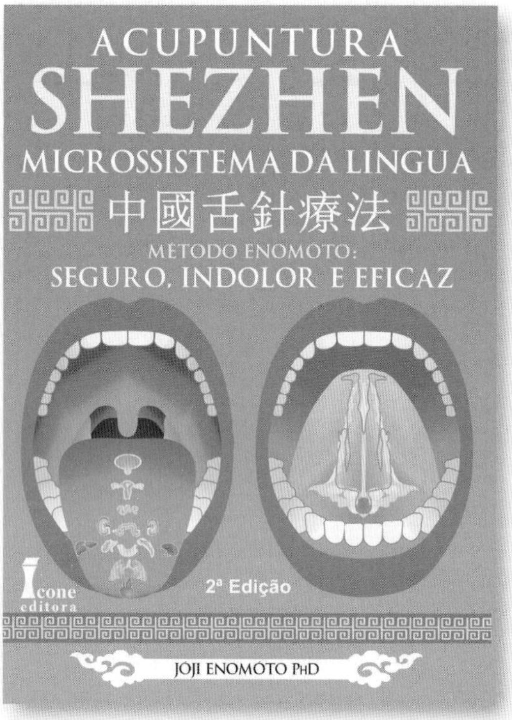

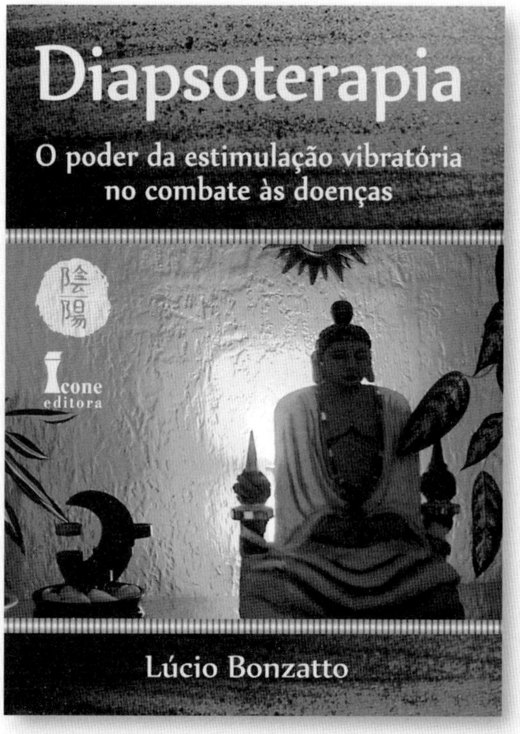

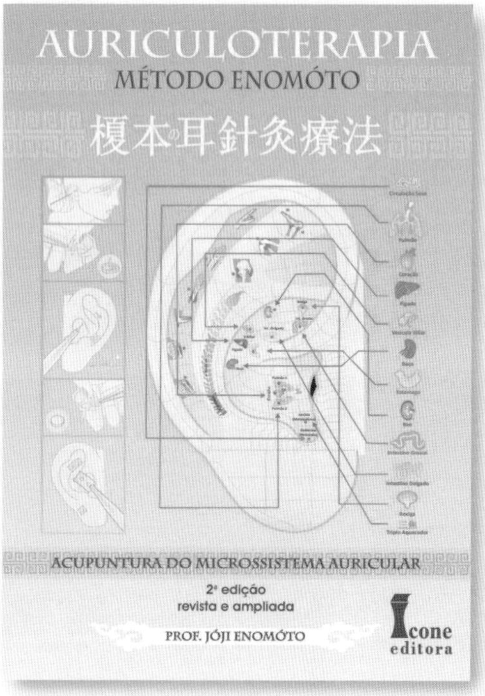

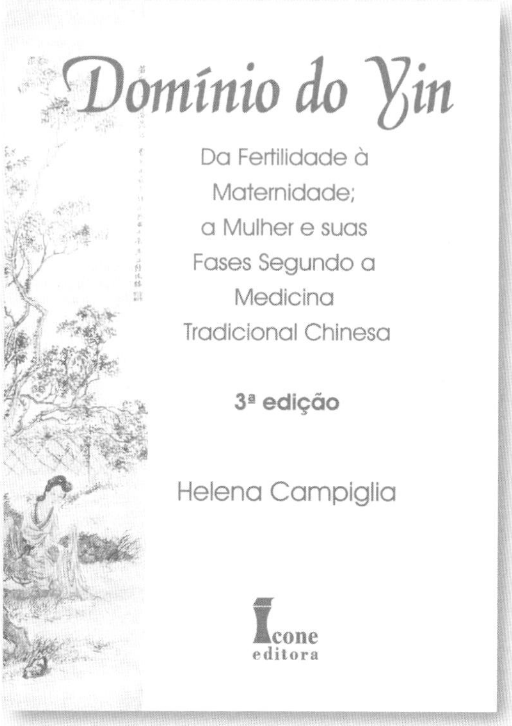

Conheça também:

www.iconeeditora.com.br

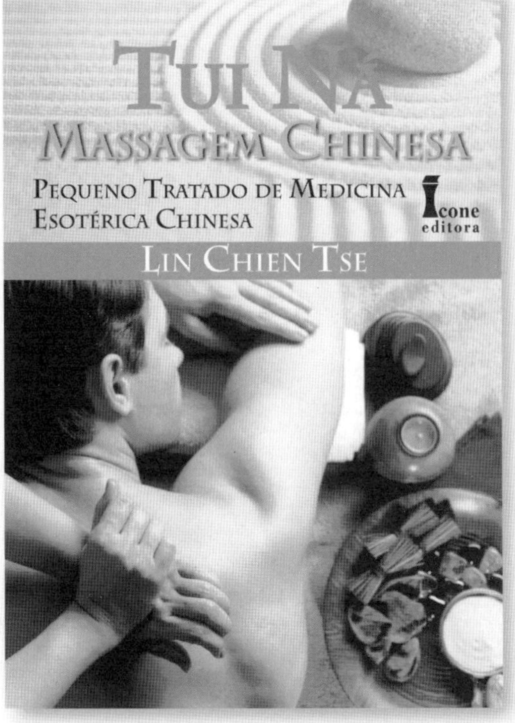

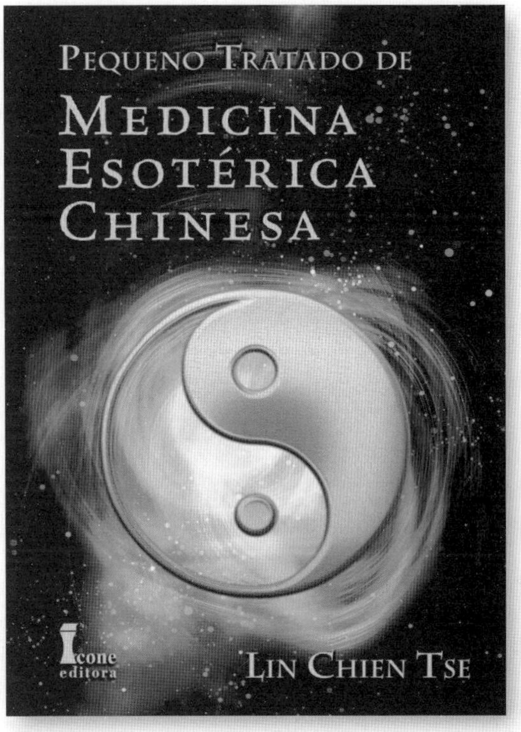

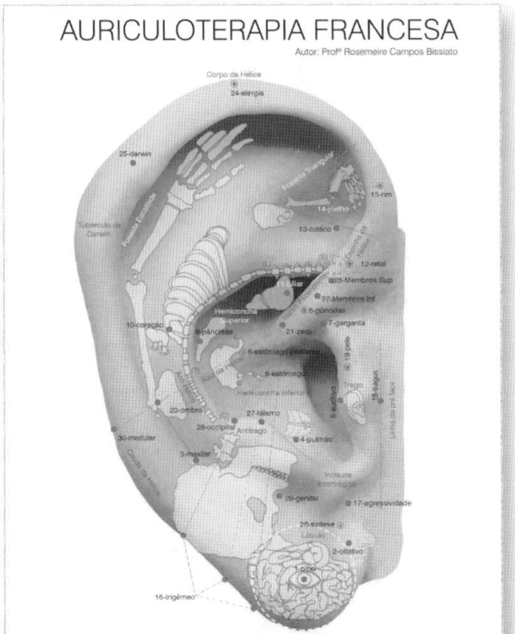

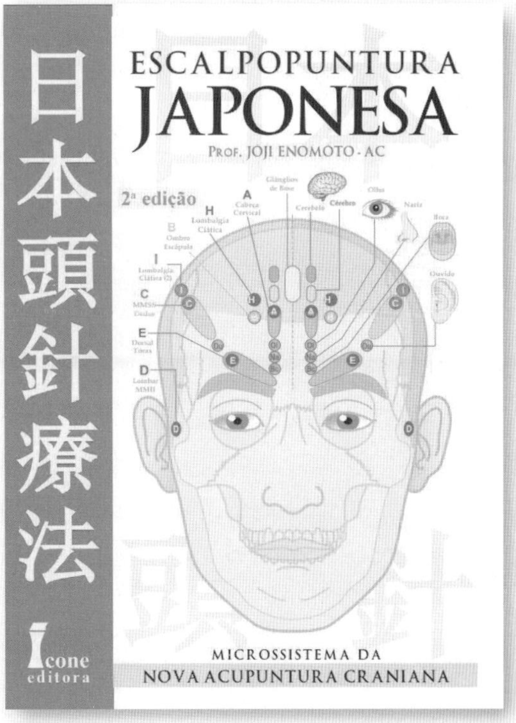